片上脑机接口概论

主　　审　明　东

主　　编　李晓红

副 主 编　邵文威　张建国　向阳飞　苟马玲　张凯欢　陈力群

编　　委（按姓名汉语拼音排序）

安兴伟（天津大学）

陈力群（天津大学）

丁红军（天津大学）

黄永志（天津大学）

刘凯风（天津大学）

刘子川（天津大学）

倪广健（天津大学）

邵文威（天津大学）

王有为（天津大学）

姚　斌（天津大学）

张　阔（天津大学）

张凯欢（中国科学院上海微系统与信息技术研究所）

陈　翀（中国人民武装警察部队特色医学中心）

苟马玲（四川大学）

李晓红（天津大学）

刘泉影（南方科技大学）

穆　昕（天津大学）

庞　博（天津大学）

王　毅（天津大学天津医院）

向阳飞（上海科技大学）

臧蕴亮（天津大学）

张建国（南方科技大学）

张晓旺（天津大学胸科医院）

科　学　出　版　社

北　京

内 容 简 介

本书是为适应新医科、新工科背景下课程教学改革的要求，依照高层次复合交叉型人才的培养目标而编写。全书共16章，分为4篇，包括片上脑机接口概述、片上脑生物基础、片上脑电极接口及片上脑机接口。在内容方面，本书针对片上脑机接口领域的理论概念、技术创新及未来方向等方面进行了系统介绍，在具有前沿性和科学性的同时，注重内容的系统性和完整性。

本书适用于高等院校生物医学工程、智能医学工程、生命科学、基础医学等相关专业的研究生，也可供科学研究人员和临床医务工作者使用。

图书在版编目（CIP）数据

片上脑机接口概论 / 李晓红主编. -- 北京 : 科学出版社，2024. 11.

ISBN 978-7-03-079850-3

Ⅰ. R338.2; R318

中国国家版本馆 CIP 数据核字第 2024YA7115 号

责任编辑：王锞韫/责任校对：周思梦

责任印制：赵 博/封面设计：陈 敬

科学出版社出版

北京东黄城根北街16号

邮政编码：100717

http://www sciencep com

固安县铭成印刷有限公司印刷

科学出版社发行 各地新华书店经销

*

2024年11月第 一 版 开本：787×1092 1/16

2025年 5 月第二次印刷 印张：13 1/4

字数：390 000

定价：98.00元

（如有印装质量问题，我社负责调换）

序

随着科技的飞速发展，人类对大脑的研究和探索逐渐深入。脑机接口作为一种将神经科学与工程技术相结合的研究领域，为揭示大脑工作机制、诊断和治疗神经系统疾病、开发智能控制系统等提供了新的思路和方法。而片上脑机接口作为基于片上脑构建技术和脑机接口技术的新兴领域，是脑机接口的一个重要分支。片上脑机接口是指针对离体生物神经网络与电极耦合形成的片上脑，开发编解码策略，并通过刺激-反馈系统实现片上脑与外界信息交互的技术，是实现片上脑感知和决策功能的关键，进而表征片上脑的生物智能性。片上脑机接口的发展不仅有助于理解大脑运作机制并推动神经科学研究，其未来应用前景也有望推动新型智能的理论和技术创新。

党的二十大报告中指出，“必须坚持科技是第一生产力、人才是第一资源、创新是第一动力，深入实施科教兴国战略、人才强国战略、创新驱动发展战略，开辟发展新领域新赛道，不断塑造发展新动能优势。”片上脑机接口作为一门新兴学科，为神经科学及智能科学的发展开辟了新的领域，有望成为未来科技的冉冉新星。为培养此领域的创新人才，及时出版一部针对片上脑机接口的教材至关重要。该书通过系统介绍片上脑机接口的基本架构、信号处理及应用前景等方面的内容，使读者能够全面了解和掌握片上脑机接口相关知识和技术。

该书针对片上脑机接口领域的介绍，从片上脑机接口概述、片上脑生物基础、片上脑电极接口及片上脑机接口4篇内容展开。第一篇为概述，内容包括片上脑机接口的概念、片上脑机接口的现状、片上脑机接口的挑战和前景；第二篇为片上脑生物基础，内容涉及片上脑神经电生理基础、片上脑细胞学基础，以及片上生物脑的构建；第三篇为片上脑电极接口，主要针对片上脑电极分类、片上脑神经电极的设计，以及片上脑神经信号采集的前端电路等内容进行介绍；第四篇为片上脑机接口，分别对片上脑构建、片上脑信息交互技术、片上脑机接口系统的外部控制，以及片上脑机接口的应用方向展开深入叙述。该书既总结了片上脑机接口的研究现状，又指出了本领域涉及的前沿方向、现存挑战及发展前景。

该书由从事片上脑机接口教学、科研的专家和学者根据近年来的国内外进展编制而成。在编写过程中，天津大学的孟维伟、乔冠吉、王润轩，南方科技大学的罗胜达、李淏泉、梁智超、侯润芃，上海科技大学的朱金奎、庄绪冉，四川大学的刘浩凡，中国科学院上海微系统与信息技术研究所的吴阳江，承担了全书的校对、修改和整理工作，在此一并表示感谢。

片上脑机接口领域的发展日新月异，鉴于该领域涉及的学科和专业范围比较广泛，以及编者水平有限，书中难免有不足之处，恳请广大读者提出宝贵意见，给予批评指正，以便今后修订完善。

顾晓松

2024年1月

目　录

第一篇　片上脑机接口概述

第一章　片上脑机接口的概念

一、片上脑机接口的发展历程

大脑是人体中最复杂的器官，其作为中枢神经系统，处理、整合、协调接收到的信息并作出决定，以组织身体各个部位的活动。人脑由大约860亿个神经元及支持细胞组成，神经元之间通过突触连接构成复杂网络，以电活动的形式进行信息传递，最终实现运动、认知、学习等智能行为。认识大脑始终是神经科学领域的核心目标，然而由于伦理问题的限制，如何模拟、重建并分析大脑成为焦点问题。体外细胞培养技术的出现，使神经元在培养皿或玻璃基质上长期维持和生长成为现实。在2008年，布鲁斯·惠勒（Bruce Wheeler）首次提出了“芯片上的大脑（brain-on-a-chip）”，即片上脑。这一新概念认为，体外培养的神经元可以作为一种具有可靠计算功能的系统，并强调了片上脑是一种有效的、现实的、有用的简化体外模型，进而用于基础研究、药物应用及神经疾病等场景。

在芯片上构建大脑的想法最早可以追溯到20世纪70年代，利用早期电极阵列记录培养皿中的可兴奋细胞（excitable cell），包括脑切片、神经节细胞、培养的神经元等。所有这些早期工作都是基于从多个位点记录分散的网络活动，以期望获得足够的数据用于对基本神经科学中的信息编码和计算进行阐释。近年来，干细胞分化和培养技术的进步使体外培养的神经网络趋于成熟。这些培养的神经元可以表现为二维或三维结构，可来源于原代脑组织或干细胞分化，包括人胚胎干细胞（human embryonic stem cell，hESC）和人诱导性多能干细胞（human induced pluripotent stem cell，hiPSC）。重要的是，借助神经电极技术的进步，可以监测到这些体外培养的“大脑”显示出多种复杂的电活动，表现出与体内观察到的相似的网络可塑性。因而，随着神经元培养、分化、记录和分析等技术的不断发展，人们对片上脑的认识逐渐清晰和加深。目前，将体外培养的二维（2D）或三维（3D）神经网络与微电极芯片耦合形成的离体生物脑-电极复合体，称为片上脑。

片上脑被认为是基础科学及临床或神经药理学研究的有效生物工程模型，随着其构建技术的不断更新，片上脑的形式和功能得到了充分的拓展。从生物技术上出发，神经元网络从2D到3D的空间结构复杂度得到增加；从鼠源到人源神经元网络进一步加强了对人脑的模拟程度；从单一神经元组成到多神经元组分的变化增加了神经网络的生物复杂度。从工程技术出发，片上脑从单一形式到多区域、多通道形式的发展进一步向模拟神经通路靠近；从单孔到高通量满足了神经药理学的大规模药筛需求；从低密度电极到高密度电极的进化使高时空精确度的电活动检测得到了实现，为片上脑神经元活动的解析提供更精确和更庞大的数据支撑。

二、片上脑机接口与脑机接口

片上脑最重要的构建目标之一是为了解析人脑工作原理及智能产生机制，因而，如何将片上脑与外部进行连接并表征其功能成为关键。与此相似的是，脑机接口技术的产生也是为了允许人脑与各种机器之间进行通信。脑机接口（brain-computer interface，BCI）是指在人或动物大脑与外部设备之间创建的直接连接，实现脑信号与外部设备之间的信息交换。受此启发，针对片上脑的编解码，并通过刺激-反馈实现片上脑与外界信息交互的技术称为片上脑机接口。片上脑机接口是实现片上脑感知和决策功能的关键技术，可用于表征片上脑的生物智能性。片上脑机接口与脑机接口的实现原理相同，旨在对与电极耦合的片上脑进行编码和解码，通过刺激-反馈实现片上脑与外界信息交互。

脑机接口系统的主要组成部分包括人脑、脑信号的采集、脑信号的解码和应用输出。然而，由于片上脑与人脑最重要的区别在于，片上脑缺乏感官系统的信号输入，因而在片上脑机接口系统组成中，相较于脑机接口增加了反馈编码系统。因此，片上脑机接口系统的组成包括离体生物神经网络与电极耦合形成的片上脑、片上脑信号采集、片上脑信号处理与解码、外部设备控制系统，以及反馈编码系统。虽然二者的工作原理相似，但片上脑机接口系统中生物智能基础，即神经网络的成熟度、复杂度及功能性方面还与脑机接口的对象——人脑存在很大的差距。在信号采集方面，片上脑机接口技术在信号采集方面拥有更加灵活的方式，如片上脑信号采集具有更高通量、更高时空分辨率特性。在信号处理与解码方式上面，片上脑机接口与脑机接口的解码技术相似，均可利用采集的场电位或锋电位，通过功能网络、神经动力学等方式进行解码。在外部设备的控制上面，二者均可通过解码后的信号实现固定任务的机器控制。除此之外，片上脑机接口系统中反馈刺激的编码方式与脑机接口中人脑的编码方式存在较大差异，其外部信息的输入不仅包括电刺激，还包括光刺激及化学调控等方式。并且，由于体外操作和刺激的便捷性，片上脑机接口中编码刺激的多样性设计可为神经网络信号处理机制的深度解析提供支撑（图 1-1-1）。

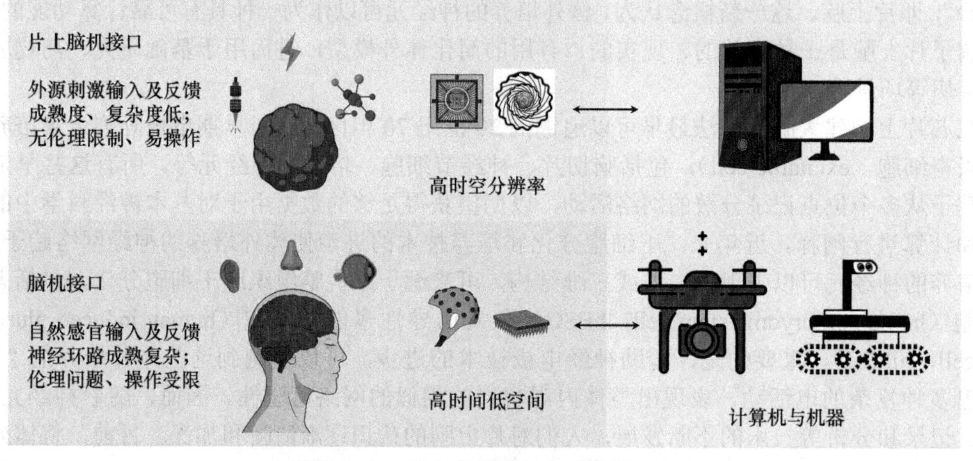

图 1-1-1 片上脑机接口与脑机接口

第二章 片上脑机接口的现状

一、片上脑机接口的组成及研究现状

（一）片上脑机接口的生物基础

片上脑旨在构建具有人脑结构和功能的体系，以进行神经科学、人工智能等方面的研究。目前已在体外实现了2D生物脑、3D脑类器官和组织工程类脑的培养，在模拟人脑结构和功能的特征方面取得了较大进展，从而提供了片上脑机接口系统所必需的生物基础。

2D生物脑主要来源于大鼠原代神经元以及人胚胎干细胞和人诱导性多能干细胞分化而来的神经元网络，为研究大脑的发育、功能和疾病提供了一个相对便捷的实验平台。然而，2D生物脑无法准确模拟和复制真实脑组织的复杂性、细胞多样性，以及三维结构化的特征，随着干细胞生物学、发育生物学等理论和技术的发展，获得特定细胞类型乃至构建三维组织与器官样结构成为可能。脑类器官来源于在模拟体内神经发育模式的3D环境中培养的多能干细胞，通过不同的诱导分化方法可以构建非定向分化脑类器官，即全脑类器官，以及定向分化的脑类器官，如区域特异性的脑类器官。此外，研究人员探索建立了不同脑区的融合脑类器官，来模拟不同脑区的协同交互作用，建立更为复杂可控的脑类器官模型。为解决由于氧气和营养物质缺乏导致的脑类器官中心坏死，构建血管化的脑类器官也是研究的重要课题。目前的脑类器官血管化方案包括调整分化方案、脑类器官与血管内皮细胞共培养，以及活体植入等，但目前研究报道的血管化脑类器官主要由内皮细胞形成的微结构组成，尚未达到真正血管的功能，因此，脑类器官在实现长期、健康的培养周期方面继续面临限制。3D组织工程类脑利用组织工程手段，将生物支架材料和细胞结合构建具有类似于人类大脑的结构和功能的离体生物脑，能够克服现有体外模型细胞密度低、营养交换不良和长期培养受限的问题，进而实现体外建模或再生修复。

（二）片上脑机接口的电极基础

与真实大脑相比，体外培养的片上脑在自然情况下缺乏外部信息输入和电生理信号输出的功能。因此，用于电生理信号测量的电极技术是片上脑机接口中十分重要的一环。根据片上脑信号检测和收集的类型，可以将记录信号所用的电极分为平面检测电极与立体检测电极。其中，平面检测电极一般指平面微电极阵列（microelectrode array，MEA），可以检测片上脑的神经元网络锋电位和爆发活动，以及局部场电位和振荡活动。平面MEA按照电极个数可以进一步分为低密度MEA和高密度MEA，其中高密度MEA可实现单神经元信号采集的精度。平面MEA经预处理可直接与构建的神经网络或脑类器官相结合，实现较长时间的微创电生理测量。脑类器官由于其立体结构，在作为片上脑的生物部分时具有显著优势，使用脑类器官构建片上脑具有更高的立体信号采集需求。传统的平面MEA对脑类器官电信号的检测局限于接触面附近区域，无法检测内部或顶部的信号。与平面MEA相比，立体检测电极在这方面显然更具优势。按照检测信号位点由外到内进行排序，可以将其排序如下，即包裹式电极、三维MEA、植入式电极和共生式电极。其中，后三者均可深入脑类器官内部进行信号采集。包裹式电极的设计理念在于构造一个柔软的3D外壳，在包裹脑类器官的同时集成微电极进行信号测量。三维MEA一般是指MEA芯片表面附有小型针状突起的电极，可以同时采集脑类器官外层的表面信号和部分内部浅层的信号。植入式电极通常是指植入式探针电极，一般由植入轴上的单个或多个扁平电极组成，可以在对组织造成较小损伤的情况下重复植入，收集脑类器官内部多个位点的信号。共生式电极可分为刚性网格电极和柔性网格电极两种形态，其中，刚性网格电极在承载脑类器官之后随其生长吞噬网格细丝与脑类器官耦合，而柔性网格电极则在脑类器官立体结构完全形成之前与之结合，伴随其生长发育的全程。共生式电极旨在建立随脑类器官发育逐渐与电极融合的低创伤式片上脑构建方式，并在脑类器官内部直接记录其电生理信号。

（三）片上脑机接口的调控技术

体外培养的片上脑相较于真实的大脑存在一个明显的缺陷，即缺乏感觉器官及运动系统，无法执行感知外界信息并反馈动作指令的完整闭环任务。因此，建立生物脑与电极芯片耦合的信息交互系统——片上脑机接口十分必要，进而实现信息的编码和解码。为了模拟和调控片上脑的活动，研究人员提出了多种刺激调控方法。本书将从光刺激、电刺激和化学刺激的角度，系统地概述片上脑刺激调控的方法和应用，以及片上脑学习记忆机制。

1. 电刺激调控 电刺激作为一种传统而有效的调控手段，在片上脑的研究中具有广泛的应用。研究人员通过设计频率和幅值的编码范式模拟外界信息，从而调控神经元网络活动，在片上脑神经可塑性的形成和学习记忆机制方面发挥着关键作用，同时具有初步智能控制行为，从而深入了解神经系统的功能和调控机制。本书深入讨论电刺激信号的生成原理、频率幅值、空间和时间 3 种不同电刺激编码方式下对片上脑的影响，以及结合人工智能技术优化调控片上脑非稳态放电特征，这有助于深入理解神经元网络的复杂性，更精确地预测和调控神经元网络的行为。电刺激不仅可以用于调控研究，还被广泛应用于神经修复和脑机接口等领域，为神经科学和工程学的交叉研究提供了新的可能性。

2. 光刺激调控 光刺激是体外神经元网络调控中的重要手段之一。通过使用光遗传技术来操控神经元的兴奋性和抑制性。这一技术的优势在于其时空分辨率高，可以实现精确的单个神经元或特定神经回路的刺激。面向片上脑的光刺激编码调控，可通过设计特定波长、光强、刺激时间等参数实现对单个或神经群体的同步活动调控，这有助于我们研究神经元网络的信息传递和协调机制；或借助光导系统设计复杂的图案模式，能够实现对神经元的精确操控，探究片上脑的空间辨识以及学习记忆等高级功能。

3. 化学刺激调控 除了光和电刺激外，化学刺激也是调控片上脑的一种重要手段。通过向培养基中添加特定的化学物质，可以调控神经元的活性，探究网络的结构和功能的变化规律。通过药物作用的受体不同，增强或减弱网络放电活动，对网络功能连接产生影响。

4. 片上脑学习记忆机制 学习是指刺激和响应之间形成稳定的关系，是信息获取的过程；而记忆则是信息存储和再现的过程。体外培养神经元网络学习与记忆的可塑性机制包括突触可塑性和长时程依赖可塑性等。训练刺激可改变网络放电活动和功能结构形成稳定的连接，获得低功耗和超越人工智能的计算能力，以及在信息存储和记忆方面的潜在机制。通过片上脑的学习记忆机制探究，可促进对体外神经元网络学习与记忆可塑性的深入挖掘，并为类脑芯片和人工智能领域算法的创新提供启示。

片上脑刺激调控方法的研究正在不断深入和拓展，多种刺激方式可使研究人员更好地理解和调控片上脑的学习记忆功能。这些方法不仅为基础研究提供了强大的工具，同时也为神经科学的临床应用和脑机接口的发展奠定了基础。

（四）片上脑机接口的机器控制

生物神经网络具有自组织、自适应的特性，能够对刺激做出响应，同时能够通过突触可塑性来适应外部刺激。片上脑机接口为生物神经网络与计算机或机器的连接交互提供了可能。利用片上脑机接口将生物神经网络与机器进行闭环反馈连接，可以实现片上脑对机器的控制。在进行控制之前需要制订编码策略，利用光、电、化学等刺激将外界信息编码为生物神经网络可接受识别的刺激信息，根据生物神经网络群体活动进行解码，建立输入与输出的映射关系，并依据此关系进行机器人的任务控制，机器人执行控制指令的同时将环境目标等信息反馈回计算机，并进行信息编码，输入到生物神经网络中完成闭环。同时，可以通过引入人工智能算法优化编码和解码控制策略，来提高机器人的控制效率（图 1-2-1）。目前，基于片上脑对机器的控制主要是利用了生物神经网络的非线性计算能力和网络可塑性。

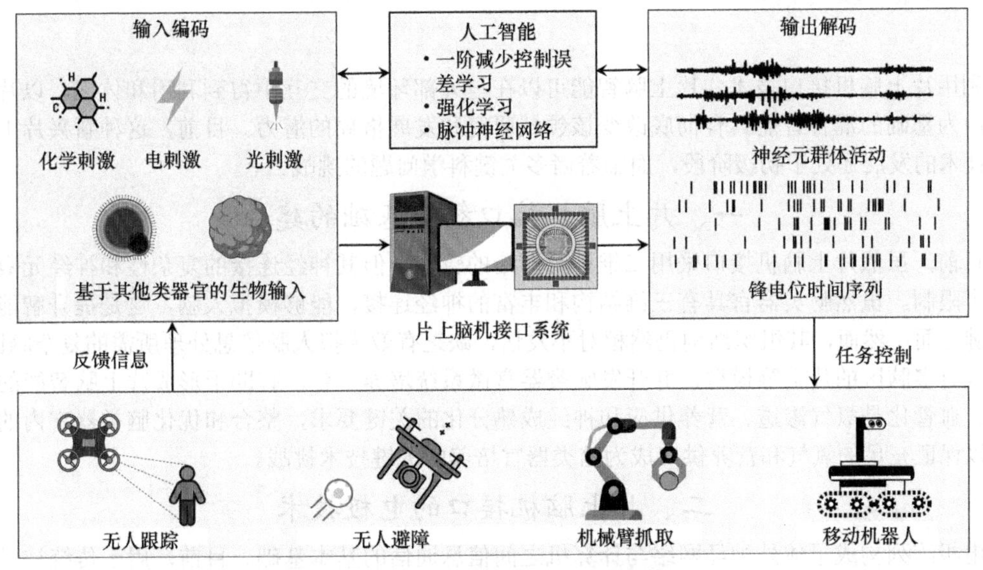

图 1-2-1　片上脑机接口的外部控制

目前，片上脑机接口的机器控制正掀起新一波的浪潮，国内外多家研究机构纷纷开展相关研究。其中，国外主要有澳大利亚、日本、意大利等国家的研究团队，国内的研究团队主要包括天津大学、南方科技大学、北京理工大学和中国科学院沈阳自动化研究所等。片上脑机接口的机器控制正向着高效可控的方向发展，一方面需要提升外源刺激的复杂性与可识别性，除了利用传统的电刺激、光刺激、化学刺激外，还可以引入其他类器官或组织作为生物输入；另一方面结合高速发展的人工智能算法与控制理论提升片上脑机接口编解码的效率，以及进行更复杂、更智能的控制任务。

二、片上脑机接口的应用

片上脑机接口将生物神经网络与计算机或机器进行互连，为探究生-机混合智能提供了新途径，为解析神经活动特征、探究神经计算机制、启发新一代人工智能算法提供了可能。混合智能通过将生物智能和机器智能相融合，以提高智能系统性能，并充分发挥两者的优势。混合智能和片上脑混合智能代表着人工智能领域的前沿研究方向。在片上脑混合智能中，通过体外培养的神经网络可以模拟大脑的功能，实现生物计算和学习，为人工智能带来了新的突破。这一领域的研究已经取得了一系列进展，包括神经假体用于记忆恢复和增强，以及脑控机器人等创新性成果。未来，混合智能和片上脑混合智能的发展前景非常广阔。随着技术的进步，我们可以期待更完善的设施和接口，以更深入地研究生物计算和学习的能力。

脑启发式学习旨在借鉴生物大脑感知和决策的卓越能力，将其原理和机制应用于人工智能模型设计中。尽管生物大脑的高度复杂性限制了对其底层机制的深入理解，但随着片上脑技术的发展，培育微型脑片为深入研究神经系统提供了新途径。这有望推动对大脑底层机制的精准理解，为更先进、更灵活的脑启发式人工智能方法的发展打开新的可能性。

第三章 片上脑机接口的挑战和前景

利用片上脑机接口技术，片上脑智能可以在与外部环境的交互中得到利用和体现，以片上脑机接口为基础的混合智能具有彻底改变该领域研究和发展格局的潜力。目前，这种新兴片上脑机接口技术的发展还处于初级阶段，面临着诸多关键科学问题的挑战。

一、片上脑机接口智能基础的建立

目前，虽然片上脑机接口采用二维神经网络的较多，但其神经连接的复杂性和神经元数量均受到了限制。虽然脑类器官具有三维结构和丰富的神经连接，能够模拟人脑，这是提升智能的一个关键方面；然而，其组织结构仍然相对不发达，缺乏有效模拟人脑信息处理所需的复杂脑回路。探索具有多脑区的片上脑模型，并开发脑类器官微系统培养平台，有助于形成片上脑智能的结构基础。血管化是氧气渗透、营养供应和神经成熟分化的关键要求，整合和优化脑类器官内的血管结构以保证充足的氧气和营养供应成为脑类器官培养的关键技术挑战。

二、片上脑机接口的电极技术

电极阵列构成了体外神经网络与计算机之间信息通信的基本基础。目前，用于传统神经记录电极的材料包括硅、碳和金属，其平均硬度比脑组织高 8～9 个数量级。因此，迫切需要开发具有与大脑相似硬度的新型电极。目前已设计出用于体内植入的新型柔性神经电极，如柔性网状神经电极和柔性神经流苏电极。虽然共生可拉伸电极已被报道，但目前仍缺乏专门为培养大脑而设计的电极。展望未来，迫切需要开发更广泛的神经电极材料，为片上脑系统探索不同的电极设计。

三、片上脑机接口的信息交互技术

片上脑与外部环境的接触可以通过信息交互产生初步的智能行为。对片上脑施加电刺激来模拟外部信息输入，促进了与外部世界的信息交互，阐释了各种神经网络及其协作操作之间关系。然而，目前培养大脑学习的学习机制的缺失阻碍了其智能控制能力的进一步提高。目前的研究主要是从全局网络的角度研究电刺激对神经网络放电活动和拓扑结构的影响，而模拟体内计算神经科学的方法来研究片上脑系统的学习机制，将开阔另一种有希望的研究策略。

四、片上脑机接口的智能整合

通过体外神经网络培养技术和脑机接口技术的融合，并引入人工智能，克服了与硅基计算和生物智能的众多限制，为实现混合智能并进一步促进生物计算领域的革命奠定基础。然而，人工智能与片上脑融合技术仍处于早期阶段，智能融合机制尚不完善，范式缺乏科学可靠的理论指导。深度学习模型的使用对于预测和调节片上脑以达到期望的放电状态至关重要，这有助于促进片上脑机接口实现控制任务。智能混合不仅提高片上脑的可塑性和学习能力，更重要的是强调了生物智能和机器智能的相互融合和协同增强，为新型智能的开发铺平了道路。

片上培养生物脑机接口技术是一种充满挑战和前景的跨学科研究领域，它涉及微电子机械系统、生物医学工程、神经科学和人工智能等多个领域，旨在实现体外培养的大脑与外部设备的直接通信和控制。片上脑机接口在理解大脑运作机制、推动神经科学研究，以及开发新型智能机器人等方面的应用前景极具潜力。

第二篇　片上脑生物基础

片上脑作为人工培养的体外生物神经网络，是研究神经科学和智能生成机制的重要工具。通过对片上脑的研究，有助于更好地理解大脑的工作原理和机制。片上脑的构成包括离体生物神经网络与电极芯片，其中 2D 或 3D 的离体生物神经网络称为片上生物脑。对于片上脑机接口系统而言，体外培养的生物神经网络是整个系统的生物基础，是接收、处理和整合信息的生物核心，是发出控制指令的智能中枢。因而，本篇的主要内容将围绕片上脑接机口技术的生物基础，介绍生物神经网络的工作机制、体外生物神经网络的构建及其神经生物学特征。对片上脑生物基础的学习，将有助于更好地理解、设计和构建更加智能化的大脑模型。

第一章　神经电生理基础

在探索体外培养片上脑的过程中，首先需要理解神经系统的工作机制。大脑的运行原理涉及神经元、突触、神经网络、突触可塑性，以及各个脑区域之间的复杂协同作用。大脑对于信息的处理和整合过程依赖于神经元之间电信号的传递，其中了解神经电信号的生成、传递和调节是关键，这些电信号是神经系统运作的基础，因而对于神经电生理的认识是理解片上脑功能机制的基础。通过深入了解神经电生理基础，不仅可以更好地理解片上脑神经网络的运作机制，同时可为片上脑的调控和编解码提供理论基础。

第一节　神经信号的生成与传导

一、神经元的基本结构与电学特性

神经元是构成神经系统的基本单元，承担着传递和处理信息的核心功能，具有特殊的形态和结构，允许它进行高效的信息传递和集成。神经元组成的网络是神经系统实现感知、运动控制、自主调节、学习记忆，以及情绪和行为调节等功能的基础。神经元的基本形态和结构组成见图 2-1-1。

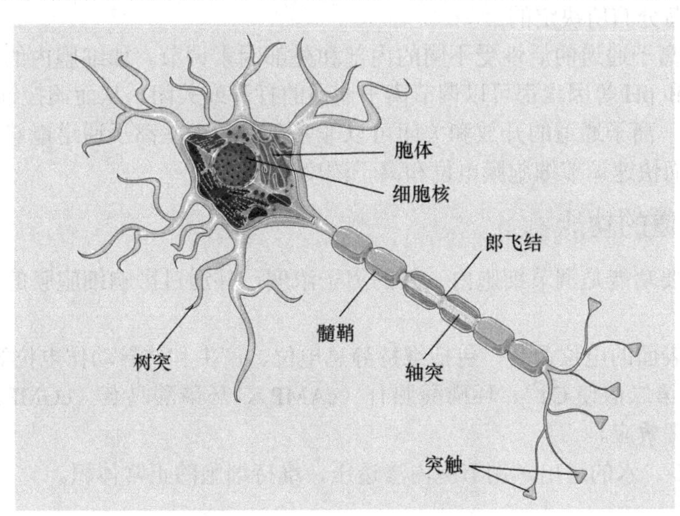

图 2-1-1　神经元的基本形态

（一）胞体（soma）

胞体也称为细胞核区，是神经元的核心部分，包括细胞膜、细胞核和细胞质，神经元内部主要的代谢与合成活动均发生在此。

（二）树突（dendrite）

树突是神经元胞体上细长的细胞突起，通常呈分支状，延伸出许多细小的结构，形成一个树状的网络。它们主要负责接收来自其他神经元的输入信号，并将这些信号传递到胞体。树突具有高度分支和复杂的结构，这使得神经元能够接收多个输入，并将它们整合起来，以决定是否激发或抑制神经元的兴奋状态。

（三）轴突（axon）

神经元的轴突是一种长而细的细胞突起，长度可以从微米到数米不等。轴突通常在胞体附近的区域称为初始段，然后延伸出去形成主轴突。主轴突的表面覆盖着一层称为髓鞘（myelin sheath）的脂质包裹物，由富含脂质的细胞或细胞的延伸物组成，髓鞘在许多神经元中起到绝缘和增强信号传递速度的作用。轴突的末端称为轴突末梢，它与目标细胞形成突触连接，通过化学或电信号将信号传递给目标细胞。

（四）突触（synapse）

突触是神经元之间传递信号的特殊连接点。它由轴突末梢的终端和接收信号的相邻神经元的树突或胞体组成。突触通常分为化学突触和电突触两种类型。化学突触中，突触前末梢通过突触囊泡释放神经递质到突触间隙，由突触后膜上的受体接受，实现信号的传递。而电突触主要是通过缝管通道直接传递电信号，较化学突触实现信号传递更快速。

二、离子通道

（一）离子通道的特性

离子通道是存在于细胞膜上的蛋白质通道，允许特定类型的离子穿过细胞膜。离子通道具有如下的一些特性。

1. 选择通透性 离子通道对特定类型的离子具有选择性、通透性。不同的离子通道具有不同的选择性，可以选择性地允许某些离子通过，而阻止其他离子的通过。这种选择性是由离子通道蛋白质的结构和电荷分布所决定的。

2. 可调节性 离子通道的活性受不同的内部和外部因素调节。如细胞内的信号分子、细胞外的离子浓度、温度和pH等因素都可以调节离子通道的打开或关闭，从而调控细胞的功能和反应。

3. 传导速度快 离子通道的开放和关闭可以非常迅速。一些离子通道能够以亚毫秒的时间尺度响应电刺激，从而快速调节细胞膜电位和离子浓度。

（二）离子通道的功能

离子通道的主要功能是调节细胞内、外的离子浓度，并通过影响细胞膜的电位和离子流动来产生以下作用。

1. 实现细胞膜表面的电位调节，包括维持静息电位、产生和传导动作电位等。

2. 调节细胞内第二信使 Ca^{2+}、环磷酸腺苷（cAMP）、环磷酸鸟苷（cGMP）等的浓度，引发细胞内细胞器的生理效应。

3. 控制 Na^{+}、K^{+}、水的进出，调节胞内渗透压，维持细胞的正常体积。

（三）离子通道的分类

离子通道的种类繁多，已经发现细胞膜上存在超过400种不同的离子通道类型，但其中只有少部分进行了深入研究。对离子通道的分类并没有统一的标准，通常可以按照调控离子类型或门控机制进行大致分类。首先，可以按照离子通道直接作用的离子类型将其分为 Na^+、K^+、Ca^{2+}、Cl^- 等离子通道。然而，这种分类方式过于笼统，无法直观地描述各离子通道的功能。因此，研究人员在此基础上延伸出门控机制的分类，可以更快地理解离子通道的功能类别。

1. 按照调控离子类型分类

（1）钠离子通道（sodium ion channel）：钠离子通道是神经元中最重要的离子通道之一。它们允许钠离子进入神经元，产生兴奋性电流。当神经元兴奋时，钠离子通道打开，导致钠离子流入细胞内，产生动作电位。

（2）钾离子通道（potassium ion channel）：钾离子通道也是神经元中重要的离子通道之一。它们允许钾离子从神经元内部流出。在动作电位过程中，当神经元兴奋后，钠离子通道打开，而钾离子通道则逐渐打开，使钾离子流出，以恢复神经元的静息状态。

（3）钙离子通道（calcium ion channel）：钙离子通道起着重要的调节和信号传递作用。它们允许钙离子进入神经元。在突触传递中，钙离子通道的开放触发神经递质的释放，促进神经元之间的通信。

（4）氯离子通道（chloride ion channel）：氯离子通道控制着氯离子的流动。在某些情况下，氯离子通道的开放可以导致神经元的抑制，使其更难兴奋。

2. 按照门控机制分类

（1）电压门控离子通道（voltage-gated ion channel）：这类离子通道大量存在于可兴奋细胞膜上，开放与关闭受控于细胞膜上的电位变化，如电压门控钠通道主要存在于神经元、肌细胞上。

（2）配体门控离子通道（ligand-gated ion channel）：可分为胞外配体门控离子通道和胞内配体门控离子通道。神经元胞外配体门控离子通道的受体主要是神经递质受体，如乙酰胆碱受体、谷氨酸受体、γ-氨基丁酸（γ-aminobutyric acid，GABA）受体、5-羟色胺（5-HT）受体、多巴胺受体等；胞内配体门控离子通道的受体主要是第二信使受体，如环磷酸腺苷（cAMP）受体、环磷酸鸟苷（cGMP）受体、三磷酸肌醇（IP_3）受体等。

（3）瞬时受体电位通道（transient receptor potential channel，TRP channel）：在机体细胞中广泛分布，参与介导几乎所有感觉信号的传播。

（4）机械敏感性离子通道（mechanosensitive ion channel）：是一类感受细胞膜表面张力变化的离子通道，可将细胞外的牵张、摩擦力、压力、重力、剪切力、渗透压等信息变化转化为电化学信号传入细胞。

（5）缝隙连接离子通道（gap junction ion channel）：是将两个细胞胞浆直接相连的通道，在发育中的神经元系统中发挥重要功能。胶质细胞与神经元之间的缝隙连接通道，是胶质细胞调节神经元活动的重要机制之一。

（6）质子门控离子通道（proton-gated ion channel）：这类离子通道可以感受外界pH变化，通常是在pH较低时开启，使得 Na^+、Ca^{2+}、H^+、K^+ 等阳离子通透性改变，在神经系统中广泛分布，参与调节神经元的突触可塑性、炎症、凋亡等过程。

（7）其他：诸如细胞内膜离子通道、水通道等。

三、神经元的电生理活动

机体的神经信号转导是由神经元的一些基本活动引起的。早在18世纪，意大利科学家路易吉·加尔瓦尼（Luigi Galvani）就已经发现神经信号是以电信号的形式传递的。20世纪初，英国科学家查尔斯·斯科特·谢灵顿（Charles Scott Sherrington）在研究膝跳反射时引入了神经回路的概念，用以指代在一个神经活动中相互连接、共同作用、产生特定功能的神经元的集合，并因此引入了突触这一概念来描述神经元之间的物质连接。随着研究的深入，我们逐渐对神经元的基本活动有了一些基本的了解。

（一）静息状态

在静息状态（resting state），神经元处于休息和准备阶段。细胞膜内外存在电位差，称为静息电位。在这种状态下，神经元的钠离子通道关闭，阻止钠离子进入细胞内，同时细胞内外的钠离子与氯离子平衡，两者合计的电位差为零（图 2-1-2）。与此同时，钾离子通道部分开放，使得少量钾离子从细胞内流出，由钾离子的流出产生的电位差大约为 −75 mV。静息状态下仍然会有部分钠离子内流，产生的电位差约为 +5 mV，因此，总体上神经元在静息状态下的膜电位约为 −70 mV。

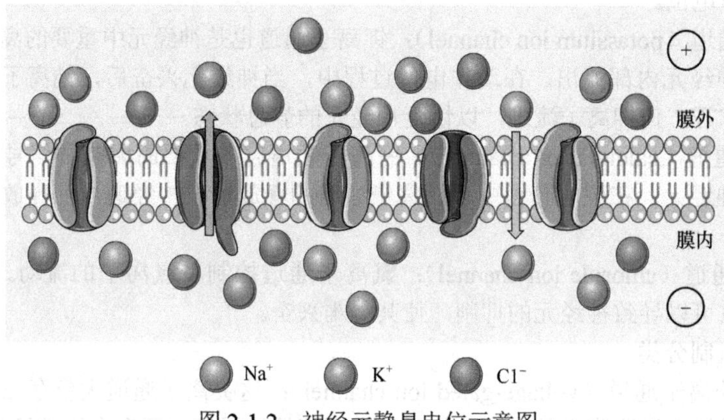

图 2-1-2　神经元静息电位示意图

（二）兴奋状态

当神经元受到的刺激达到阈值时，细胞膜上的钠离子通道会打开，使钠离子快速进入细胞内，这种内流的钠离子改变了细胞内外的电位差，形成了动作电位（图 2-1-3），这一过程也被称为去极化，去极化电位幅度一般可达 130 mV，细胞膜的电位一般为 +30 mV。

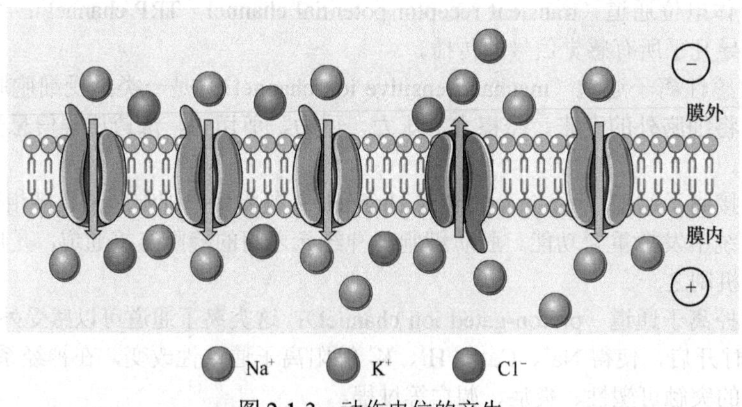

图 2-1-3　动作电位的产生

（三）动作电位的传导

神经元的动作电位一旦产生，它不会只停留在原地，而是会沿着神经元的轴突传播，在这一状态下，神经元膜上的钠离子通道被依次激活，直到传递至轴突末端的突触前膜，以此完成神经元内的信号转导。当动作电位到达突触前膜时，会触发突触小泡释放神经递质，通过突触传递到突触后神经元的受体上，以此完成神经元间的信号转导（图 2-1-4）。

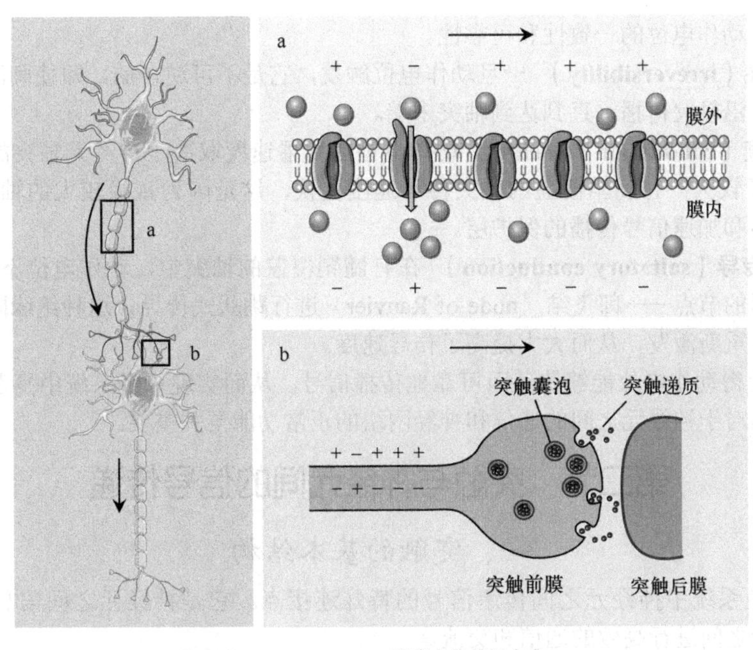

图 2-1-4 动作电位传导示意图

（四）神经递质的传递

在突触处，动作电位是通过神经递质实现信号传递。一旦动作电位到达轴突末端，它会导致突触囊泡释放神经递质进入突触间隙。神经递质跨越突触间隙并结合到相邻神经元的受体上，从而触发或抑制下一个神经元的活动。

（五）神经元的动作电位

在动作电位过程中，钠离子通道迅速打开，允许大量钠离子进入神经元内，使膜内电位迅速变为正值，即发生膜电位上升（去极化）。接着，钠离子通道会迅速关闭，而钾离子通道则开始逐渐开放，使得钾离子从细胞内流出，恢复细胞内负电位（复极化）。这个过程导致膜电位回到正常的静息膜电位（图 2-1-5）。

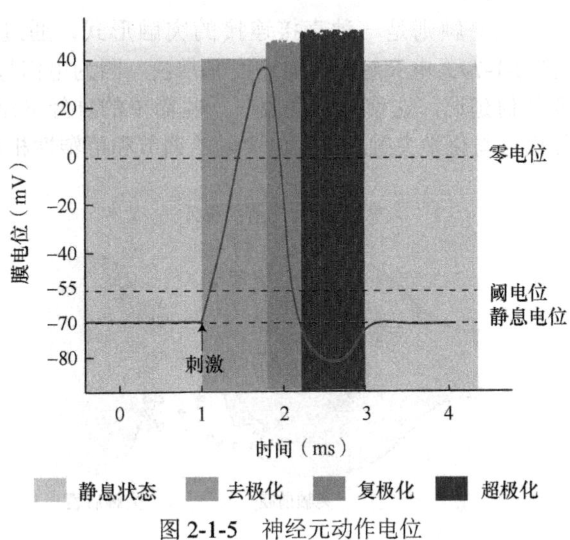

图 2-1-5 神经元动作电位

动作电位的传播是由“全或无”原则决定的，即一旦动作电位产生，它将以相同的幅度沿着神经元的轴突传播，不会衰减。动作电位的产生和传播是神经系统中信息传递的重要机制，它使神经元能够快速而有效地传递信号，从而实现神经网络的功能。

动作电位的传播具有几个重要的特性，这些特性决定了神经信号的传递速度和信息处理能力。以下是动作电位传播的一些主要特性。

1. 全或无（all-or-none） 动作电位是全或无的，即当刺激达到阈值时，动作电位会以固定幅度产生，并以相同的幅度传播到轴突的末端。无论刺激的强度高低，动作电位的幅度都保持不变。

这种特性确保了动作电位的一致性和可靠性。

2. 不可逆性（irreversibility） 一旦动作电位触发，它是不可逆转的，即使刺激被中断，动作电位仍然会继续沿轴突传播，直到达到轴突末端。

3. 传导速度（conduction velocity） 动作电位的传播速度取决于神经元轴突的直径和是否有髓鞘覆盖。直径较大、有髓鞘覆盖的轴突传导速度更快，这是因为直径较大的轴突减小了电阻，髓鞘提供了隔离和加速信号传播的保护层。

4. 跳跃式传导（saltatory conduction） 在有髓鞘覆盖的轴突中，动作电位不是连续地传播，而是通过髓鞘间的节点——郎飞结（node of Ranvier）进行跳跃式传导。这种绝缘隔离使得动作电位只需在节点处重新激发，从而大大提高了传导速度。

这些特性使得动作电位能够快速而可靠地传播信号，从而实现神经系统中复杂的信息处理和协调行动。它们对于神经元之间的通信和神经网络的正常功能至关重要。

第二节 突触与神经元间的信号传递

一、突触的基本结构

突触是神经系统中神经元之间传递信号的特殊连接点。它是神经元之间信息传递的基本单位，允许神经元之间进行高效的通信和交流。

突触由两个主要部分组成，即突触前区域（presynaptic region）和突触后区域（postsynaptic region）。突触前区域是信号传递的起点，通常是一个轴突末梢；突触后区域是信号传递的终点，通常是另一个神经元的树突或胞体。

（一）化学突触与电突触

化学突触是最常见的类型，其中信息传递通过神经递质实现。当神经脉冲到达化学突触时，导致神经递质的释放，这些化学物质跨越突触间隙，与接收神经元的特定受体结合，触发电信号在接收神经元内产生（图 2-1-6）。这种传递过程是复杂而精密的，使神经网络可以处理复杂的信息和反应。

电突触则是一种直接连接的突触形式，通过细胞间的缝隙连接通道实现离子信号的传递（图 2-1-7）。电突触的传递速度非常快，因为电信号可以直接在连接的神经元之间传递，几乎不需要任何延迟，这使得电突触在一些简单的神经网络和一些快速反应的生理过程中发挥重要作用。然而，与化学突触相比，电突触的调节和可塑性相对较低。

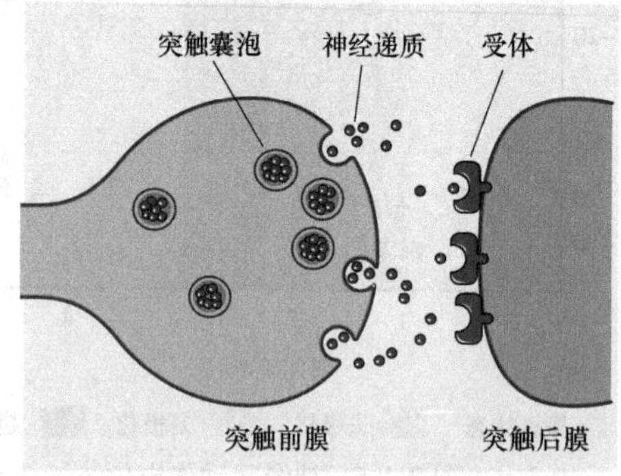

图 2-1-6 化学突触

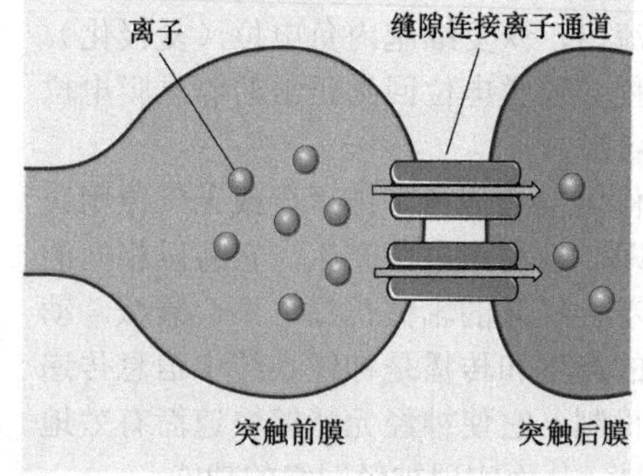

图 2-1-7 电突触

（二）兴奋性突触

在突触的功能上，可以分为兴奋性突触和抑制性突触。兴奋性突触是神经系统中一种重要的突触类型，其功能是在突触前神经元（释放神经递质的神经元）释放兴奋性神经递质，从而引起突触后神经元（接收神经递质的神经元）兴奋性反应。

在兴奋性突触中，当神经脉冲到达突触前膜时，导致神经递质的释放。这些神经递质是化学物质，如谷氨酸（glutamate）在中枢神经系统中充当主要的兴奋性神经递质。当兴奋性神经递质释放到突触间隙时，它们会结合到突触后神经元上的相应受体上。这些受体通常是离子通道，当兴奋性神经递质结合到受体上时，通道打开并允许特定的离子（通常是钠离子和钙离子）进入突触后神经元内部，这导致了突触后神经元内部电位的变化，称为膜电位上升，使得神经元激发，并产生动作电位。这种兴奋性反应使得神经信号能够在神经网络中传递，并参与各种生理和认知功能。

兴奋性突触在神经系统中起着重要的作用，它们是神经网络中信息传递和处理的关键点。大脑中的大部分兴奋性突触都使用谷氨酸作为主要的兴奋性神经递质，这使得谷氨酸在学习、记忆和认知功能中具有重要的作用。然而，兴奋性信号必须与抑制性信号保持平衡，以确保神经网络的稳定性和适当的功能。

（三）抑制性突触

抑制性突触是神经系统中的一种重要的突触类型，其功能是在突触前神经元（释放神经递质的神经元）释放抑制性神经递质，从而引起突触后神经元（接收神经递质的神经元）抑制性反应。在抑制性突触中，当神经脉冲到达突触前膜时，导致抑制性神经递质的释放。抑制性神经递质是一种化学物质，其中最常见的是GABA，在中枢神经系统中充当主要的抑制性神经递质。当抑制性神经递质释放到突触间隙时，它们会结合到突触后神经元上的相应受体上。这些受体也是离子通道，但与兴奋性突触不同，抑制性神经递质结合到受体上通常导致离子通道的打开，允许特定的离子（通常是氯离子）进入突触后神经元内部。这导致了突触后神经元内部电位的变化，称为膜电位下降，使得神经元抑制其激活，从而减少其产生动作电位的可能性。这种抑制性反应在神经系统中起着重要的调节作用，确保神经网络的稳定性和平衡。

抑制性突触与兴奋性突触共同参与神经网络中信息传递和处理的平衡。兴奋性突触通过兴奋神经元的活动来传递信息，而抑制性突触通过抑制神经元的活动来调节信息的传递。这种平衡和相互作用是神经系统功能的基础，对于正常的认知、学习和记忆等神经功能至关重要。了解抑制性突触和兴奋性突触的功能和调控对于理解神经系统的工作原理和神经系统疾病的发病机制具有重要意义。这些突触类型的研究有助于揭示神经网络的复杂性和功能调节的机制，为神经科学和神经药理学领域的研究提供重要的基础。

二、神经递质的种类与作用方式

（一）突触囊泡

突触囊泡（synaptic vesicle）是存在于神经元轴突末梢的小囊泡结构，它们储存和释放神经递质。这些囊泡由膜包裹，直径为40～50 nm，通常位于轴突末梢的突触前区域。囊泡内含有神经递质分子，如乙酰胆碱、谷氨酸、GABA等，这些化学物质是突触传递信号所需的关键因素。

当动作电位到达轴突末梢时，它引发细胞内钙离子通道的开放，使得钙离子进入轴突末梢。钙离子的进入促使突触囊泡与细胞膜融合，从而释放神经递质到突触间隙，这个过程被称为突触囊泡外释放，即胞吐作用（exocytosis）。一旦突触囊泡释放了神经递质，为了维持突触传递的连续性，它需要重新充填神经递质。这个重新充填的过程被称为胞吞作用（endocytosis），即突触囊泡在细胞内膜融合，重新装载神经递质，为下一轮信号传递做好准备。这个细胞内的“循环”过程，确保了神经元之间的信息传递是连续和可靠的。

总体而言，突触囊泡是神经递质的“携带者”，通过释放和重新充填神经递质，实现神经元之间信号的传递与沟通。这一过程对于神经系统的正常功能和信息处理起着至关重要的作用。

（二）兴奋性神经递质

1. 乙酰胆碱 乙酰胆碱在神经信号传递中起着关键作用。它通过胆碱乙酰化酶催化胆碱和乙酰辅酶A反应而合成，而胆碱酯酶则将其分解为乙酸和胆碱，终止其作用并调节神经信号传递。乙酰胆碱作为神经递质，在中枢神经系统中参与认知、学习、记忆和注意力等功能；同时，在周围神经系统中调控神经肌肉传递，控制肌肉收缩。其作用依赖于尼古丁受体和毒蕈碱受体两类受体，分布于神经元和肌肉细胞，以及中枢神经系统的神经元上，分别介导不同的信号转导通路和生理效应。

2. 谷氨酸 谷氨酸可以由谷氨酸脱氢酶或谷氨酰胺转氨酶在神经元中合成，同时也能通过谷氨酸脱羧酶转化为另一种神经递质——GABA。谷氨酸的分解则主要由谷氨酸转氨酶和谷氨酸脱氢酶完成。作为中枢神经系统的主要兴奋性神经递质，谷氨酸在神经元之间传递兴奋信号，参与多种神经功能。它与谷氨酸受体结合，触发细胞内信号传递反应，激发神经元兴奋和神经网络活跃。谷氨酸受体分为离子通道受体和代谢受体，前者包括*N*-甲基-*D*-天冬氨酸（NMDA）受体、α-氨基-3-羟基-5-甲基-4-异噁唑（AMPA）受体和Kainate受体，通过直接调节离子通道开闭传递信号，而后者则通过激活细胞内信号通路发挥作用。

3. 多巴胺 多巴胺是酪氨酸经过酶的催化合成而来，首先通过酪氨酸羟化酶转化为多巴，然后经过多巴脱羧酶的作用变成多巴胺。多巴胺的分解则由单胺氧化酶和多巴胺-β-羟化酶完成。作为神经递质，多巴胺在中枢神经系统中发挥多种重要功能，通过多巴胺受体与神经元间传递信号，调节运动、情绪、奖赏、学习、记忆等生理和行为过程。多巴胺受体分为D_1类和D_2类，其中D_1类包括D_1和D_5亚型，D_2类包括D_2、D_3和D_4亚型，它们在不同脑区和神经元中分布，调控多巴胺的效应，平衡神经传递、兴奋性和抑制性作用。

4. 去甲肾上腺素 去甲肾上腺素由酪氨酸通过多个酶的催化作用合成，经过酪氨酸羟化酶转化为多巴，再通过多巴胺-β-羟化酶作用变成去甲肾上腺素。分解去甲肾上腺素则由单胺氧化酶和儿茶酚-*O*-甲基转移酶（catechol-*O*-methyltransferase，COMT）完成。作为中枢神经系统和交感神经系统的重要神经递质，去甲肾上腺素通过与去甲肾上腺素受体结合，在神经元之间传递信号，调节警觉性、注意力、情绪、压力反应等生理和行为过程。去甲肾上腺素受体主要分为α-肾上腺素受体和β-肾上腺素受体，不同受体类型分布于不同脑区和组织，调节神经传递、血管收缩、心脏功能等。

5. 5-羟色胺 5-羟色胺是通过色氨酸的代谢途径合成而来，经过多个酶的作用，色氨酸转化为5-羟色氨酸，然后再转化为5-羟色胺。分解5-羟色胺的酶为单胺氧化酶和乙酰血清素-*O*-甲基转移酶（acetylserotonin-*O*-methyltransferase，ASMT）。作为中枢神经系统的重要神经递质，5-羟色胺参与多种生理和行为过程。它通过与5-羟色胺受体结合，在神经元之间传递信号，调节情绪、认知、睡眠、食欲、温度调节、性行为等功能。5-羟色胺受体分为七个亚型，从5-HT1到5-HT7，分布于不同脑区和组织中，具有不同的功能和效应，调节神经传递、神经兴奋性和抑制性平衡。

（三）抑制性神经递质

1. GABA GABA由谷氨酸脱羧酶催化谷氨酸转化而来，这是一种去羧化反应，将谷氨酸转变成GABA，之后GABA可以被GABA转氨酶转化为琥珀酸半醛，最终代谢为琥珀酸。作为中枢神经系统的主要抑制性神经递质，GABA通过与GABA受体结合，实现抑制神经元兴奋性的效应。GABA通过增加细胞膜上氯离子通道的通透性，导致氯离子输入，使细胞膜电位超极化，从而实现神经元抑制。GABA受体分为两类：$GABA_A$受体是离子通道受体，通过调节氯离子通道产生快速抑制作用；$GABA_B$受体是G蛋白偶联受体，通过激活细胞内信号通路产生缓慢而持久的抑制作用。

2. 甘氨酸　甘氨酸是最简单的氨基酸，由一个甲基和一个氨基组成，可通过蛋氨酸代谢产生。它在人体内担任多重生物功能，是蛋白质合成的组成部分，也是肽类激素、胶原蛋白、谷胱甘肽等生物活性分子的前体。在中枢神经系统中，甘氨酸作为重要的神经递质，在脊髓和脑干等结构中发挥抑制性作用，通过与甘氨酸受体结合，抑制神经元活动，调节神经信号传递的平衡。

（四）调节性神经递质

1. 组胺　组胺是由组氨酸脱羧酶催化组氨酸合成的，主要储存在肥大细胞和嗜碱性粒细胞中，能在刺激下通过脱颗粒作用释放到周围组织。在机体中，组胺具有多种生理作用，参与过敏、炎症、血管通透性、平滑肌收缩、酸碱平衡、睡眠觉醒周期等生理过程，同时在神经系统中调控神经递质和神经元活动。组胺受体分为 H_1、H_2、H_3 和 H_4 受体，分布于不同组织和细胞，介导不同生理效应，如 H_1 受体在过敏反应中引起的血管扩张和水肿，H_2 受体调节胃酸分泌和免疫调节。在中枢神经系统中，组胺通过 H_1 和 H_2 受体调节兴奋性和抑制性神经元的活动，影响神经传递的平衡。

2. 神经肽　神经肽是由多肽前体经信号肽酶和截短酶的作用合成而来。成熟的神经肽储存在神经元突触囊泡中，并在兴奋性活动或刺激下通过突触囊泡融合释放到突触间隙。作为神经递质，神经肽在神经系统中扮演重要角色，与神经元相互作用，调节神经传递和网络活动。相较于传统小分子递质，如乙酰胆碱、多巴胺，神经肽的作用更持久广泛，影响疼痛传导、情绪、食欲、睡眠等生理行为。神经肽通过与特定神经肽受体结合，触发细胞内信号转导，每种神经肽通常对应多种受体亚型，分布于不同脑区组织，具不同功能效应，通过受体结合，调节离子通道、细胞内信号通路等。

第三节　神经电信号的记录方法

神经电信号是指神经系统中传递信息的电信号。神经系统是由神经元组成的复杂网络，神经元之间通过电信号来传递信息。当神经元被刺激时，会产生电位的变化，这种电位变化被称为神经电信号。神经电信号的传递对于神经系统的功能和调控至关重要。神经系统利用神经电信号来处理信息、调节身体的生理过程，并参与认知、运动控制、情绪调节等复杂的生理和心理活动。因此，对神经电信号的研究对于理解神经系统的功能和疾病的发病机制具有重要意义。

一、膜片钳记录

膜片钳（patch clamp）是一种高精度的电生理技术，用于记录单个神经元或细胞膜上离子通道的电活动。该技术由德国生理学家埃尔文·内尔（Erwin Neher）和贝尔特·萨克曼（Bert Sakmann）于 1976 年开发，并因其在细胞膜上形成“膜片”的方式而得名。

膜片钳技术的基本原理是通过在细胞膜上形成一个非常小的密封，使其与钳头电极相连接，从而获得对细胞内外电位的精确控制和记录。根据密封的不同类型，膜片钳技术可分为两种主要模式（图 2-1-8）。

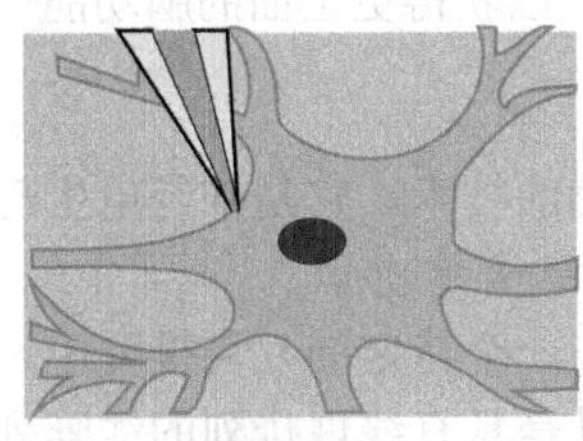

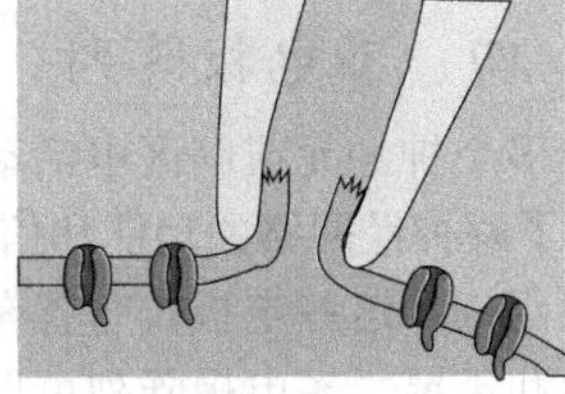

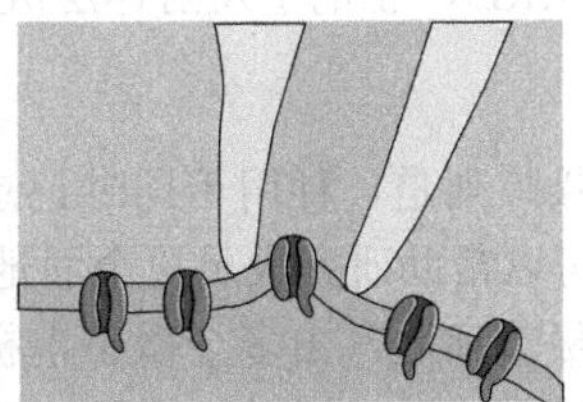

图 2-1-8　全细胞膜片钳与局部膜片钳

1. 全细胞膜片钳（whole-cell patch clamp）　在全细胞模式下，钳头电极与细胞膜形成一个全封闭的密封，允许在细胞内外之间交换离子，并记录细胞内外的电位变化。这种方式可以获得细胞的整体电生理信息，如膜电位、离子通道电流等。

2. 细胞贴附膜片钳（cell-attached patch clamp） 细胞贴附膜片钳又称局部膜片钳，在局部模式下，钳头电极与细胞膜形成一个局部密封，只记录钳头电极与细胞膜之间的电位变化。这种方式可以研究单个离子通道的活动，如离子通道的开闭状态和电流特性。

膜片钳技术的优势在于其高灵敏度和高分辨率，能够实时记录细胞膜上微弱的电位变化和离子通道活动，使膜片钳成为研究神经元兴奋性、抑制性特性，以及离子通道功能的重要工具。该技术对于理解神经元活动和神经递质在神经网络中的传递机制具有重要意义。

二、钙离子成像

钙离子成像技术简称钙成像，是一种利用荧光标记的钙指示剂，这些指示剂能够与细胞内的钙离子结合并发生荧光变化。当细胞活动时，细胞内钙离子浓度会发生变化，这些钙指示剂的荧光也会相应地改变。通过使用显微镜和相应的成像系统，可以观察和记录细胞中钙离子浓度变化的荧光信号。钙成像技术可以用于研究许多生物过程，特别是神经元活动，它可以揭示神经元之间的相互作用、神经回路的功能特性，以及神经网络的活动模式。在神经科学研究中，钙成像已经成为一种重要的工具，使研究人员能够观察和理解神经元网络的活动、学习、记忆、感知和行为等复杂的生理和行为过程。此外，钙成像还可以应用于其他领域，如细胞生物学、癌症研究和药理学等。它为科学家提供了一种非侵入性、实时观察活细胞内钙离子动态的方法，帮助研究人员更好地理解细胞生物学和生理学过程，以及疾病的发病机制。

三、脑　电　图

脑电图（electroencephalography，EEG）是一种用来记录大脑皮层活动的方法。它通过在头皮上放置电极，测量和记录大脑神经元的电活动，并将其转换成图形，反映脑电信号的变化。在进行脑电图记录时，通常在被测者的头皮上放置电极，这些电极会捕捉和测量大脑皮层神经元的电位变化。而神经元的电位变化是由大脑中神经元之间的电活动引起，这些神经元的兴奋与抑制形成了复杂的脑电图图案。脑电图记录可以显示多种类型的脑电波，这些脑电波有不同的频率和特征。

α 波（alpha wave）：频率 8～12 Hz，常见于放松和闭目静息状态。

β 波（beta wave）：频率 13～30 Hz，常出现在警觉和注意状态。

δ 波（delta wave）：频率 0.5～4 Hz，通常在深度睡眠时出现。

θ 波（theta wave）：频率 4～7 Hz，常见于儿童、睡眠和一些特定的认知状态。

EEG 广泛应用于神经科学研究和临床医学。它可以用于研究脑功能、了解脑电活动与认知、感知、情绪等之间的关系，也可以用于诊断和监测癫痫发作、睡眠障碍和其他脑部疾病。脑电图是一种安全、无创、非侵入性的记录方法，但其空间分辨率较低，只能反映大脑皮层整体的电活动，不能提供关于深层结构的详细信息。因此，脑电图常常与其他神经成像技术［如功能性磁共振成像（fMRI）、正电子发射体层成像（PET）等］结合使用，以获得更全面的脑功能信息。

四、多电极阵列

多电极阵列是一种用于同时记录多个神经元或脑区电活动的技术。它是神经电生理学中的重要工具，可以帮助研究人员更全面地了解神经网络的功能和信息传递过程。

多电极阵列通常由多个微小电极组成，这些电极被布置在一个特定的几何排列中，以便同时记录多个位置的神经活动。根据应用和需要，多电极阵列可以是具有线性排列的线阵列，也可以是具有二维排列的平面阵列。

使用多电极阵列可以实现以下优势：①同时记录多个神经元。传统的单一电极技术只能记录一个神经元的电活动，而多电极阵列可以同时记录多个神经元的活动，从而更全面地了解神经网络的活动模式和互动关系。②空间分辨率高。多电极阵列在较小的空间范围内密集布置了多个电极，因此，可以提供更高的空间分辨率，更准确地确定神经元活动的位置。③长时间记录。多电极阵列可以持续记录较长时间的神经活动，从而更好地捕捉和分析长期的神经网络动态。

多电极阵列在神经科学研究中有广泛的应用，特别是在研究神经网络的功能、学习和记忆、神经可塑性，以及神经系统疾病的机制等方面。同时，多电极阵列也在脑机接口技术、神经调控和神经干预研究中扮演着重要角色，为发展神经科学和神经工程学提供了有力的工具。

第四节　小　结

本章中，我们介绍了神经电生理的基础知识。神经元作为神经系统的基本功能单元，对其基本结构的了解至关重要，因为这关系到神经元内部的电活动研究。神经元动作电位的发生依赖于神经元表面的离子通道，尤其是钠离子和钾离子通道在此扮演着关键的角色。当动作电位传播至轴突末端时，刺激会促使突触前膜释放神经递质，在不同的突触后膜受体上产生作用，从而引发突触后神经元的电活动，完成神经元电信号的跨膜传递过程。

神经电生理的研究在很大程度上依赖于多种神经生物学模型，涵盖从单个神经元到整个人脑的各个层面。这些模型为我们提供了重要的研究平台，但都存在着一定程度的局限性。因此，我们需要不断开发更多更先进的神经生物学模型来弥补现有模型的不足。在接下来的章节中，我们将详细探讨“片上脑”这一模型在神经电生理领域的研究进展及其应用。这一模型的介绍将帮助我们更好地理解神经电生理的发展和应用，同时也显示了神经生物学模型不断演进的重要性，以满足对神经科学研究不断增长的需求。

神经生物学作为广泛而深奥的科学，专注于探索神经系统的多个层面。它涵盖了从神经元微观结构到神经网络形成的范畴，并深入研究神经系统对认知、行为和生理功能的影响。在这一领域中，关键概念包括神经元的结构与功能、突触传递、神经递质的作用机制，以及神经网络的形成与发展过程。神经电生理作为神经生物学的重要分支，着重研究各种神经生物学模型中的电信号传递和神经网络功能。通过对这些方面的深入探究，我们能够更全面地理解神经系统在人类和其他生物体中的作用及其机制。神经生物学和神经电生理的研究成果为我们提供了深入洞察神经系统内部运作的视角，有助于揭示人类和其他生物体神经系统的基本原理。

第二章 片上脑细胞学基础

片上脑机接口技术诞生的前提是离体生物神经网络构建技术的成熟。目前，片上生物脑的构建主要通过原代神经元、胚胎干细胞或人诱导性多能干细胞在离体培养体系中的分化成熟，形成具有与大脑相似的细胞类型组成及电生理特性的离体神经网络。3 种细胞来源分别具有独特的分子和细胞特性，进一步形成不同结构和功能特性的片上生物脑。对这 3 种细胞来源的特性深入了解，对片上生物脑的构建优化、特性分析及开发应用等方面均有重要意义。

第一节 原代神经元

原代神经元，尤其是大鼠原代神经元，在神经科学、药理学和生物医学等领域具有广泛的应用价值。原代神经元具有独特的生理、生化及电生理特性，可以模拟体内神经元的活动，对于研究神经系统疾病的发生机制、药物筛选及疗效评价等具有重要意义。本文将详细介绍原代神经元的特点、提取技术的发展历程、常用类型、科研应用方向及存在的问题等方面。

一、原代神经元简介

针对海马和皮层方面的研究多年来一直吸引着大批神经科学家的关注，因为它们在认知、学习和记忆方面具有重要功能作用。与大脑中的大多数结构一样，这些结构的复杂性使其在体内分析和操作在过去极具挑战。但随着原代细胞培养技术的发展、荧光成像技术的进步和操纵 DNA 表达的新方法的发展，使得在体外研究这些神经元成为可能。原代神经元是指从包括大鼠、小鼠、人等动物脑组织中分离出的新鲜神经元。原代神经元具有完整的细胞膜、细胞质及细胞核等结构，能够表达神经元的特异标志物，如神经微丝、神经元特异性烯醇化酶等。原则上，原代神经元培养可以从大脑或脊髓的任何区域制备。目前常用的原代神经元类型包括大鼠原代皮层神经元、大鼠原代海马神经元、小鼠原代皮层神经元等。这些不同类型的神经元具有不同的生理和生化特性，如不同的离子通道、神经递质等，适用于不同领域的研究。同时，原代神经元可以模拟体内神经元的活动，对于研究神经系统疾病的发生机制、药物筛选及疗效评价等具有重要意义。其中海马神经元的应用最为广泛，它们在分析树突棘形态和突触可塑性，以及阐明神经退行性变性疾病的病理机制方面发挥了重要作用。

二、原代神经元提取

原代神经干细胞通常是在孕 12 d 的胚胎中提取，原代皮层或海马神经元一般是在产后 1 天内或胚胎阶段进行提取。从伦理学角度讲，培养产后神经元相对于培养胚胎神经元是更有利的，因为培养产后神经元减少了杀戮动物的必要性，有可能只对一胎中的一只或几只动物实施安乐死来提取神经元，而剩余的动物可以保留下来供进一步繁殖和实验，这对于提取胚胎神经元来说是不可能的。此外，母鼠也不需要被处死，可以用于进一步繁殖或其他实验目的。

然而事实证明，培养产后神经元比培养胚胎神经元更具挑战性。早期发育阶段的神经元（如胚胎阶段），在培养所需的处理过程中不容易受到损害。部分原因是与产后动物神经元相比，胚胎神经元发育相对不成熟。实际上，脑膜也更黏附于产后动物的组织。因此，与胚胎神经元相比，产后神经元往往不那么健壮，健康活细胞的产量较低，并且非神经元的比例更高。神经元的提取主要包含以下步骤（图 2-2-1）。

1. 取胎鼠 手术前使用 70% 乙醇对手术台、操作台进行消毒，并对母鼠施以麻醉。在腹部以 T 形切口剖开，小心取出胎鼠，先放入置于冰上的 Hanks 缓冲液中。取出所需的胎鼠后，应尽快将其转移到超净台。

2. 分离皮层/海马神经元　在超净台环境中，使用4℃的Hanks缓冲液保持组织活性。首先用眼科剪配合精细镊撕开头盖骨上附着的皮肤，小心地剪开胎鼠颅骨，向上挑起胎鼠头皮，避免造成脑组织损坏而影响后续脑组织提取；随后使用镊子顺大脑腹面分离完整大脑；剥离左右皮层并放入冰镇的Hanks缓冲液中，将月牙状海马提取出放入新的Hanks缓冲液中。

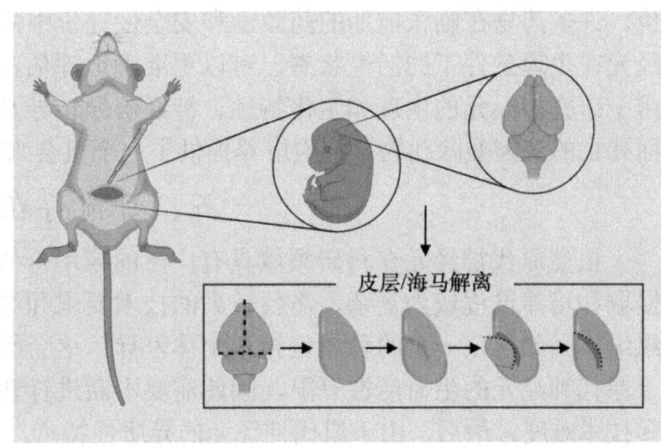

图 2-2-1　原代神经元提取

3. 解离皮层/海马组织　为了将组织消化为单细胞，向放有组织的西林瓶中加入0.125%的胰蛋白酶，并置于37℃二氧化碳培养箱中酶解。每隔4 min摇晃一次，10 min后取出，加入4 ml种植培养基终止消化。用200目筛网过滤，收集细胞悬液，并调整细胞浓度至（1000～1500）cells/μl。

原代神经元的提取技术随着生物技术的发展而不断改进。早期的提取技术主要是依靠机械力进行组织块的剥离和细胞的分离，但该方法费时费力，且提取的细胞数量和质量不稳定。随着免疫学和细胞生物学技术的发展，利用抗体和生长因子等物质进行细胞的筛选和培养成为主流。目前，基于微流控技术、微纳米技术及生物工程技术的原代神经元提取方法逐渐成为研究热点，能够实现细胞的快速、高纯度分离和培养。

三、原代神经元培养

主要有两种培养大鼠和小鼠原代神经元的方法（图2-2-2）。一种方法是神经元被夹在星形胶质细胞的饲养层上生长，使神经元不直接与星形胶质细胞接触，而是暴露于星形胶质细胞释放到培养基的因子中。另一种方法不涉及使用饲养层，神经元在无血清培养基（B27）中维持，其中添加了对神经元生长和维持必要的辅因子。这两种技术都被广泛成功使用。星形胶质细胞饲养层的生成可能会很麻烦，但它也能产生高质量的原代神经元，并且对于研究神经元-胶质细胞相互作用具有优势。一些实验室还率先使用NS21补充剂作为B27补充剂的替代品，用于大鼠和小鼠胚胎神经元培养以及出生后小鼠神经元培养。

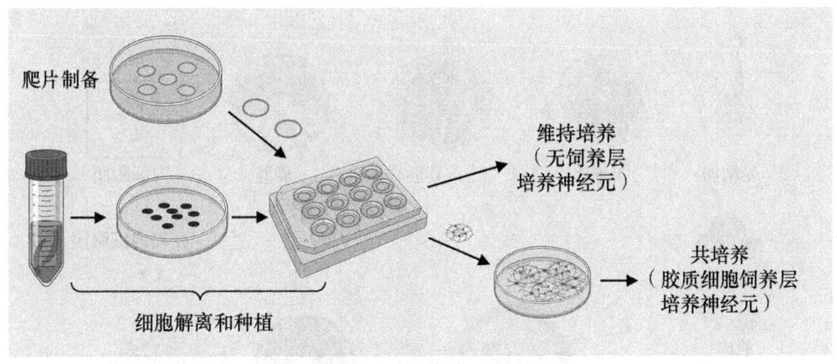

图 2-2-2　原代神经元培养

四、原代神经元的科研应用方向

原代神经元在科研领域具有广泛的应用价值。首先，原代神经元可以用于研究神经系统疾病的发生机制，如阿尔茨海默病、帕金森病及癫痫等。通过模拟疾病状态下神经元的活动，可以深入了解疾病的发病机制，为药物研发提供理论依据。其次，原代神经元可用于药物筛选和疗效评价。许多药物在临床前期的药效学和安全性评价中需要用到原代神经元。通过培养和维持原代神经元在生理条件下的活性状态，可以更准确地评估药物的疗效和安全性。此外，原代神经元还可用于研究神经元的生理和生化特性、神经信号转导及神经元修复等，以及对于出生时因系统缺陷而死亡的基因敲除动物，细胞培养提供了一个机会来研究出生后神经发育的过程。

五、目前存在的问题

虽然原代神经元在科研领域具有广泛的应用价值，但也存在一些问题。首先，原代神经元的提取和培养过程较为复杂，需要较高的技术要求和经验积累。其次，由于原代神经元来源于动物组织，因此存在一定的种属差异和个体差异，这会影响实验结果的可靠性和可重复性。此外，由于原代神经元的生命活性有限，因此需要不断进行新鲜细胞的提取和更换，这增加了实验的成本和技术难度。最后，由于原代神经元的异质性特点，不同类型和来源的神经元之间可能存在差异，因此，需要在实验中注意细胞的来源和类型选择。

总之，原代神经元是神经科学、药理学和生物医学等领域的重要研究对象之一，具有广泛的应用价值和发展前景。虽然存在一些问题需要解决，但随着技术的不断进步和应用研究的深入开展，相信这些问题也将得到逐步解决和完善。

第二节　胚胎干细胞

一、人胚胎干细胞的概述

（一）发展历史

胚胎干细胞（embryonic stem cell，ESC）是一类源自早期胚胎的多能性干细胞，具有自我更新和分化为多种细胞类型的能力。它们最初发现于哺乳动物，如小鼠和人类胚胎的内胚层组织中。1998 年，美国细胞生物学家詹姆斯·汤姆森（James Thomson）领导的研究团队首次成功分离并培养出人胚胎干细胞。他们从体外受精方法制备的早期人类胚胎中，提取出高度多能性的一群内细胞团（inner cell mass，ICM），经体外培养，成功地分离出了人胚胎干细胞。

在人类和其他哺乳动物中，精子和卵子形成受精卵，受精卵开始进行反复的卵裂（cleavage），形成多个子细胞（又称分裂球）。受精后第 3 天，受精卵发育成含有 16 个细胞的实心细胞团，称为桑葚胚（morula）。受精后第 4 天，桑葚胚内细胞进入子宫腔。随后桑葚胚中出现一个充满液体的空腔，即囊胚腔，随后桑葚胚发育成为囊胚（图 2-2-3）。

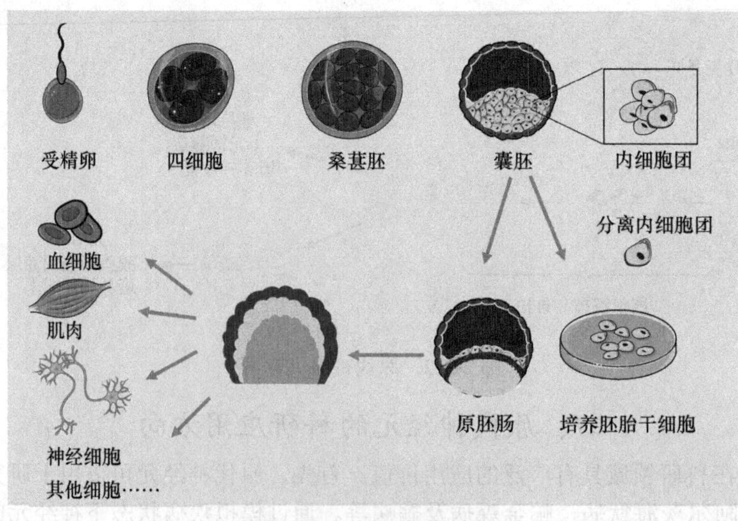

图 2-2-3　胚胎发育过程

人胚胎干细胞是在人胚胎发育早期囊胚中未分化的细胞。囊胚含有约 140 个细胞，外表为滋养层，由一层扁平细胞组成，可随后发育成胎盘等胚胎支持组织；中心的腔称为囊胚腔，腔内一侧的细胞群，称为内细胞团（图 2-2-3）。内细胞团在形成内、中、外 3 个胚层时开始分化，每个胚层都分别分化形成人体的不同组织和器官。如外胚层将分化为皮肤、眼睛和神经系统等；中胚层将形成骨骼、血液和肌肉等组织；内胚层将分化为肝、肺和肠等体内器官。

（二）细胞特征

相较于其他终端分化的体细胞，胚胎干细胞具有如下特征。

1. 无形态限制　人胚胎干细胞处于早期分化阶段，它们尚未形成明确的器官或组织特异性表达特征，细胞克隆形态可呈现岛状或鸟巢状，克隆与克隆之间边界清晰，镜下折光率高，但一个克隆中细胞与细胞的边界不清晰，难以区分每个细胞。

2. 具有高核质比　人胚胎干细胞的细胞核相对较大，核质比例较高，一个细胞中可有一个或多个细胞核，胞核中多为常染色质，细胞代谢旺盛。

3. 疏松的细胞排列　人胚胎干细胞往往以疏松的细胞排列方式存在。细胞之间有一定的间隙，没有严密的聚集。

4. 大小和形态的多样性　人胚胎干细胞在培养中具有一定的大小和形态的多样性。细胞可以呈现出不同大小和形状，从圆形到椭圆形，有时也会出现扁平或不规则形态。

需要注意的是，这些形态学特征并不能作为鉴别细胞是否为胚胎干细胞的标志。胚胎干细胞的鉴定需要检测特定细胞标志物的表达，如 *Oct4*、*Nanog* 和 *Sox2* 等干细胞相关基因的蛋白产物。

（三）获取途径的概述

人胚胎干细胞的主要来源是早期人类胚胎，在科学研究和医学应用中，获得人胚胎干细胞通常需要通过以下途径。

1. 体外受精　体外受精是一种辅助生殖技术，通过将卵子和精子在体外结合，经过细胞分裂、分化，形成早期胚胎。在这个过程中，通常会有多个受精卵形成，而只有一部分被植入母体进行妊娠。多余的受精卵可以用于提取内细胞团并培养成胚胎干细胞。

2. 捐献者专门为研究所捐献的配子　由体外受精产生的人类胚胎；或由体细胞核移植技术将人体细胞核移入人或动物的卵泡内，产生人类胚胎或嵌合体胚胎等。

需要强调的是，获得人胚胎干细胞会导致胚胎的破坏，这引发了伦理和法律争议。在许多国家和地区，对其研究和应用有严格的监管政策。例如，我国对人胚胎干细胞研究和应用实行严格的监管政策，并制定了《人胚胎干细胞研究伦理指导原则》、《中华人民共和国人体遗传资源管理条例》和《涉及人的生物医学研究伦理审查办法》等相关法规和指导文件。此外，我国还设立了伦理委员会和监管机构，负责监督和审查人胚胎干细胞研究项目，并确保其符合伦理和法律的要求。这些政策和机构的存在，旨在促进人胚胎干细胞研究的规范和可持续发展，同时确保研究过程中的伦理和法律框架得到充分遵守。

二、胚胎干细胞的多能性

（一）基因表达

胚胎干细胞具有特定的基因表达，这些基因在鉴定胚胎干细胞中起着重要的作用。以下是一些常见胚胎干细胞的特征基因。

1. *Oct4*　是一种在胚胎干细胞中高度表达的关键转录因子，参与调控多能性基因网络的活性。

2. *Myc*　是一种作用广泛的转录因子，作为多能转录因子直接调控干细胞中数千个活跃转录基因的表达，调节 RNA 聚合酶从启动子近端暂停释放、促进转录延伸，从而增强靶基因转录，并与多种表观遗传调控分子相互作用，重塑染色质动态结构，广泛参与调控干细胞自我更新与多能性维持。虽然 *Myc* 作为干细胞的特征基因还存在一定争议，但是 *Myc* 在干细胞的干性发生和维持方面的作用是被广泛接受的。

3. *Nanog* 是维持胚胎干细胞（ES 细胞）的自我更新和调节细胞周期的关键转录因子。与 *Oct4* 相似，当 ES 细胞分裂旺盛时，*Nanog* 高表达；但随着 ES 细胞分化程度的提高，*Nanog* 的表达量会逐渐下调。

4. *Sox2* 是调节哺乳动物胚胎发育的必要因子之一。*Sox2* 在早期胚胎植入过程中发挥重要作用。有研究表明，*Sox2* 的表达也是维持 ES 细胞自我更新和多能性的必要条件之一。

5. *SSEA* 是一种糖脂蛋白，与 ES 细胞高度相关的有 *SSEA*-1、*SSEA*-3 和 *SSEA*-4。

不同种属的 ES 细胞的特征基因表达存在差异，如人胚胎干细胞高表达 *Oct4*、*Nanog*、*SSEA*-3 和 *SSEA*-4，低表达 *SSEA*-1；而小鼠胚胎干细胞高表达 *Oct4*、*Nanog* 和 *SSEA*-1，低表达 *SSEA*-3 和 *SSEA*-4。

除了上述基因外，还有许多其他基因也被用作胚胎干细胞的表面标志物，如 *ABCG2*、*CK14*、*CD133*、*CD9*、*CD30* 等（图 2-2-4）。

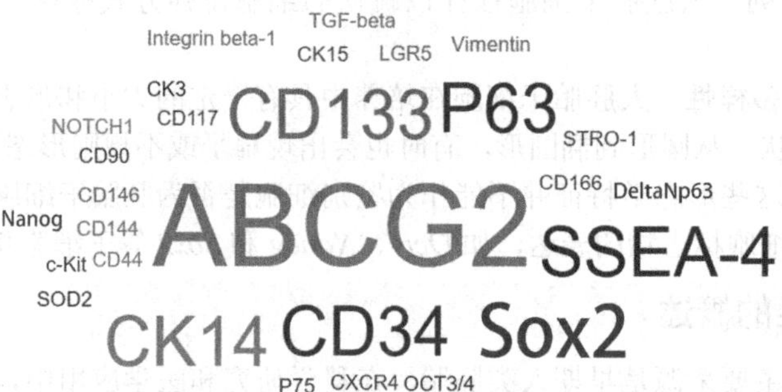

图 2-2-4 ES 细胞表面标记蛋白

（二）分化特性

胚胎干细胞的多能性鉴定可以确定其是否具有多能性，即能够分化为不同类型的细胞的性质，如神经元、肌肉细胞、免疫细胞等。这对于确定 ES 细胞特性非常关键，在质量控制、筛选优质细胞系、指导基础研究和临床应用及安全性评估等方面都具有重要的意义。

目前，常见的多能性鉴定方法有体外的类胚体形成实验和动物体内的畸胎瘤形成实验两种。

1. 类胚体形成实验 类胚体（embryoid body，EB）呈球状，形态上与哺乳动物胚胎发育早期阶段有着很高的相似度，也具有内、中、外三个胚层的结构。尽管 EB 相对于胚胎在结构上缺乏组织性，但通过相应的信号通路调控，EB 能再现许多早期分化事件，包括内胚层形成、内细胞团的形成、柱状上皮的分化，以及中央空腔的形成等，使 EB 成为体外研究的重要模型。当稳定传代的 ES 细胞系（如 H9）解离成单细胞后，可在一定实验条件下（如 U 形 96 孔板中）聚集成 EB 小团（图 2-2-5）。

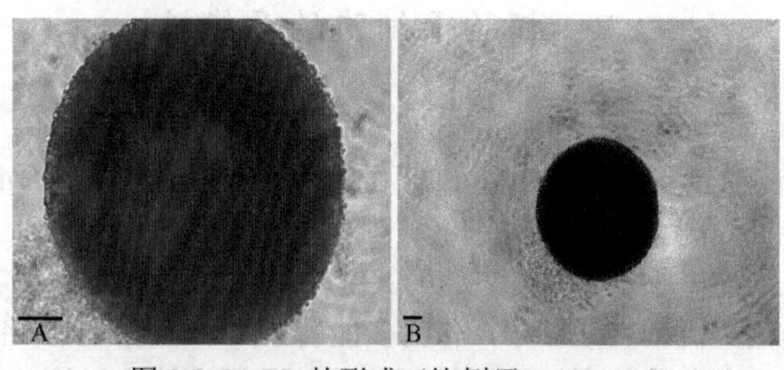

图 2-2-5 EB 的形成（比例尺，100 μm）

明场倒置相差显微镜拍摄的 EB 图像。A、B 图分别使用不同放大倍数的物镜。A：高倍镜；B：低倍镜

目前，很多分化体系都是首先形成类胚体，再用不同措施定向诱导分化而建立起来的，如造血干细胞、自然杀伤细胞、神经干细胞、心肌细胞等。因此，EB 的形成可以反映 ES 细胞的多能性。检测 EB 可以使用多种方法进行评估和鉴定。以下是一些常见检测 EB 的方法。

（1）形态学观察：使用显微镜观察，以评估 EB 的外形和结构。

（2）免疫染色：使用免疫染色技术，标记和检测特定的抗原或蛋白质。可以使用特定的抗体来标记类胚体特异性标志物，如 *CDX2*（滋养层标志物）和 *Oct4*（胚细胞团标志物），以评估 EB 的组织结构和细胞组成。

（3）基因表达分析：通过 PCR、RT-PCR、RNA 测序等方法，检测和分析 EB 中特定基因的表达。例如，检测 *CDX2*、*Oct4*、*Nanog* 等基因的表达水平，可以评估 EB 是否具有正确的细胞组成和多能性。

2. 畸胎瘤形成实验　将 ES 细胞注射到免疫缺陷小鼠中，可形成具有血管组织的畸胎瘤，且具有内、中、外 3 个胚层的复杂结构。这种能力也被作为鉴定干细胞多能性的黄金标准之一。需要注意的是，畸胎瘤形成实验（teratoma formation assay）具有一定的伦理和安全性考虑。在进行实验前，应获得相应伦理审批，并且在实验过程中采取适当的控制措施，以最大程度地减少对实验动物的伤害。实验操作流程如下（图 2-2-6）。

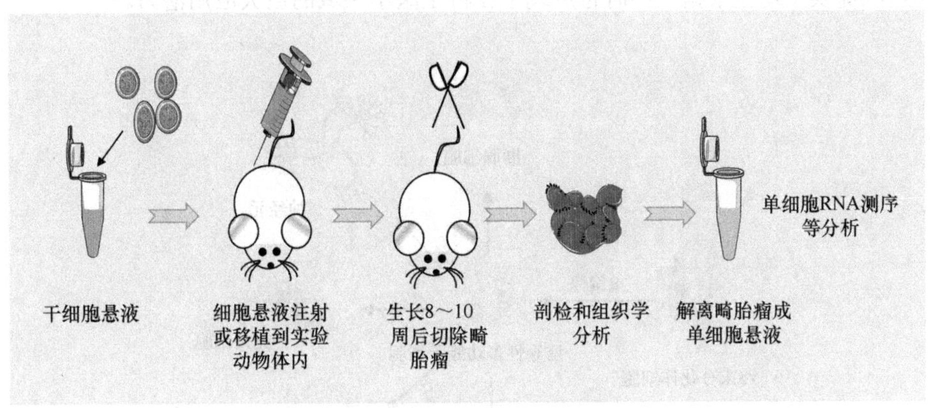

图 2-2-6　畸胎瘤形成实验流程图

（1）胚胎干细胞培养：将胚胎干细胞培养在适当的培养基中，维持其多能性状态。

（2）细胞收集和制备：当胚胎干细胞达到一定的密度时，收集细胞并制备成合适的细胞悬液。

（3）移入免疫缺陷动物体内：将胚胎干细胞悬液注射或移植到实验动物体内，通常用免疫缺陷小鼠作为实验模型。可以选择不同的移植部位，如皮下、肌肉或肾包膜等。

（4）观察和记录：观察实验动物的行为、体重和注射部位外貌变化，记录肿瘤的形成情况和时间。

（5）剖检和组织学分析：根据实验需要，可以在一定时间后剖检实验动物，取出肿瘤组织，进行组织学分析，包括病理学检查和免疫组织化学染色等。

畸胎瘤形成实验中的肿瘤组织通常包含具有 3 个胚层来源的各种细胞类型，如神经组织、骨骼组织、肌肉组织和皮肤组织等。这些组织学特点表明胚胎干细胞的分化潜能和多能性。

3. 碱性磷酸酶（alkaline phosphatase，AKP）染色　哺乳动物桑葚胚细胞和囊胚细胞及 ES 细胞均有 AKP4 的表达，而已分化的胚胎细胞和胚胎干细胞中 AKP 呈弱阳性或阴性。因此，AKP 可作为鉴定胚胎细胞和胚胎干细胞是否发生分化的检测指标之一。

4. 其他辅助检测　除了上述检测实验之外，还建议通过核型分析、细胞身份等辅助方法对细胞进行多维度鉴定。

核型分析是评估细胞染色体结构和数量的一种方法，用于确定细胞的染色体组成和染色体异常情况。对胚胎干细胞进行核型分析可以从宏观上确定其染色体是否正常。

第三节 人诱导性多能干细胞

一、诱导性多能干细胞的概述

（一）发展历史

诱导性多能干细胞（induced pluripotent stem cell，iPSC）是指通过分子生物学或基因工程的方法，将终末分化的体细胞重编程为具有多向分化潜能和类似于胚胎干细胞特征的技术。多能是指其具有分化为多种细胞的潜能，并不是其本身所具有的具体功能。这一技术由日本科学家山中伸弥在2006年首次提出。诱导性多能干细胞的出现，首先解决了胚胎干细胞来源所涉及的伦理问题，同时也解决了再生医学中细胞移植时可能面临的免疫排斥问题。这一创新开启了新的生物医学研究和治疗领域，为细胞治疗和组织工程等应用提供了新的可能性。

大量研究不断证实，诱导性多能干细胞具备分化为各种不同组织类型细胞的潜能，包括造血细胞、神经元、心脏细胞、骨细胞和肝细胞等（图2-2-7）。我国科研人员通过从小鼠获得的诱导性多能干细胞，首次成功地培育出了具有生殖能力的小鼠。这一重大成就为诱导性多能干细胞分化为各种组织提供了理论依据，同时也展现了在再生医学领域的巨大应用潜力。

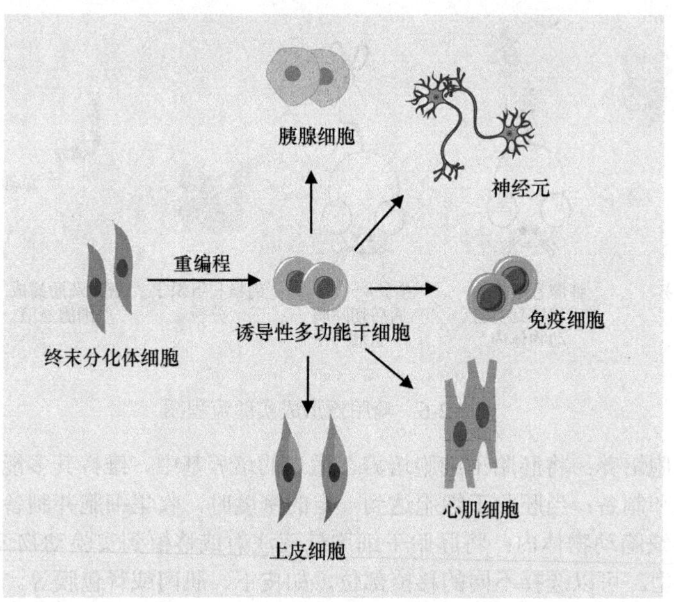

图2-2-7 终末分化体细胞的重编程和分化示意图

（二）细胞特征

iPSC在细胞形态、基因表达、自我更新能力和分化潜能等方面，均与ES细胞高度相似。iPSC也具有较高的核质比、较快的增殖速度，长期传代过程中也不会失去自我更新能力，也能够分化为内胚层、中胚层和外胚层3个胚层的任何细胞类型。除此之外，iPSC的培养方案和定向分化方法都高度相似。

与ES细胞不同的是，iPSC可以从患者自身的细胞中产生，因此，理论上可以降低免疫排斥反应，具有更多的临床应用前景。iPSC的制备不用破坏胚胎，与ES细胞相比具有较少的伦理争议；iPSC与ES细胞另一个不同的方面是，iPSC在重编程过程中可能会积累遗传和表观遗传异常，也有可能存在来源组织的表观遗传印迹，这会影响其分化能力和临床应用安全性。

二、诱导性多能干细胞的制备

（一）诱导性多能干细胞的来源

1. 健康供者来源的组织　在 iPSC 的早期研究中，通常使用成人的皮肤细胞作为重编程的起始材料。这一选择的部分原因是皮肤细胞易于采集和培养，且对于个体来说是一种相对创伤较小的获取方式。然而，随着研究的深入，科学家们发现，除了皮肤细胞外，几乎所有类型的成体细胞都有潜力被转化成 iPSC。这一发现极大地扩展了 iPSC 的研究和应用范围。

目前，血细胞已被证明是一种有效的 iPSC 种子细胞来源。通过对血液样本进行处理，可以相对容易地获得血液细胞，并将其转化为 iPSC。这一方法特别适用于需要对患者进行连续监测或治疗的情况，因为血液采集是一个常规和简单的过程。同样地，脂肪细胞也成为 iPSC 研究的一个重要来源。脂肪组织的采集可以通过小型手术获得，这些细胞可以被有效地转化为 iPSC，并用于各种研究和治疗目的。

2. 疾病患者来源的组织　除健康供者外，患者组织也是制备 iPSC 的另一重要来源。患者成体组织来源的 iPSC 具有以下的几个关键优势。

（1）降低免疫排斥风险：从患者自身细胞产生的 iPSC 可以用于移植治疗，减少了免疫排斥的风险。这是因为这些细胞与患者具有相同的主要组织相容性复合体（major histocompatibility complex，MHC）分子表达，被视为“自体”，不会被其免疫系统识别为外来物质。

（2）疾病模型研究：患者来源的 iPSC 可以用于疾病模型的建立，特别是对于遗传性疾病，尤其是对于致病基因不明确的多基因遗传疾病。通过观察这些细胞如何在实验室条件下分化和行为，可以更好地理解疾病的发展过程，并寻找可能的治疗方法。

（3）个体化治疗策略：患者来源的 iPSC 在未来可能用于发展更加个性化的治疗方案，如通过生成特定患者的器官细胞或组织来治疗器官衰竭或其他疾病。

（二）制备技术

1. 基于病毒基因组整合的重编程方法　激活多潜能基因是制备诱导性多能干细胞的关键步骤。随着生物医学技术的不断进步，激活多潜能基因的方法也在不断演进。最初的技术依赖于基于病毒载体的基因导入，这一方法存在随机整合基因的不确定性，并伴有异常激活原癌基因或破坏抑癌基因的风险。且在采用诱导性多能干细胞进行定向分化过程中，这些带有强启动子、整合入基因组的多潜能基因，往往难以被沉默而呈现出持续表达的情况。已有研究证实，异常表达的 *c-Myc* 基因，会增加诱导性多能干细胞的致瘤风险。这些问题降低了其作为疾病模型的可靠性，并且增加了临床应用的风险。

2. 基于质粒基因的重编程方法　随后的研究表明，非整合的基因导入方法同样能够成功激活多潜能基因，因而制备出诱导性多能干细胞。传统质粒在哺乳动物细胞中缺乏有效的 DNA 复制起点，因此，在细胞分裂期间不会复制，导致每个细胞内不与染色体整合的质粒数量迅速减少。此外，由于存在与宿主不同或易甲基化的 DNA 序列，或者缺乏相关染色质因子和表观遗传标记，质粒通常会被转染细胞识别为外源序列，而被宿主细胞所排斥。短暂转染的质粒会迅速被细胞沉默或稀释出转染细胞群体。而重编程需要转基因重编程因子在一定时间内持续表达，因此，短暂的质粒基因表达通常不足以重新编程体细胞为多潜能干细胞。传统质粒在哺乳动物细胞不能复制的问题，可以通过在质粒序列中添加病毒来源的、介导 DNA 复制的元件来解决。例如，在 EBV（爱泼斯坦-巴尔病毒）来源的复制起始单元，在与 EBV 核抗原的共同作用下，游离于染色体之外的质粒也能够在宿主细胞内完成复制。2009 年，游离型质粒即开始被用于体细胞的重编程。这些研究中，山中伸弥研究的 4 个多潜能基因（*Oct4*、*Sox2*、*Klf4* 和 *c-Myc*）之外，还附带对一些调控基因，以增加重编程的效率。其中，最常用的是抑制 p53 信号通路。值得注意的是，p53 可能在维持诱导性多能干细胞基因组稳定性和降低其致瘤性方面有正向的作用。因此，通过抑制p53来提高重编程效率，虽然可以提高通过非整合型质粒重编程的效率，但对诱导性多能干细胞的临床应用而言，并不是一个很好的选择。另一个经常被使用的辅助因子是BCL-XL。BCL-XL具有抗凋亡的能力，通过过表达BCL-XL，能有效地提升外周血单个核细胞的重编程效率。

3. 基于非整合病毒的重编程方法 非整合病毒载体，也是常被用于重编程细胞的方法之一。在非整合病毒载体中，最常用于重编程细胞的是仙台病毒。仙台病毒是一种常感染啮齿类呼吸道的RNA病毒，它通常不会对人体造成疾病。它采用RNA依赖的RNA聚合酶复制其RNA基因组。最初用仙台病毒包装重编程所需要的4个基因（*Oct4*、*Sox2*、*Klf4*和*c-Myc*）的工作，并非将4个基因包装入一个病毒之中，而是将其分别包装入4个不同的病毒。在感染复数（multiplicity of infection，MOI）为3的情况下，约有1%的细胞可以被重编程为多潜能干细胞，这是一个比较高的重编程效率。基于仙台病毒的重编程具有效率较高、较稳定的特点，已有商业化的公司将基于仙台病毒的重编程制备成了试剂盒，进一步简化了操作流程。仙台病毒作为重编程工具的一个重要问题是，它虽然不整合入宿主细胞的基因组，但可以在多次分裂的宿主细胞中存在较长的时间。在使用仙台病毒重编程时，需要注意到这一点。如果长期激活的多潜能基因影响了诱导多潜能干细胞的分化或应用，需要采取相应的方法抑制其表达。

4. 基于小分子化合物的重编程方法 最近的研究发现，一些小分子化合物也能够将终末分化的体细胞重新编程为诱导性多能干细胞。虽然这类技术还并未在诱导性多能干细胞领域被广泛应用，但它已显示出广阔的科研和临床应用前景。考虑到诱导性多能干细胞在临床应用中的重要性，这些技术的革新极大地提高了诱导性多能干细胞的基因组稳定性，同时降低了安全性风险（图2-2-8）。这些进展为诱导性多能干细胞应用于药物研发、疾病治疗和个体化医疗等领域创造了更可行的前景。

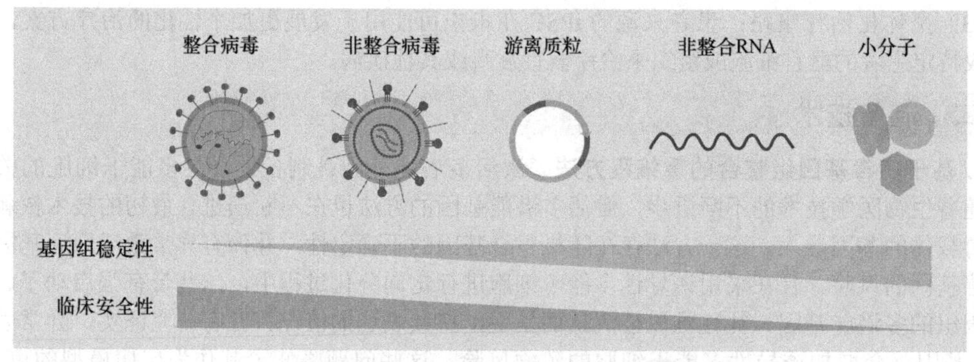

图2-2-8 不同重编程策略的基因组稳定性与临床安全性

三、诱导性多能干细胞的基因编辑

诱导性多能干细胞在科研和临床中的一个重要应用是改变或修正一些基因，即基因编辑，以研究其在个体发育、生理功能和病理变化中的作用。哺乳动物细胞中有两种机制修复断裂的DNA，即非同源末端连接（non-homologous end joining，NHEJ）和同源重组（homologous recombination，HR）。非同源末端连接有可能随机删除或插入一些核苷酸序列，因此破坏蛋白质的读码框。而同源重组则需要在一定模板的引导下，更精确地修复被切断的基因组。同源重组的模板可以来自于姐妹染色单体，也可以是外源导入的互补DNA。

锌指核酸酶（zink finger nuclease，ZFN），转录激活因子样效应物核酸酶（transcription activator-like effector nucleases，TALEN），成簇规律间隔短回文重复/CRISPR关联蛋白9（CRISPR/CRISPR-associated protein 9，CRISPR/Cas9）是常用的3种基因编辑技术。它们都能以序列特异的形式精准地编辑诱导性多能干细胞的基因组。但是，ZFN和TALEN需要更复杂的分子克隆操作，而CRISPR/Cas9系统则更加简单易操作，因此受到越来越多的科学工作者的青睐。而CRISPR/

Cas9 的广泛使用，也使其自身技术得到了长足的发展，逐渐成为诱导性多能干细胞基因编辑的主要手段。由于篇幅原因，在这里我们主要介绍 CRISPR/Cas9 技术。

在 CRISPR/Cas9 技术中，序列特异的 RNA（gRNA）引导 Cas9 核酸酶定点切割基因组 DNA，产生双链断裂。供者 DNA 中如含有和断裂位点两端同源的 DNA 序列，可以完成在 DNA 断裂位点附近的基因组序列删除、添加，或者替换。在 CRISPR/Cas9 技术出现的初期，人们十分担心其脱靶效应，因为 Cas9 所识别的 DNA 序列只有 20 个碱基。考虑到人类基因组的容量，这 20 个碱基的序列很容易在人类基因组中多次出现。为了解决这个问题，只能切割 DNA 单链的 Cas9 被研发出来。这种核酸酶为 CRISPR/Cas9 技术提供了两套识别序列，极大地增强了其切割特异性。

人诱导性多能干细胞具有无限的增殖能力和广泛的分化潜能，因而是精准基因编辑的理想细胞。但是，相对于其他细胞（如肿瘤细胞系），诱导性多能干细胞的基因编辑受到多方面的挑战，如缺乏有效的质粒转染手段、基因编辑往往需要筛选阳性的单克隆细胞，而诱导性多能干细胞却对解离和单细胞接种培养十分敏感等。随着生物技术的发展，电转仪的使用极大地方便了目的质粒的导入，而 ROCK 抑制剂是常用的在单细胞培养时增强诱导性多能干细胞活性的方法。这使得对诱导性多能干细胞进行基因编辑成为可能，但仍然具有较高挑战性，对实验人员的经验有一定的要求。

1. 基因敲除　基因编辑在诱导性多能干细胞中的一个常见应用是基因敲除（gene knock-out）。这是研究某个基因在诱导性多能干细胞，或在其来源的终末分化细胞功能的重要方法。基因编辑所介导的基因敲除通常只需在基因组特定的区域诱导双链断裂，然后再通过 NHEJ 修复断裂。然而在此过程中，随机插入或删除碱基序列，往往会导致蛋白质功能由于氨基酸突变而丢失，或者其翻译提前终止，甚至难以产生正常的信使 RNA（mRNA）。因此基因敲除中需要注意基因在转录成 RNA 的时候，往往有多个不同的剪接变体（splice variant）。如果需要完全敲除某个基因，在设计 gRNA 的时候，需要针对不同剪接变体的共同序列区域。反之，如果实验目的是研究不同剪接变体之间的差异，那么则需要分别设计 gRNA。

为了研究方便，诱导型 Cas9 系统（inducible Cas9 system）也可以被预先整合到诱导性多能干细胞的基因组内。例如，多西环素（强力霉素）可诱导整合入 AAVS1（adeno-associated virus integration site 1，腺相关病毒整合位点 1）安全区域的 Cas9 表达，进而在 gRNA 的指引下切割 DNA。在后续研究中需要考查某个基因的功能时，只需要引入相应的 gRNA 即可。也可以同时引入对应多个靶基因的 gRNA，以达到同时研究多个基因功能的目的。如今该技术已在胚胎发育、心脏发育、造血分化、免疫应答等多个领域被广泛应用。

2. 基因敲入　与基因敲除不同，基因敲入（gene knock-in）需要提供供者的 DNA 模板，以实现通过同源重组对基因组进行修复。基因敲入技术在诱导性多能干细胞中有广泛的应用。基因敲入的应用之一是建立报告基因系统：将标记基因整合到特异组织分化相关基因中，以实现这些基因的表达可视化，从而观察诱导性多能干细胞分化为特定组织的细胞。举例来说，为共表达绿色荧光蛋白和心脏特异基因，可以通过检测绿色荧光蛋白来监测诱导性多能干细胞向心脏分化的进程。另一个应用是修正疾病特异或疾病相关基因：人类的很多疾病往往是由于某个功能基因发生了很少的几个核苷酸突变，通过基因编辑的方法，无痕地修复突变的致病基因在临床上有巨大的应用前景。诸如 X 连锁慢性肉芽肿病、肌萎缩侧索硬化、视网膜色素变性和镰状细胞贫血等疾病的致病基因修复工作都已经在诱导性多能干细胞中完成。未来进一步的临床试验将检验它们对这些疾病的治疗效果。类似的，或相同的技术也被应用于科学研究中破坏某个候选基因，以证明该基因在个体发育或疾病发生中的作用。与前面涉及到的基于基因编辑的基因敲除不同，基因敲入不是随意地破坏某个基因，而是被用于解决发现某个疾病中的某些基因会发生一些改变，但不清楚这些改变是否真正导致了疾病的问题。在获取疾病患者来源组织困难的情况下，用基因编辑的技术，将正常人诱导性多能干细胞基因组中该基因改变成与疾病患者基因相同的序列，进而在后续的分化细胞中研究该基因变化的生理或病理意义。

四、诱导性多能干细胞的多向分化潜能

（一）基因表达

1. 多潜能基因表达 *Oct4*、*Sox2*、*Klf4* 和 *c-Myc* 这 4 个多潜能基因在胚胎干细胞中表达水平较高。山中伸弥的研究发现，通过基因工程的手段可以诱导成纤维细胞中这几个基因的表达，从而重新编程这些终末分化的体细胞，使其转化为诱导性多能干细胞。*Oct4*、*Sox2*、*Klf4* 和 *c-Myc* 这 4 个基因被重编程诱导性多能干细胞领域称为山中伸弥的多潜能基因组合。

2. 重编程相关基因表达 重编程过程中，首先被观察到的是细胞增殖能力增加。与此相对应的是一些细胞周期抑制分子或肿瘤抑制基因，如 *p53*、*p21*、*CDKN2A* 等基因的表达在重编程过程中会被抑制或下降。

3. 来源组织记忆基因表达 来源组织的特征基因可能在 iPSC 中继续表达。例如，从血细胞重编程的 iPSC 可能仍然表达某些血细胞特异性基因，而从皮肤细胞重编程的 iPSC 可能保留一些皮肤特异性基因的表达。研究发现，表观遗传学在这一现象中发挥了重要作用。DNA 甲基化是一种重要的表观遗传机制，对基因的表达和细胞命运决定起着关键作用。iPSC 可能保留了其原始细胞类型特有的 DNA 甲基化模式。除了 DNA 甲基化，组蛋白的修饰状态（如乙酰化和甲基化）也可能在 iPSC 中保留，从而影响基因表达和细胞功能。由于这种表观遗传记忆，iPSC 可能更容易分化回其原始细胞类型。这可能对使用 iPSC 进行疾病建模和再生医学研究产生影响，因为这种倾向可能干扰实验结果的解释。为了克服这些挑战，研究人员正在开发技术策略以更有效地清除这些来源组织的遗传和表观遗传标记，以获得更“纯净”的 iPSC。

（二）分化特性

诱导性多能干细胞的多向分化潜能，使研究一些之前难以取材活体组织的领域成为可能，如心脏组织、神经组织等。iPSC 的分化潜能、分化方法等都与 ES 类似。如 iPSC 分化成造血细胞、神经元等多种组织细胞时，也需要 EB 形成的步骤。体内畸胎瘤形成实验，也常被用于佐证 iPSC 的多潜能性。与 ES 不同的是，iPSC 来源的终末分化细胞，可以在基因编辑后用于自体移植。因此，很多细胞治疗，尤其是自体细胞治疗的细胞，其细胞来源往往是 iPSC，而不是 ES。

诱导性多能干细胞相对容易的基因导入特性，也使一些病毒难以转染细胞的基因改造成为现实。病毒载体是被广泛应用的转基因导入方式。但是，对一些免疫细胞，尤其是原代自然杀伤细胞和原代巨噬细胞而言，病毒载体的转导效率却是非常低下的。其原因之一是自然杀伤细胞等固有免疫细胞往往会将被病毒感染的细胞识别为靶细胞，会导致被病毒载体感染的细胞被固有免疫细胞所攻击，造成成功被病毒载体感染且存活的细胞数量非常低。

对这种终末分化的免疫细胞基因转染效率较低的解决方法之一，是在诱导性多能干细胞阶段对其进行基因修饰，然后再将基因修饰后的诱导性多能干细胞分化为具有功能的免疫细胞。对于病毒介导的基因导入，iPSC 相对更加容易，甚至基于电转的基因导入方法，也能在 iPSC 中收到较好的效果。目前该方法已在一些免疫细胞中取得了成功。

第四节 小 结

本章以体外神经元网络的制备为主线，介绍了原代神经元、胚胎干细胞、诱导性多能干细胞 3 种细胞的不同特性，及其制成体外神经元网络的不同方法。总体来说，体外神经元网络的制备主要分成两种，一是直接获取胚胎的原代神经元，在体外培养成神经元网络；二是通过具有干性的细胞诱导分化成神经元，进而培养成神经元网络。

原代神经元可以来自于大鼠胚胎，也可以来自于小鼠胚胎。但考虑到产后动物的神经元会和脑膜黏合在一起，增加了非神经元的含量，所以一般会选择妊娠 12 d 的胎鼠。提取的原代神经元

可以培养在星形胶质细胞形成的饲养层上，也可以培养在含有 B27 等神经元分化维持因子的血清中，可以权衡需要的神经元质量和培养难度来选择这两种方法。

通过具有干性的细胞诱导分化成神经元的方法，可以通过控制诱导分化的细胞因子，使细胞定向分化成某一种神经元。不管是对于之后要进行的药物验证，还是体内神经元网络的体外建模，都增加了实验的可信度。也可以通过伦理的要求，做人的神经元实验。但是，从干细胞到神经元再到成熟的神经网络，这个过程需要很长的周期，而且也有部分未分化的干细胞给实验带来了干扰。

第三章 2D片上生物脑

片上生物脑旨在构建一种模拟大脑结构和功能的体外研究模型，通过在特定的培养条件下将干细胞进行诱导分化，逐渐发育成含有不同类型的神经元、胶质细胞的一个多细胞大脑模型。按照生物神经网络的结构，片上生物脑可划分为2D和3D片上生物脑。2D片上生物脑的构建主要通过原代神经元的分离培养以及人多能干细胞向神经元分化的方式，分别构建鼠源片上生物脑和人源片上生物脑。它利用了鼠源神经干细胞、人源胚胎干细胞和诱导性多能干细胞的诱导分化能力，以构建一个模拟大脑结构和功能的2D细胞培养模型。2D片上生物脑的培养为神经科学、医学和生物医学工程等领域的研究提供了一个独特的实验平台。这种模型可以用于深入探究大脑的发育、功能和疾病机制，以及测试新药和治疗策略的效果。

第一节 鼠源2D生物脑

一、神经元培养

（一）鼠龄的选择

1. 胎鼠的选择 在哺乳动物中，常选择大鼠和小鼠作为神经元培养组织的来源，其具有遗传背景一致和价格适中的优点。大鼠的神经系统比较发达，与人类相似性大，且具有中枢神经系统和周围神经系统，因此一般选用大鼠作为实验材料。

2. 胎龄的选择 大鼠约在胚胎发育第15天出现锥体神经元，此时培养的细胞容易结团成簇，单个神经元较少；胎龄17～20 d的大鼠锥体神经元的发育已基本完成，脑膜也易于去除，神经胶质细胞数量相对较少。而大鼠出生后第1天胶质细胞发生，此时培养的细胞多为胶质细胞，神经元成活率不高。所以，胎龄18 d左右的胚胎适于神经元的分离和培养，且体外培养成活率也很高。

（二）神经元种植与维持

神经元对培养环境极为敏感，且成熟的神经元一般情况下无法分裂增殖，因此，神经元网络的体外长时间培养技术一直是细胞培养中的难点。传统的神经元培养主要关注如何通过维持合适的营养物质、pH、温度等条件，使神经元能够在无菌环境下重新生长并连接成网络。多电极阵列上的神经元培养方案除须满足上述要求外，还对细胞的电生理活性、细胞与电极间的接触条件等提出了更高的要求。在多电极阵列记录条件下，若阵列表面处理方法、细胞种植、环境维持的方式不当，极可能出现“虽有细胞却无信号”的情况，细胞虽在体外存活，却无法记录到足够通道的电生理信号。针对这些信号采集和细胞状态维持中存在的问题，多电极阵列上的离散神经元网络培养过程中须兼顾以下4方面：①探索合适的促进神经元贴壁的方法，使电极能够在神经元接种后早期即充分地与细胞接触；②探索合适的培养液微调方案，使培养网络中神经胶质细胞和神经元的比例处于合适范围，将神经元的兴奋性保持在适中水平；③探索合适的多电极阵列使用后再处理方法，降低细菌和其他有害微生物的污染概率；④探索合适的培养环境和实验记录环境维持方法，减少培养网络受到的无关扰动，有效延长网络在体外的有效生存时间。

在多电极阵列上培养神经元网络，为了兼顾上面提到的4个方面，需要配制合适的培养基以达到上面的要求。培养基必要的物质包括细胞黏附因子和血清，常用的细胞黏附因子是多聚赖氨酸，在神经元的培养过程中用多聚赖氨酸处理玻璃或塑料培养器皿的表面，通过改变器皿表面的电荷而促进细胞的黏附，使器皿表面具有强黏附性，几乎所有类型的神经元均可黏附于经过这种处理的器皿表面。因为经过处理的器皿表面能吸收血清的成分，有助于细胞的黏附和生长。血清中含有的组分如血清蛋白，可作为代谢毒物清除剂。当神经元缺乏这些成分时，如在无血清培养基中生长，易被过氧化物及自由基伤害。为了配制合适的培养基，还需要加入一些物质保证其功能，包括维持神经元分化、促进神经突和突触形成的物质，如黄体酮、谷氨酰胺等；支持神经元增殖、维持细胞代谢的物质，如皮质脂质（cortical lipid）、丙酮酸钠（sodium pyruvate）、腐胺（putrescine）、胰岛素（insulin）、转铁蛋白（transferrin）等；此外，还需要微量元素（trace element）（如硒）和抗氧化剂（antioxidant）（如维生素 C、维生素 E）等辅助因子，保护神经元免受氧化应激和氧化损伤，维持神经网络整体的健康（表 2-3-1）。

表 2-3-1 培养基中重要的物质及其作用

培养基中重要的物质	在培养基中的作用
多聚赖氨酸	改变器皿表面的电荷而促进细胞的黏附
血清	防止过氧化物及自由基伤害细胞
谷氨酰胺	帮助细胞突起生长并增强细胞的生存能力
胰岛素	促进细胞生长和存活，支持神经元的代谢
转铁蛋白	支持细胞增殖，维持细胞分化
硒	参与抗氧化防御机制的多种酶的辅助因子
抗氧化剂	中和活性氧，保护细胞免受氧化损伤
黄体酮	支持神经元中的神经突生长和突触形成
腐胺	支持细胞增殖和分化
丙酮酸钠	提供能量来源，支持神经元代谢
皮质脂质	支持神经元的生长和功能

二、神经元网络发育阶段及其鉴定

培养神经元网络的发育过程中，根据神经元形态和行为的特征，可以将其体外培养划分为 5 个阶段，分别为细胞黏附（0～24 h）、神经突生长（1～3 d）、突触发生（1～2 周）、网络形成（2～3 周）、网络成熟（3 周后），在这 5 个阶段神经元网络分别有其特征（图 2-3-1）。

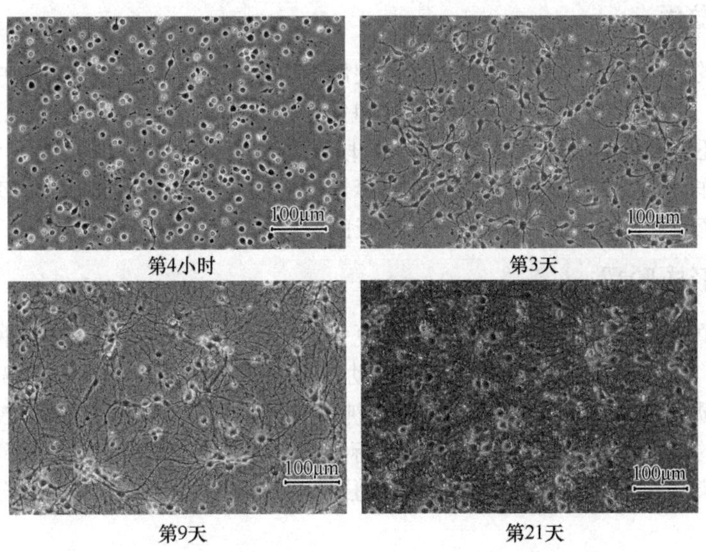

图 2-3-1 2D 鼠源神经元网络不同发育阶段显微镜光镜图

由于细胞基因表达具有时空特异性，在特定的时间阶段，会有特定的基因表达，产生一些特殊的表达产物，进而影响细胞的形态和行为。所以，以上 5 个阶段的神经元也有独特的基因表达，其产物引起了一系列的下游生化反应，进而在这些阶段中影响神经元的形态和行为。将这些重要的化学物质作为指示该阶段的分子标记，可以对神经元网络发育的不同阶段进行鉴定（图 2-3-2）。

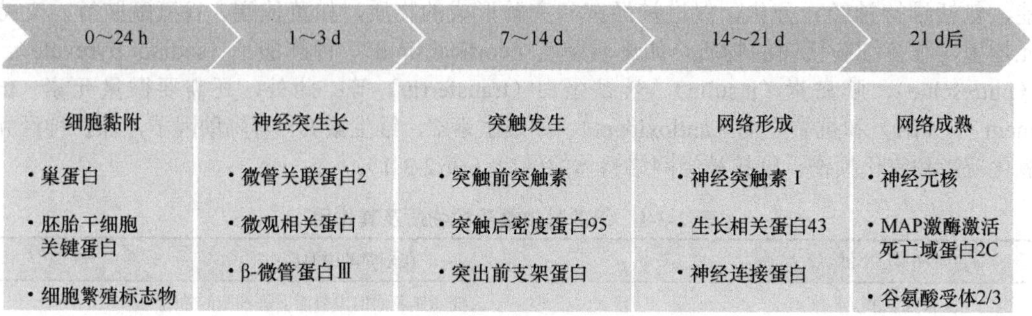

0～24 h	1～3 d	7～14 d	14～21 d	21 d后
细胞黏附	神经突生长	突触发生	网络形成	网络成熟
· 巢蛋白	· 微管关联蛋白2	· 突触前突触素	· 神经突触素 Ⅰ	· 神经元核
· 胚胎干细胞关键蛋白	· 微观相关蛋白	· 突触后密度蛋白95	· 生长相关蛋白43	· MAP激酶激活死亡域蛋白2C
· 细胞繁殖标志物	· β-微管蛋白Ⅲ	· 突出前支架蛋白	· 神经连接蛋白	· 谷氨酸受体2/3

图 2-3-2　不同发育阶段特异性标志物示意图

（一）细胞黏附

将分离出的大鼠神经元铺板到基质上，如培养皿，它们黏附并开始扩散，发生于铺板后的 24 h 之内。在此阶段，细胞附着在基质上并建立初始连接，神经元主要进行了贴壁增殖。因此，表达影响这一功能的蛋白质尤其重要，并将其作为该阶段的分子标记，包括巢蛋白、Sox2、Ki67 等。其中，巢蛋白是一种在神经祖细胞中表达的中间丝蛋白，与细胞骨架的形成关系密切，调节神经祖细胞的生长。Sox2 是一种参与维持神经干细胞特性的转录因子，细胞干性越好，分裂越活跃。Ki67 是一种细胞增殖的标记，指示细胞的分裂能力。

（二）神经突生长

神经突是神经元延伸的过程，包括轴突和树突。在此阶段，将观察到神经突从胞体延伸。神经突生长对于建立神经元之间的连接至关重要。这一阶段发生于体外培养的 1～3 d，与轴突和树突发生相关的基因开始表达，与神经突形成相关的蛋白可以作为该阶段的标记。包括作用于轴突远端、增加细胞稳定度的 tau 蛋白及亚型分布于树突和轴突的微管相关蛋白（MAP2），以及与轴突形成密切相关的 β-微管蛋白Ⅲ等。

（三）突触发生

随着神经突的继续生长，突触开始形成。突触发生是突触形成的过程，其中神经元之间的连接变得更加突出。突触对于神经元之间电信号和化学信号的传递至关重要，但需要注意的是这一阶段的突触之间还没有神经递质的发放。这一阶段发生于体外培养的 1～2 周，与突触发生、成熟相关的物质可以作为鉴定细胞进入这个阶段的标记，主要包括存在于突触前的突触素、作为突触后标记的突触后密度蛋白 95，以及参与突触形成的突触前支架蛋白 Bassoon 等。

（四）网络形成阶段

在此阶段，单个神经元与邻近神经元建立更多连接，从而形成复杂的神经网络。网络开始表现出协同的活动，并且可能会发生自发的电活动爆发。这个阶段发生于体外培养的 2～3 周，控制神经元神经递质发放的基因开始表达，随着神经递质对神经元电活动的调控，网络中协同活动、网络可塑性的特征开始出现。这一时期的标志物包括参与调节神经递质释放的突触前蛋白，神经突触素 Ⅰ，突触可塑性标志物，生长相关蛋白 43，成熟突触后细胞黏附分子（如神经连接蛋白）。

（五）成熟阶段

随着神经网络的成熟，它变得更加有组织和稳定。突触数量和神经元连接的复杂性增加，从而增强网络功能和通信。网络变得能够进行更复杂的信息处理。在体外培养 3 周之后，神经元网络进入成熟阶段。这一阶段的标记包括神经元核——成熟神经元和有丝分裂后神经元的标记；MAP2c——MAP2 的较短形式，在成熟神经元中表达；谷氨酸受体 2/3——成熟突触中存在的 AMPA 受体亚基。

值得注意的是，这些标记的表达并不严格限于单个发育阶段，并且在阶段之间的过渡期间可能会重叠。此外，各个阶段的时间可能会有所不同，具体取决于特定的培养条件、大脑区域和用于培养神经元的大鼠的年龄。研究人员使用免疫细胞化学来可视化和识别培养的神经网络中的标志物，跟踪神经元随时间的成长和成熟。通过了解这些标记的表达模式，研究人员可以深入了解神经网络发育和功能形成的基本过程。

第二节　人多能干细胞源 2D 生物脑

一、概　述

人多能干细胞包括胚胎干细胞和诱导性多能干细胞。这两种多能干细胞具有类似的神经分化潜能，它们都可以分化成不同类型的脑细胞，包括神经元和神经胶质细胞。这种分化过程是经过特定的培养条件和信号途径来模拟神经发育的环境。

在胚胎发育中，原始的神经干细胞会经历多个分化阶段，最终形成各种类型的脑细胞。这个过程大致可分为以下几个步骤：①神经干细胞增殖。在适当的培养条件下，胚胎干细胞可以通过快速增殖产生更多的神经干细胞。②神经干细胞命运决定。通过影响细胞内的信号通路和表观遗传调控，可以将神经干细胞引导向特定的神经元系列。这涉及一系列的转录因子和细胞外信号蛋白的调控。③神经前体细胞的形成。神经干细胞经过命运决定后，会进一步分化为神经前体细胞。这些细胞已经具有特定类型神经细胞的特征，但还可以分化为多种不同类型的脑细胞。④神经元分化。神经前体细胞继续分化为特定类型的细胞，如神经元和神经胶质细胞。这个过程受到多种因素的调控，包括生长因子、激素、细胞-细胞交互作用等。

通过模拟这些发育过程，研究人员可以将胚胎干细胞分化成各种类型的脑细胞。这对于理解神经发育的机制、研究神经系统疾病，以及开发治疗方法都具有重要意义。不过，目前尚需进一步提高分化效率、确保分化的细胞具有正常的功能，并更好地模拟脑发育的复杂过程。

首次成功将胚胎干细胞分化为脑细胞的研究成果是由两个独立的科学团队在 1998 年宣布的。这两个团队分别由美国威斯康星大学的詹姆斯·汤姆逊（James Thomson）和加拿大麦克马斯特大学的德里克·范德库伊（Derek van der Kooy）领导。James Thomson 团队成功地分离和培养了人胚胎干细胞，并将它们分化成具有神经元特征的细胞。这一里程碑性的研究成果为后续的胚胎干细胞研究奠定了基础，对神经科学和再生医学领域的发展有重大影响。Derek van der Kooy 团队则使用小鼠胚胎干细胞进行了类似的研究，成功地将它们分化为神经干细胞和脑细胞。他们的研究结果进一步验证了胚胎干细胞具有分化为脑细胞的潜能。

目前，从 iPSC 向神经元分化有很多方法，以 Gareth T Young 等报道的小分子化合物分化方案为例进行介绍。该方法可以将人多能干细胞分化为伤害感受器表型的感觉神经元。该方案涉及双重 SMAD 抑制（2i-LDN193189、SB43152），这是一种已经被证明能有效地诱导人胚胎干细胞形成神经外胚层的策略；随后抑制 GSK-3、γ-分泌酶和血管内皮生长因子受体/成纤维细胞生长因子受体（3i-CHIR99021、DAPT、SU5402），使细胞向感觉表型进行命运分化，随后用生长因子（脑源性神经营养因子、神经胶质源性神经生长因子、神经元生长因子和补充有抗坏血酸的 NT3）使神经元成熟，产生表达 TAC1（物质 P/神经激肽 A 前体）、SLC17A6（VGLUT2）、SCN9A（NaV 1.7）和 SCN10A（NaV 1.8）等感觉神经元典型标志物的细胞。

二、人多能干细胞向神经元分化的概述

通过加入特定的细胞因子，可以调控人多能干细胞的特定通路，进而向神经系统分化，甚至可以定向分化出特定类型的神经元，如皮层神经元、海马神经元等，为体外神经网络、片上脑的研究提供了生物基础保障。

现在的普遍方法是诱导神经生成素 2 基因（Neurogenin-2，*Ngn2*）的表达，通过感染带有 *Ngn2* 基因急性慢病毒或者慢病毒，将这个基因整合到胚胎干细胞的基因组中。再通过广谱抗生素 G418 选择性杀死未被转染的细胞，因为转染病毒的细胞会表达一种抗性蛋白，进而不会被抗生素杀死，而携带 *Ngn2* 基因的胚胎干细胞在 G418 的筛选环境中存活下来。通过筛选可以得到稳定表达 *Ngn2* 基因的品系，这对于在之后的分化过程中提高胚胎干细胞分化成功率、控制 MEA 上面神经网络的细胞密度有着重要的意义。

（一）人多能干细胞分化神经元的过程

人多能干细胞分化神经元的过程可以分为两个阶段，第一个阶段是人多能干细胞分化成神经元的过程，即神经元发生阶段；第二个阶段是从神经元突触发生开始到形成完整的神经元网络，即神经网络成熟阶段。

神经元发生阶段又可以分为 4 个时期：神经前体细胞期、神经干细胞期、神经母细胞期、神经元分化期。在神经前体细胞期，ES 细胞通过逐步分化形成神经前体细胞。神经前体细胞是一类早期的神经元前体，具有可以分化为不同类型神经元的潜力。神经干细胞期在神经前体细胞期之后，细胞进一步分化为神经干细胞。神经干细胞具有一定的干性，而且具有自我更新的潜能，可以通过对称或不对称分裂来产生更多的神经元。神经母细胞期处于神经发育的中期阶段。神经母细胞具有两个主要特征，即自我更新和多潜能分化能力。自我更新意味着神经母细胞可以通过对称分裂产生与自身相同的细胞，从而保持神经母细胞的存在。而多潜能分化能力意味着神经母细胞可以分化为多种不同类型的神经元。神经母细胞是一类早期分化的神经元，通过产生特定类型神经元构建神经网络。神经元分化期在神经母细胞期之后，细胞最终分化为成熟的神经元。在这个过程中，发生了各种生成神经突的蛋白质的表达，从而使细胞的轴突延长；各种离子通道蛋白进行表达，并将合成的离子通道运送到了细胞表面，使细胞表面的通透性发生改变，细胞膜表面出现极化的现象，膜电位形成；轴突在周围环境和引导因子的作用下动态地重塑自身，找到合适的突触后膜，可以是神经元胞体，也可以是一个神经元的树突。总之，这个过程涉及神经元形态和功能特征的发展，并可能受到外界因素的调控，如生长因子的存在和细胞间相互作用等。

随着神经元的分化完成，突触开始发生，神经元之间相互连接，形成网络，即随着神经突的继续生长，突触开始形成。突触发生是突触形成的过程，其中神经元之间的连接变得更加突出。突触对于在神经元之间传递电信号和化学信号至关重要，但需要注意的是，这一阶段的突触之间还没有神经递质的发放。在突触开始发放神经递质时便进入了网络形成阶段，单个神经元与邻近神经元建立更多连接，从而形成复杂的神经网络。网络开始表现出协同的活动，并且可能会发生自发的电活动爆发。控制神经元神经递质发放的基因开始表达，随着神经递质对神经元电活动的调控，网络中协同活动、网络可塑性的特征开始出现。随着神经网络的成熟，它变得更加有组织和稳定。突触数量和神经元连接的复杂性增加，从而增强网络功能和通信，网络变得能够进行更复杂的信息处理。

（二）人多能干细胞分化神经元的方法

分化神经元主要包含人多能干细胞诱导分化成神经上皮细胞、神经上皮细胞扩增形成神经花环、神经花环发生出大量神经元并逐步分化成熟 3 个阶段。

在第 1 阶段，通过对人多能干细胞施加 SB431542 和 Noggin 双重抑制骨形态生成蛋白（bone

morphogenetic protein，BMP）通路信号，可以引导人多能干细胞向前神经外胚层谱系分化，形成神经上皮细胞，表现为细胞核相对较大的人多能干细胞逐渐被细胞核明显减小、排列紧密的神经上皮细胞所取代。

在第 2 阶段，神经上皮细胞大量扩增，在分化至 15～20 d 左右会形成大量的神经花环，神经花环表现为中心凹陷并向四周发散的形态。

在第 3 阶段，神经花环周围发生出大量的神经元，出现早期深层神经元，进一步分化成熟，在 70 d 左右出现晚期深层神经元。

此外，人多能干细胞也可以诱导分化出其他种类的神经元，其主要不同在于加入的细胞因子不同。分化前脑胆碱能神经元通常加入音猬因子（sonic hedgehog，SHH）和平滑激动剂（smoothened agonist，SAG）；分化前脑谷氨酸能神经元需要加入 GDC-0449，一种 Hedgehog 信号通路抑制剂；分化 GABA 能神经元需要加入 SAG 而不加入 SHH。也可以用转化生长因子-β、糖原合成酶激酶抑制剂、白细胞抑制因子等试剂将人多能干细胞停在神经干细胞的阶段。人诱导性多能干细胞也可以分化为神经节细胞，在分化过程中需添加一些神经发育因子，如神经营养因子和神经生长因子等；也可以分化为神经胶质细胞，在分化过程中需要加入衍生神经生长因子。

三、人多能干细胞在神经系统中的应用

神经发育和精神疾病一直是神经生物学研究的难题，尽管在过去的几十年中科学家投入了大量努力，但很少有新颖的治疗方法得到开发。其主要问题之一是缺乏可靠的可用于研究疾病的病理生理学临床前模型，以及难以在人类神经元中识别治疗靶点并测试潜在疗法。尽管动物模型在阐明某些神经系统疾病机制和对特定基因功能研究等方面具有积极意义，但在将动物模型中研究结果转化为人类治疗方面的成功率却较低，这可能是由于人与其他物种在神经元及组织方面的结构差异造成的。有限的人体尸检组织虽然可以用于研究细胞和分子水平上的大脑结构变化，但较难回答神经发育或神经退行性变性疾病的病理学等方面的问题。人多能干细胞来源的神经元、胶质细胞，以及神经系统中的其他相关细胞，在研究神经系统发育中发挥了巨大的作用。人多能干细胞来源的神经元的另一个优势，是它可能是唯一可研究人类活的神经元和人类神经系统发育的方法（图 2-3-3）。

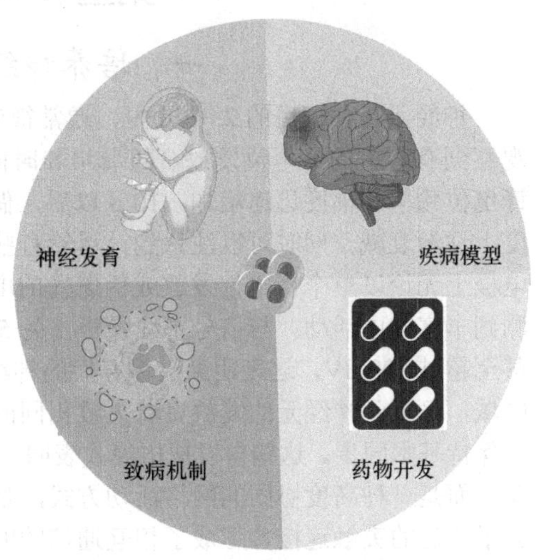

图 2-3-3　iPSC 在神经系统中的应用

与健康供者来源的胚胎干细胞相比，患者来源的诱导性多能干细胞为神经系统疾病的研究提供了模式动物无法提供的新的平台。诱导性多能干细胞来源的神经元在一些遗传性神经疾病研究中已经展现出了重要的价值，如 *IKBKAP* 基因的一个点突变会导致家族性自主神经异常。从患者组织来源的诱导性多能干细胞定向分化为神经嵴后，会表现出细胞迁移的缺陷。针对这些细胞表型的药物筛选，有可能为疾病治疗提供潜在的候选方案。雷特综合征患者诱导性多能干细胞来源的神经元会出现胞体较小、突触连接减少等缺陷，而这些缺陷会被胰岛素样生长因子（insulin-like growth factor 1，IGF-1）等药物治疗所缓解。遗传性帕金森病患者的诱导性多能干细胞来源的多巴胺能神经元，有更高的氧化应激响应基因和 α 突触核蛋白的表达。含有突变基因的诱导性多能干细胞来源的神经元对 Caspase-3 激活更加敏感，与正常神经元相比更加容易发生凋亡。

虽然在某些情况下单一突变可能引起疾病，但更常见的情况是疾病源于多个遗传事件，尤其是一些神经系统疾病。大多数神经精神疾病，包括孤独症、精神分裂症和抑郁症，都具有强烈的遗传成分。由于人诱导性多能干细胞能够保持人群和患者的遗传多样性，因此它们非常适合研究

一组特定基因突变如何导致疾病，这是在转基因动物中很难复制的。诱导性多能干细胞在研究多基因造成的复杂疾病方面，发挥着更加重要的作用。例如，通过对特发性精神分裂症患者诱导性多能干细胞来源的神经元研究，首次发现了该疾病患者神经元连接缺陷，且发现该神经突触连接缺陷可以被抗精神病药物缓解。

目前，多能干细胞来源的神经元虽然已经在神经科学和精神疾病研究等方面展示出了巨大的应用前景，但是，仍然面临着一些理论和技术上的挑战。例如，相同患者来源的不同重编程诱导性多能干细胞系，或者相同疾病不同患者来源的诱导性多能干细胞之间往往存在着较大的实验结果差异。因此，适当增加必要的生物学重复，可能对获得更稳定的结论会大有帮助。目前，诱导性多能干细胞的制备还是一个相对昂贵和耗时的过程，而自动化培养方式的、更便捷的重编程策略可能是未来研究的方向之一。此外，诱导性多能干细胞来源的神经元和人体内的真实神经元是否完全一致，还是一个值得商榷的问题。一般认为，体外分化的神经元相比于人体内真实神经元在成熟度、细胞类型丰富度等方面均有一定缺陷。相比于其他细胞，神经元是一类更新非常缓慢的细胞，因此其体内细胞寿命是相对较长的。而体外分化的神经元培养周期相对较短，一些在“高龄”神经元中才会出现的表型或病理特征不一定会显现。更精准地模拟体内的神经元生长状态和环境，也将提高诱导性多能干细胞在神经科学中的应用价值。

第三节　2D 片上脑电生理

一、培养神经元网络的发育电生理

神经元在种植后的 2～3 d 内，通常很难检测到神经元的电活动。4～8 d，在不相邻电极上可观察到有零星的锋电位发放。随着培养时间的增加，不断有更多电极可检测到神经元的电活动，锋电位频率和幅度迅速增加。10 d 以后，偶尔可观察到在某一时刻有一群锋电位集中发放，在幅度上逐渐衰减。同时可以注意到，尽管有些群锋电位在幅度上有逐渐下降趋势，但相邻和不相邻电极上无论以单个锋电位发放或伪爆发的电活动序列均不同步。在培养 3 周前后的芯片上，能检测到丰富的电活动。与信号基线噪声（为 5～10 μV）比较，锋电位的幅度普遍达到 40 μV，有些甚至超过 100 μV，这表明经过培养后的神经元与电极之间建立了良好的电接触关系。相邻的电极区域，可见到神经元的发放有着大致相同的发放模式，并且各电极之间的锋电位序列在时间结构上保持基本同步。这些自发放电模式表明，MEA 上神经元的活动已经不是单个的、杂乱无章的活动，而是一种高度协同的网络活动方式，是培养神经元网络的典型特征，暗示神经元之间已经建立了广泛的突触连接并形成了相互通信的网络。比较 3 周内不同时间记录的电信号，尽管每一个电极上信号中锋电位出现的时间是随机离散的，但各区域锋电位序列的模式基本没有大的变化，说明神经元突触连接的网络已经基本成熟。

高密度培养的神经元网络发育过程可以分为 3 个阶段，即网络连接建立期、网络活动协同期、网络成熟期，而网络的同步放电活动随发育改变其表现形式（图 2-3-4）。1～3 周网络处于连接建立期，自发活动水平低，无同步，对低频电刺激没有响应；4～7 周网络处于活动协同期，放电频率较高，网络处于同步活动，7 周放电模式复杂，同步活动逐渐减少；9 周及以后网络放电模式为随机放电模式，网络处于成熟后期。

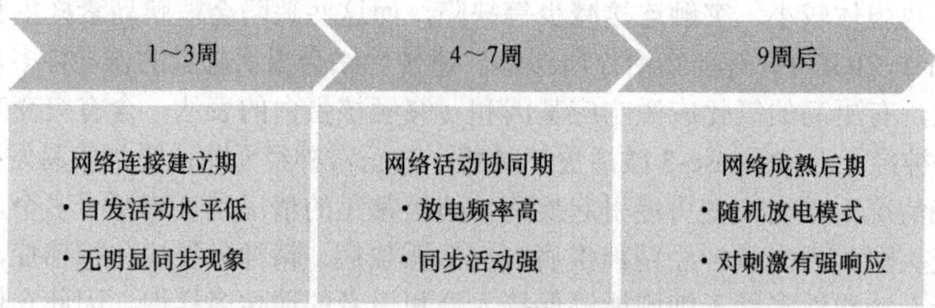

图 2-3-4　培养神经元网络发育阶段电生理特征

二、培养神经元网络的学习

马洛姆（Marom）小组通过研究培养皮层神经元网络的学习现象，提出体外培养的神经元网络如果在电刺激下，响应时延减小，即表明培养的神经元网络发生了简单形式的学习；继续对已经发生了简单形式学习的神经元网络的局部网络进行选择性学习训练，如果神经元网络在学习过程中发生的响应具有选择性并且具有确定性，即表明培养的神经元网络发生了某种形式的选择性学习。通过学习模型，研究发现体外培养的海马神经元网络与体外培养的皮层神经元网络发生的学习现象表征相同，并且遵循相同的学习规则，同时也暗示中枢神经系统可能存在一个普遍的工作机制。另外，闭环的训练过程在神经元网络和外界刺激之间构建了一个实时反馈体系，这对实现外界刺激与神经元网络之间建立可调控的联系是必不可少的，同时，对提高突触传递的可塑性也是很有帮助的。学习训练前，培养海马神经元网络的自发电活动的发放模式是随机的，包括单个动作电位和网络爆发活动。经过成功的学习训练后，培养海马神经元网络的自发电活动的发放模式转变成同步的网络爆发（图 2-3-5）。

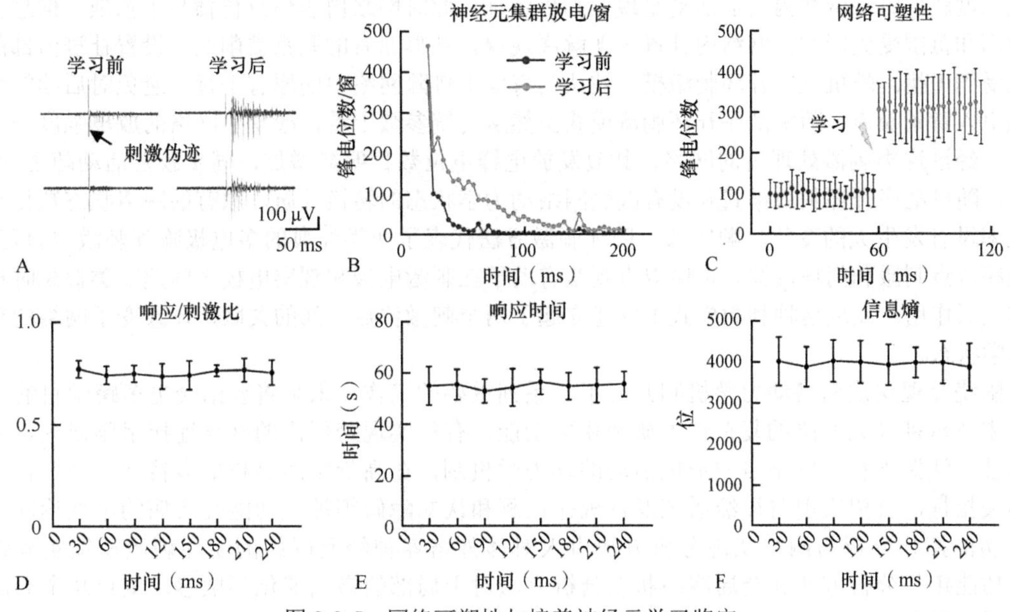

图 2-3-5　网络可塑性与培养神经元学习鉴定

A. 学习前后培养神经元网络响应；B. 学习前后 200 ms 典型响应统计图；C. 学习前后 60 min 网络整体响应示意图；D～F. 学习后网络响应刺激比、响应时间及信息熵均呈现稳定趋势

离子型谷氨酸受体对培养神经元网络学习训练过程中网络发放的响应活动至关重要。神经元网络在学习过程中发放的早期突触后响应的时间模式主要由 AMPA 受体调控，网络中神经元电活动的规律性、相关性和同步性主要由 NMDA 受体调控，而神经元网络电活动的能量分布主要由 AMPA 受体调控。A 型 GABA（$GABA_A$）受体对神经元网络在学习过程中发生的响应活动的时空信息编码和能量分布具有重要的调控作用。$GABA_A$ 受体的抑制使培养海马神经元网络的动力学特征发生了网络自发的不规则爆发活动转变成简谐振动形式的放电活动，尤其是节律性更加明显。

三、培养神经元网络动力学特征

体外培养神经元网络的电生理信号具有高度复杂性，当研究对象为神经元网络的局部动力学行为时，最大李亚普诺夫指数的表现最佳，能够准确提取出混沌这一非线性特征；当研究对象为全局动力学行为时，分形指数的表现最佳，能够准确提取出分形这一非线性特征。使用最大李亚普诺夫指数分析了体外培养神经元网络局部动力学行为在不同发育时期的混沌特性，发现混沌模式出现在发育的早期和中期，混沌程度在这一时期内呈现单调上升趋势；混沌模式的时域演化规律表现为混沌模式与分岔模式交替跃迁，形成周期性振荡，通往混沌的道路是阵发；混沌模式在网络全局的空间分布为不同活跃位点的混沌模式具有同步性，混沌程度与活跃位点的数目呈正相关。采用分形指数研究了体外培养神经元网络全局动力学行为的发育变化规律，发现分形特征随着网络的发育呈现为倒“U”形分布。

基于长时间培养神经元网络，通过对记录的电生理活动信号进行雪崩分析和长时程关联性分析，证实了长时间培养神经元网络中的自组织临界性。网络中存在两类不同的状态转换规律：①在多数网络中，活动的产生和传播过程表现出自组织临界特征。②少数网络在发育全过程中处于亚临界状态。网络的全局放电活动在各发育阶段内分别存在主导性模式。这一模式随发育进程而缓慢变化，扰乱后一旦外界因素去除，仍具备自发恢复到原状态的能力。

复杂网络内的社群关联一直是网络和动力学研究领域的重要问题。培养神经元网络在高铁环境下，网络内社群出现融合现象，原本分散的社群间关联成少数的大社群；在铁浓度较高时，雪崩传播呈现出超临界特征，此时网络内信息传播非常容易出现饱和，信息传播的准确性被削弱。在铁浓度较低时，网络内雪崩活动呈现亚临界特征，此时网络内出信息传播易于消散，信息传播的距离和范围受到影响，网络内社群出现解离现象，社群原有的联系被削弱，设置社群内部的关联也受到干扰。随机乱序开环刺激模式被认为有助于排除网络中的原有干扰，避免对后续的刺激训练引入背景噪声。随机乱序开环刺激模式虽然从传统参数上看，改变了网络的放电强度和放电模式，经过这类刺激处理过的网络，其散发放电锋电位数目明显增加，同步簇发活动随之削弱。然而，随机乱序开环刺激模式并没有改变网络动力学状态的转换性质，原有的网络状态数目和转换概率没有发生大的变化。顺序双点闭环刺激方法代表了两类经典的多电极阵列刺激实验范式，即顺序双点刺激和闭环反馈。顺序双点刺激有助于在刺激电极和观察电极之间建立类似长时程增强的关联作用。发现这种刺激模式不仅建立起了两个刺激位点之间的关联，还改变了网络的整体动力学状态。

围绕介观层次网络动力学机制开展了一系列重要的工作，未来将会结合更多跨学科的研究方法来解析神经元网络的复杂性本质和相关功能，有望实现跨层次的网络连接组学研究。采用非线性方法探索神经网络自发放电活动的动力学机制，在高阶空间寻找更多特征，结合临床领域相关指标，有望实现对神经系统发育规律预测和认知障碍等神经功能性疾病的早期诊断。未来将功能拓扑分析与网络状态分析方法引入对体外培养神经元网络的闭环刺激反馈实验设计中。功能拓扑分析方法和全局网络状态分析方法对于局部的微弱变化不敏感，重点从全局的信息传播路径分析角度考察网络的整体变化及其与局部路径改变的关联性。基于上述方案，将有助于创新已有的神经控制机器人和机器臂的设计思路，提高实验中网络状态的可识别性和可控性，为探索自然智能的神经基础以及神经异常放电活动造成的脑功能障碍的治疗工作提出新的解决思路。

第四节　小　结

由原代神经元体外培养的 2D 片上脑经历了 5 个关键的发育阶段，包括细胞黏附、神经突生长、突触发生、网络形成和成熟。在每个阶段，神经元表现出独特的形态和行为特征，并伴随着特定的基因表达和分子标记的变化。发育过程中，细胞黏附阶段涉及细胞的附着和贴壁增殖，神经突生长阶段关注神经突的延伸和形成，而突触发生阶段标志着神经元之间的连接开始显现。在网络形成阶段，神经元建立更多连接，形成复杂的神经网络。在成熟阶段，神经元网络变得有组织、稳定，提高了网络的功能和通信水平。

胚胎干细胞的分化为 2D 片上生物脑提供了重要的研究工具。该过程经历了神经干细胞的增殖、命运决定、神经前体细胞的形成及神经元的分化等关键步骤。诱导性多能干细胞，允许研究人员从患者体细胞中获得多能干细胞，进而分化成各种类型的神经元，为 2D 片上脑提供了重要的研究工具，为神经科学、精神疾病研究和治疗带来了新的途径。此外，闭环刺激实验设计和功能拓扑分析的引入为深入理解神经元网络的复杂性和相关功能提供了有力的手段。总体而言，2D 片上脑的研究不仅深化了对神经元网络发育、学习和动力学特征的认识，也为神经科学和医学领域的未来研究提供了新的方向和挑战。

第四章　3D 脑类器官

3D 片上生物脑根据其构建方法的不同可分为 3D 脑类器官和 3D 组织工程类脑。近年来，随着干细胞生物学、发育生物学等理论与技术的发展，在体外调控干细胞分化以获得特定细胞类型，以及构建三维组织与器官样结构成为可能。自 2013 年左右脑类器官（brain organoid）进入人们的视野以来，其作为一种新兴的体外三维脑模型，对人们认识脑发育、功能及相关调控机制，模拟病理病变及发现潜在干预策略等发挥了重要作用，已经成为体外研究人脑的重要工具。本章将对脑类器官技术原理及其应用进行介绍。

第一节　脑类器官的发展历程

一、干　细　胞

将细胞在体外培养成有结构的类器官组织，得益于人们对干细胞（stem cell）的认识。人体由多种细胞组成，它们都始于早期胚胎中的干细胞，其中最典型的就是胚胎干细胞（embryonic stem cell，ESC）。伴随着受精卵的发育，在由其形成的囊胚中，存在一群特殊的被称为内细胞团的细胞，这些细胞具备多能性（pluripotency），在随后的发育过程中分化为个体身上的所有细胞类型（胚胎外组织除外）。目前，研究人员可在体外培养多能细胞，并称其为胚胎干细胞。由于胚胎干细胞能发育成组成人体的各种细胞类型，因此具有在体外培养成各种组织细胞的巨大潜力。

回顾干细胞生物学研究历程，我们会发现有许多关键的研究推动着干细胞技术的发展。如 20 世纪 60 年代欧内斯特·麦卡洛克（Ernest McCulloch）与詹姆斯·蒂尔（James Till）发现从小鼠骨髓中分离的细胞具有分化成其他类型细胞的能力，人们开始意识到干细胞的存在。之后，马丁·埃文斯（Martin Evans）和詹姆斯·汤姆森（James Thomson）等分别在 1981 年和 1998 年建立了小鼠和人的胚胎干细胞系（图 2-4-1A）。随后山中伸弥（Shinya Yamanaka）等在 2006 年发现利用四种转录因子可以将终末分化的小鼠或人皮肤成纤维细胞重编程为多能性状态，这类细胞具备与胚胎干细胞相似的特征，被称为诱导性多能干细胞（induced pluripotent stem cell，iPSC），见图 2-4-1B。诱导性多能干细胞的建立，使人们可以方便地利用成体细胞来获得干细胞资源，极大地推动了针对患者个体的疾病模型建立、药物发现、再生医学等研究。

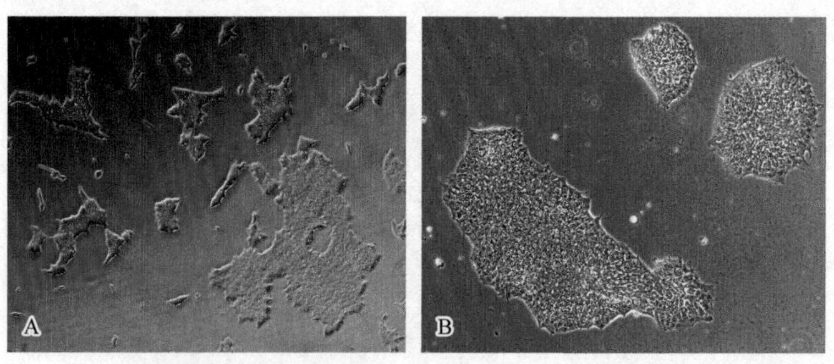

图 2-4-1　人胚胎干细胞系 H9（A）和 iPSC（B）

除了早期胚胎中存在的干细胞，在成体的组织与器官中也存在具备分化潜能的细胞群体，它们在一定的条件下也可以进行分化，并产生各种特异的细胞类型，这类干细胞被称为成体干细胞（adult stem cell，ASC）。成体干细胞的分化潜能低于上面提到的胚胎干细胞或诱导性多能干细胞，其主要的职责是参与个体中特定组织或器官的结构、功能维持或再生修复。典型的成体干细胞，包括位于皮肤、肌肉、肠道等组织的干细胞。其中，肠道成体干细胞即首个成功构建的类器官的细胞来源。位于肠道隐窝的这群特殊的细胞能自我更新，并分化为其他肠道上皮细胞，从而维持肠道组织的结构和功能。由于成体干细胞分化潜力有限，并不能完整再现脑发育过程，因此，脑类器官构建主要以多能干细胞（pluripotent stem cell，PSC，包括胚胎干细胞和诱导性多能干细胞）起始。

二、从干细胞到类器官

干细胞在分化为类器官的过程中，空间结构的形成主要是基于细胞的自组织（self-organization）能力。关于细胞的自组织现象，国际上早在 100 多年前便有了相关的实验观察。1907 年，威尔逊（H. V. Wilson）发现将结构简单的多细胞生物海绵通过机械剪切分散成组织细胞后，在合适的培养条件下，解离的细胞仍能够自发地根据自身的黏附聚集，重新形成一个新的有功能的海绵组织。这一研究显示了细胞具备巨大的自组织潜力。之后研究人员用类似的方法探究了脊椎动物的细胞是否也可以自发组装，如将鸡胚的组织解离为单细胞，再放置于培养皿中进行培养，发现细胞也可自组织形成特定的结构，如类似于神经管的结构。这说明细胞之间能够相互识别，依靠自身的遗传信息可以自组织成个体。这些早期的探索对于类器官的构建具有很大的启发意义，这种解离再聚集的方法也影响后续类器官的培养方法。

在认识到干细胞的分化潜能，尤其是在成功地体外培养胚胎干细胞之后，人们就开始探索利用干细胞来分化得到不同类型的细胞，如造血细胞、心肌细胞、胰岛细胞、神经元、胶质细胞等。相应的分化方案包括添加化学小分子或蛋白来调控细胞分化相关的重要信号通路，以及结合基因编辑技术对干细胞进行遗传改造，以调控某些关键基因的表达。其中，针对神经系统，具有代表性的研究就是基于多能干细胞（胚胎干细胞或诱导性多能干细胞）分化的中脑多巴胺能神经元。目前，由人多能干细胞分化制备的多巴胺能神经元已被作为细胞药物，用于治疗帕金森病患者的临床试验研究。

体外的二维分化培养虽然能够得到一些想要的细胞类型，但也存在明显的局限性。如二维细胞培养缺少体内组织的空间组织结构，缺乏三维组织的细胞微环境，不能重现组织中细胞与细胞间、细胞与胞外成分间连接等缺点。对于神经系统的模拟而言，二维培养也难以实现较为长期的神经元成熟追踪，通常培养数周后，神经元形态可能出现难以维持的现象。此外，体外神经元分化成熟，常常也需要采用共培养方式，如与鼠原代星形胶质细胞共培养，以促进神经元功能成熟。正是因为这些局限性，二维细胞培养，尤其是针对神经系统的二维分化，在模拟神经元功能、疾病机制等方面存在明显的困难。因此，在研究人员探索细胞分化调控的过程中，也逐渐开始了三维分化的研究。其中，对类器官技术建立最具影响的研究是 2007 年发现的富含亮氨酸重复单位的 G 蛋白偶联受体 5（leucine rich repeat containing G protein-coupled receptor 5，Lgr5）阳性的肠道成体干细胞，其位于肠道隐窝部位，能够增殖、分化产生肠道上皮所有谱系的细胞。2009 年，研究人员利用单个 $Lgr5^+$ 肠道成体干细胞，结合胞外基质材料辅助的三维培养，成功地构建出首个肠道类器官，其具有和肠道组织相似的隐窝和绒毛结构，这也是类器官模型首次进入人们的视野。随后，类器官技术开始迅速发展。

实际上，类器官这一名词早在 1946 年就已经在文字记录里出现，并经历了 3 次不同含义的变化。最初，类器官一词出现在由两名外科医师报道的畸胎瘤案例中，该肿瘤中含有脂肪、骨、软骨、皮肤、毛发等组织，类器官则是用来表征肿瘤组织与人体组织的相似。之后类器官也常被用来代指从个体分离出来、在体外培养的组织，如脑组织的体外切片培养。现在提到的类器官，更多指的是在体外由多能干细胞或成体干细胞培养而来的三维组织，相应的发展成果也主要集中在近 10 年（图 2-4-2）。目前，科学家们针对多种组织器官展开了体外三维模拟，已成功开发出了涉及多胚层、多谱系的类器官，如 2010 年的胃类器官、2011 年的视杯类器官及 2013 年的脑类器官、肾类器官、肝类器官、胰腺类器官，以及2014年的肺类器官和2015年的输卵管类器官等。其中，针对神经元的类器官，如视杯类器官和脑类器官，主要由多能干细胞体外分化而构建；针对肠道等其他组织器官，由多能干细胞或成体干细胞构建的方案均有报道。

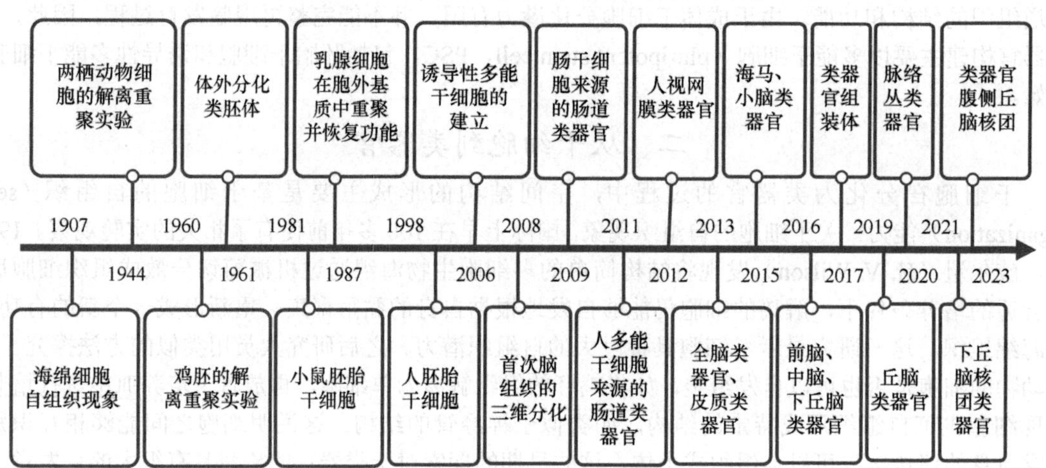

图 2-4-2 类器官技术发展历程

三、脑类器官的发展

在过去的20年中，关于神经系统的体外分化取得了重大进展，培养方式也从二维走向了三维，是较早研究和建立起来的类器官模型之一。继2001年研究人员成功在体外分化得到神经祖细胞之后，2008年研究人员利用小鼠和人的胚胎干细胞三维培养，模拟了脑皮质的早期发生。该项研究结果表明，多能干细胞分化而来的神经祖细胞能够自发地形成脑室样组织结构，并且继续分化形成功能性投射神经元，这让人想起体内胚胎脑组织发育的时空模式。该研究由于没有进行分化样本的长期培养，后续又将三维组织铺回玻片二维培养，因此可认为是介于二维和三维之间的培养模式。虽然该工作中并未提及类器官这一命名，但其研究结果表明，人胚胎干细胞能够在体外自发地出现高度有序的神经结构。2013年，两种不同的3D悬浮培养系统成功建立，这也代表了后续脑类器官培养的两大策略，一是将外在干扰最小化的非定向分化的脑类器官，二是利用特定条件诱导定向分化脑区特异性类器官。

作为一个复杂器官，大脑在发育的过程中，不同的区域细胞受到细胞间通信和不同信号组合的梯度调控，从而模式化形成不同的脑区。脑类器官是指所有模拟脑部结构（如大脑、中脑、小脑等）的类器官。其中非定向分化的脑类器官能够展现多种脑区的特征；而定向分化的脑类器官通常是根据其模拟的某个具体脑区而被命名，如前脑类器官（forebrain organoid）、丘脑类器官（thalamic organoid）等。2013年，玛德琳·兰卡斯特（Madeline Lancaster）等首次构建的非定向分化脑类器官能够产生多种脑区代表的神经元以及神经胶质细胞，但由于分化的随机性，分化的效率和细胞类型的倾向性差异很大，这导致了批次间的高度可变性，重复性有待优化。与之对应，定向分化策略采用模式化因子组合来调控信号通路的表达，模拟体内大脑某一脑区的发育过程，从而在体外产生一定程度上代表此脑区的组织。以2013年笹井芳树（Yoshiki Sasai）等构建的皮层类器官（cortical organoid）为代表，其能够产生与端脑皮层相似的组织结构分布和细胞类型。

此后，科学家们基于大脑模式发生的调控原理，针对脑区特异类器官构建开展了更多的探索和优化。目前，除了模拟脑皮质的类器官，已经成功构建的脑区特异类器官还包括腹侧端脑类器官、丘脑类器官、下丘脑类器官、海马类器官、小脑类器官、中脑类器官等。这些不同的脑类器官，已经成为在体外研究人类大脑发育和疾病的重要模型。

四、脑类器官的发展前景

目前，被大家广泛认可的类器官有以下几点共性特征：类器官是由多能干细胞或成体干细胞在体外经过培养分化而来的三维培养物；类器官的构建主要利用体内发育原理，由细胞与细胞间、细胞与胞外组分间作用的自组织形成；类器官具有与体内组织器官相似的细胞类型、结构和生理功能。对于脑类器官具体而言，其模拟的体内组织主要对应于大脑或其中特定区域。另外，与其他类型的类器官不同，由于需重现脑发育，目前脑类器官构建的起始细胞主要为多能干细胞。

脑类器官作为一种体外模型，很大程度上避免了研究体内脑组织时面临的样本难以获取，以及相关的伦理问题。该模型建立以后，很快得到了广泛的应用。其中，比较典型的是脑类器官在解析多种人脑发育调控机制和脑发育疾病相关的应用。例如，首个脑类器官模型构建的报道，即将其用于分析在小鼠模型中难以呈现的遗传性小头畸形。由于脑类器官可呈现人源遗传背景的优势，该模型尤其适合用来研究人类特异的脑发育调控。同样，近年来脑类器官模型在帮助研究人员探索人脑进化方面，如比较人脑与其他物种大脑发育差异调控，尤其是与已灭绝物种比较，也发挥着关键乃至不可替代的作用。此外，脑类器官作为便利的体外模型，也可用于模拟更多其他复杂疾病，如不同病原体（病毒或细菌）的感染与干预、脑部肿瘤的发生发展及药物评估等。

因此，脑类器官提供了有别于模式动物、传统二维细胞培养的新模型，为针对人脑的研究提供了新窗口。当然，过去 10 年的广泛应用并不意味着脑类器官已经是一个完美的人脑模型。目前，对于脑类器官来说，仍存在较多的技术挑战。如何进行长期培养促进脑类器官的成熟，是需要克服的难题。另一方面，怎样提高脑类器官模拟特定脑区乃至核团组织构成和功能特征的精确度，以及如何呈现出多脑区之间的环路互作也是需要突破的方向。对于脑发育、疾病建模的需求，促使我们开发更好的脑类器官模型；同时，脑类器官技术的不断发展，也会为我们深入了解疾病、治疗疾病提供帮助。

第二节 脑类器官的培养方法

早期关于神经系统的体外分化探索，通常基于神经外胚层默认发生模型所解释的原理。基于该模型，在体外培养时，多能干细胞在无外在抑制性因素影响的环境下，即可自发进入神经分化，尤其是进入向背侧前脑（即大脑皮层区域）神经元的分化。该方法简便易操作，但其不足是分化效果存在一定的随机性。2013 年，发表的第一篇脑类器官研究，便采用三维悬浮培养系统，利用多能干细胞的自发分化及自组织潜力，从而实现脑类器官的构建。随后，科学家们又基于神经诱导和模式发生的基本理论，利用多种模式化因子的调控，突破了默认分化策略在分化方向、分化效率等方面的限制，从而成功建立了可模拟多种不同脑区的、定向分化脑类器官的模型。接下来将会介绍由非定向分化和定向分化的脑类器官构建方法，但在此之前将简要介绍相关的基本概念。

一、基本概念

（一）类胚体

类胚体（embryoid body，EB）是由多能干细胞（包括胚胎干细胞和诱导性多能干细胞）在悬浮培养中形成的三维聚集体，常被用作体外分化的模型系统。虽然类胚体是球形的，但它们不是细胞的随意聚集形成，而是由干细胞在复杂生物微环境中程序化聚集而成。此外，类胚体呈现了早期胚胎发生过程中细胞分化的多方面特征，因此可以在体外通过响应内部和外部的信号，被进一步分化为特定胚层（即内胚层、中胚层和外胚层）、特定谱系的细胞。脑类器官的构建往往起始于类胚体的制备，并在其基础上实现神经外胚层发育。

目前，有多种将多能干细胞培养形成类胚体的方法，包括静态悬浮法、悬滴法、微孔板法和生物打印等。静态悬浮法是指将多能干细胞的单细胞悬液接种到非黏附表面，使细胞自发聚集成球体。悬滴法是指将单细胞悬液悬浮于培养皿盖上，随后倒置培养皿，通过重力作用使细胞聚集在液滴底部形成类胚体。这些方法虽然操作简单，但由于难以控制细胞数量（如静态悬浮法），或对细胞数量有一定的限制（如悬滴法）等原因，类胚体之间的大小和形状通常差别较大，或者存在大小限制。相比之下，基于形状均匀的超低吸附微孔板（如 96 孔板）的方法，通过将多能干细胞消化成单细胞悬液，以所需数量铺于微孔板中，同时孔底的形状（U 形或 V 形）也利于形成球状类胚体。这也是目前类器官培养中，形成类胚体最常用的方法。此外，生物打印技术则可以实现在空间上的精确操控，将细胞制备成三维结构，从而均匀高效地产生类胚体，因此，也适合多批次、大规模培养。

（二）细胞外基质

细胞外基质（extracellular matrix，ECM）是由细胞分泌的、存在于细胞外的复杂组分，通常包括胶原、蛋白聚糖、糖胺聚糖、弹性蛋白、纤维连接蛋白、层粘连蛋白等多种成分。20 世纪 90 年代，美国生化学家米娜 · 比塞尔（Mina Bissell）注意到在培养皿中二维培养的小鼠乳腺细胞并不能像它们在组织中一样具有分泌乳汁的功能。随后，将细胞放置在加入了细胞外基质（含层粘连蛋白和Ⅳ型胶原蛋白）的培养液中，发现细胞能够自组织成 3D 结构并且能够再次分泌乳汁。从那时起，人们开始注意到细胞外基质会影响细胞的功能和分化，如层粘连蛋白与细胞整合素的直接作用来调节乳腺细胞的基因表达。细胞外基质的不同成分相互结合，并与细胞黏附受体一起形成了一个复杂的网络，细胞表面受体也可将细胞外基质信号转导到细胞内，调节多种细胞功能，如存活、生长、迁移和分化等，因此，该组分对维持正常的组织环境稳态至关重要。

基质胶（matrigel）是目前被广泛使用的细胞外基质材料，尤其被广泛用于构建多种类器官模型。基质胶是从小鼠肉瘤细胞分泌的天然细胞外基质。基质胶的主要成分是 4 种基底膜蛋白，即层粘连蛋白、Ⅳ型胶原蛋白、巢蛋白和硫酸乙酰肝素蛋白多糖。但由于基质胶是天然材料，具体成分并不能完全确定，且存在较大的批次间差异性。尽管如此，基质胶仍然是目前类器官培养中最常用的细胞外基质材料。

二、非定向分化脑类器官

2013 年，玛德琳等建立的脑类器官，是基于非定向分化策略构建脑类器官模型的典型代表（非定向分化脑类器官在部分文献里也被称为全脑类器官）。以下对非定向分化策略做简要介绍（图 2-4-3）。

（一）类胚体的形成

多能干细胞是脑类器官培养的基础，其培养方法可分为基于饲养层细胞和无饲养层细胞两种。目前来说，无饲养层细胞的培养方法更加均一、便利，尤其适用于后续的临床应用需求，因此也是目前脑类器官培养中常用的方法。构建类胚体时，首先需要利用合适的酶（如 accutase 细胞消化液）将多能干细胞从培养皿中消化为单细胞，分散在配制好的培养液中形成单细胞悬液，并在体外重新聚合形成类胚体。针对非定向分化构建的脑类器官，这里所用的培养液即为干细胞培养液，并且在其中添加了低剂量的碱性成纤维细胞生长因子（basic fibroblast growth factor，bFGF）和较高剂量 Rho 相关螺旋卷曲蛋白激酶（Rho-associated coiled coil-forming protein kinase，ROCK）通路抑制剂，以减少细胞死亡。之后将单细胞悬液均匀地加入超低吸附 96 孔 U 形底板上，通过控制每孔接种的细胞数量，以获得尺寸均匀、形态相近的类胚体。随后，类胚体继续在干细胞悬液中培养 5～6 d。

（二）神经外胚层的发生

当类胚体的直径和形态符合进入胚层诱导分化时，受 96 孔板尺寸的限制，需将类胚体转移至更大尺寸的低吸附孔板中进行培养。随后，类胚体在不含有特定神经诱导因子的培养液中继续

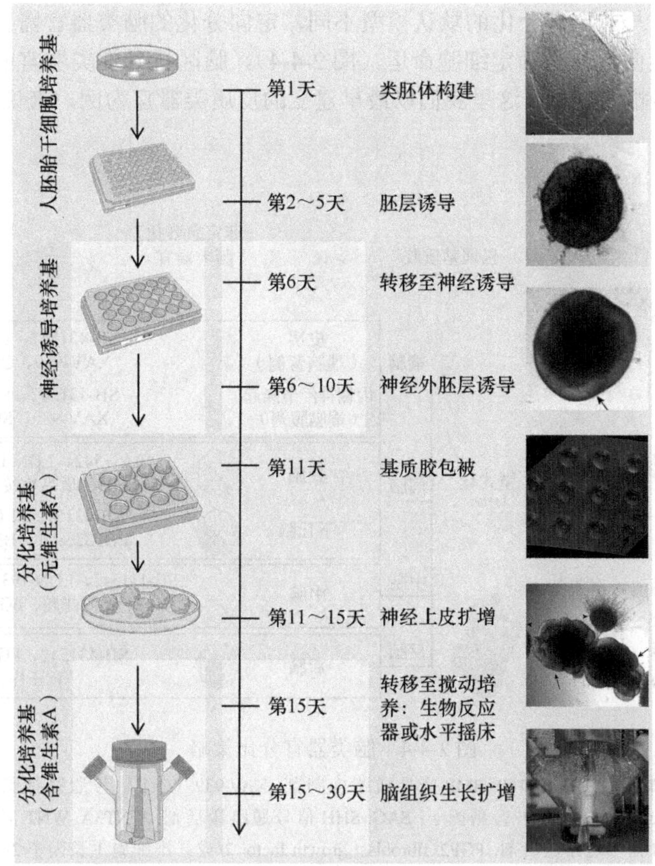

图 2-4-3 非定向分化类器官培养流程示例

生长。培养基为维持神经生长的基础培养基，其不支持内胚层和中胚层生长，基于神经发生的理论，类胚体将自发地朝向神经外胚层发育。

（三）神经上皮的扩增

当在显微镜下观察到类胚体外部呈放射状排列的半透明组织，表明神经外胚层分化（神经上皮在外表面发育，在光下呈半透明状）。此时应将类胚体转移到基质胶液滴中包埋，凝固后在培养基中悬浮培养，这将促进神经上皮的扩增和神经上皮芽的生长，形成放射状组织的神经上皮细胞，这些神经上皮细胞随后分化形成各种大脑结构。另一方面，一些少数逃避了神经发生的非神经类型细胞将从类胚体迁移到基质胶中，它们从组织的迁移也促进了神经上皮芽的生长。

（四）成熟培养

该分化方案的最后一个关键要素是生物反应器的应用。类器官在经过基质胶包埋之后迅速增长，超出了氧气和营养物质向内扩散的极限，易导致类器官中心的坏死（显微镜下能看到呈暗黑色）。因此，在成熟阶段需要将类器官转移至带有搅拌的生物反应器中进行培养，其能够更好地促进氧气和营养物质向组织中心的扩散，显著改善了脑类器官的存活率和进一步发育。后续研究人员也采用了更便利的水平摇床来替代生物反应器的使用。

三、定向分化的脑类器官

大脑作为一种复杂的结构，具有许多结构上的分区，这些分区执行着大脑的不同功能。脑区特异类器官旨在模拟不同的脑区，从而能够更加准确地了解某个脑区的发育、功能，以及模拟与此脑区相关的疾病。与非定向分化的默认模型不同，定向分化的脑类器官需要各种模式化因子来规范类胚体的发育走向，从而确定细胞命运（图 2-4-4）。脑区特异性类器官的培养相较于非定向分化脑类器官有许多相似之处，这里我们以最早建立的皮质类器官为例，来说明其培养过程。

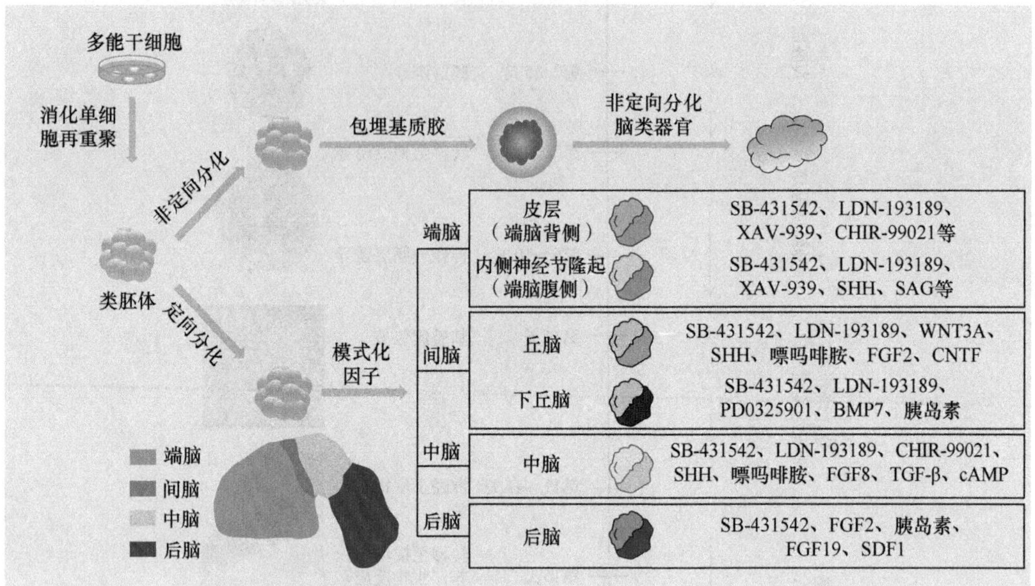

图 2-4-4 脑类器官分化策略

SB-431542. TGF-β 通路抑制剂；LDN-193189. BMP 信号通路抑制剂；XAV-939. WNT 信号通路抑制剂；CHIR-99021. WNT 信号通路激活剂；SHH. sonic hedgehog 蛋白/音猬因子；SAG. SHH 信号通路激活剂；WNT3A. WNT 信号通路激活剂；嘌吗啡胺（Purmorphamine）. SHH 信号通路激活剂；FGF2. fibroblast growth factor 2/成纤维细胞生长因子 2；CNTF. ciliary neurotrophic factor/睫状神经营养因子；PD0325901. MEK 通路抑制剂；BMP7. bone morphogenetic protein 7/骨形态发生蛋白 7；FGF8. fibroblast growth factor 8/成纤维细胞生长因子 8；TGF-β. 转化生长因子-β；cAMP. cyclic adenosine monophosphate/环磷酸腺苷；FGF19. fibroblast growth factor 19/成纤维细胞生长因子 19；SDF1. stromal cell-derived factor-1/基质细胞衍生因子 1

（一）类胚体的构建

同非定向分化脑类器官一样，脑区特异性类器官也是经由类胚体分化而来。其培养方法与上述基本一致。

（二）前脑命运诱导

神经系统的发育受到转化生长因子-β（transforming growth factor-β，TGF-β）、骨形态发生蛋白（bone morphogenetic protein，BMP）等信号通路的抑制性调节，因此，阻断这些抑制因素将会提高神经分化的效率。在最初的皮质类器官培养当中，研究人员就使用了 TGF-β 通路抑制剂，从而促进神经分化的效率，同时也使用了无翅基因相关整合位点（wingless-related integration site，WNT）通路抑制剂来阻断尾部化信号，以规范前脑皮质的命运。然而具体实施起来，还需要研究人员对这些调控因子在组合、添加的时间、剂量等方面做多种测试以及条件优化，这也是后续又开发出多种皮质类器官的分化策略的原因。其中包括使用 TGF-β 和 BMP 通路双重抑制的策略，因其都利用 SMAD 蛋白（drosophila mothers against decapentaplegic protein，SMAD）进行转导，又称双重 SMAD（dual SMAD）抑制。此外也有 TGF-β、BMP 和 WNT 信号通路三重抑制的策略。在最近一项工作中，研究人员认为三重抑制策略能够产生更好的皮质结构。

（三）模式发生

在确立了皮质命运之后，类器官中的细胞便会朝着端脑皮质的命运分化、组织。值得注意的是，在该方案中，研究人员利用溶解的基质胶代替了包埋嵌入基质胶的方法来帮助神经上皮的扩增、折叠。

（四）成熟培养

与非定向分化脑类器官不同的是，2013 年报道的皮质类器官工作中并没有将类器官放置在生物反应器中，而是采用了静置悬浮培养，并通过提高氧气浓度，持续添加溶解的基质胶来维持类器官的长期培养。在后续的工作中，研究人员更多使用到了水平摇床，通过水平摇动使培养液与类器官充分接触，交换氧气和营养物质，从而改善类器官长期培养的状况。

在脑的发育当中，不同脑区的细胞受到不同的信号分子调控，因此培养模拟其他脑区的类器官也是类似，需要根据其发育原理来提供发育信号，从而规范其命运走向。多种脑区的类器官模型也被陆续开发出来，其主要差距在于模式化因子的使用。而在早期培养阶段将多种脑类器官融合的策略也为研究多脑区间的相互作用提供了一种模型，这种模型也被称为“组装体（assembloids)”，并逐渐成为研究神经元迁移、投射，以及多脑区交流互作等的重要工具。

由于众多的因素会影响到脑类器官最终的培养效果，十分有必要在培养的各阶段进行质量控制。高质量的多能干细胞是脑类器官培养成功的基础。因此，我们要保证多能干细胞的多能性、纯度、生长状况、无污染等。相应的措施有以下几点：定期检查干细胞的多能性，如检测干细胞标志物的表达；在酶解消化之前把任何有分化迹象的克隆刮除；确保无支原体、衣原体污染等；在合适时间进入神经诱导阶段；将没有透亮的神经外胚层的类胚体（即神经诱导失败）剔除；根据类胚体形态在正确的时间转移到基质胶液滴等措施也将会增加脑类器官分化成功率。

四、优化脑类器官培养

（一）新型胞外基质材料

虽然基质胶是开展人多能干细胞培养和脑类器官培养时最为常用的基质材料，但据报道，商业上可售的基质胶具体成分并不确定，不同批次之间的生化特性存在变异性，导致细胞培养实验缺乏可重复性。这些不良的特性使学者们转向开发新型的胞外基质材料，如利用动物脑组织来源的去除细胞成分的 ECM 成分。另一方面，鉴于天然基质材料的成分不确定性，研究人员也开发了化学成分明确的水凝胶材料，包括聚乙二醇（polyethylene glycol，PEG）及其化学衍生物聚乳酸羟基乙酸（poly lactic-co-glycolic acid，PLGA）等。新型胞外基质材料的开发，有助于制备更为稳定的人多能干细胞资源，这是稳定构建脑类器官的基础。而脑类器官分化过程中，不同胞外基质材料对其生长发育的影响，以及如何调整优化，也是目前需要进一步研究的问题。

（二）微纤维材料

最初的非定向分化类器官方案虽能部分重现脑组织特征，其中主要限制是无法可靠地重现区域身份，不同批次之间有较大的差异；进一步研究发现，批次间差异最早出现在神经诱导阶段。因此，在早期阶段促进神经外胚层的生成或将有助于减少批次间的差异。由于神经外胚层最初倾向于在早期 EB 表面周围形成，为了增加这种表面组织的相对丰度，研究人员使用了微支架来生成具有更高表面积与体积比的更复杂的形状，该方案可提高非定向分化脑类器官方案的可重复性。当然，该方案存在潜在问题，如通过手工挑取方式获取一致性的微纤维支架较为困难，限制了高通量的培养。后续或许可以进一步比较不同的微纤维材料、制备方式和材料尺寸等对脑类器官诱导及长期成熟的影响。

（三）气液界面切片培养

脑类器官是具有组织的三维结构，长期培养的一个主要的限制是在类器官的核心缺乏营养和氧气。在培养的早期，某些细胞如放射状胶质细胞，甚至可以在类器官的深处存活，这可能与它们不同的代谢需求和与外部接触的形状有关。然而随着类器官体积的增加，放射状胶质细胞等逐渐被推向内部，并由于缺乏营养而发生坏死。为了克服这一局限性，研究人员使用切片培养技术，将类器官的内部暴露于氧气和培养液介质中来提高细胞的存活率。这种气液界面（air-liquid interface，ALI）培养的方案为类器官坏死核心问题提供了一个简单的解决方案，并且允许类器官切片在体外继续培养，使脑类器官中神经元网络成熟的长期研究成为可能。

（四）类器官芯片

类器官芯片（organoids-on-chips）是将类器官和器官芯片两种前沿技术结合的平台。利用微流控装置模拟生物作用力，如剪切应力和拉伸等，用作细胞成熟和发育的刺激。同时，培养液中的营养物质和氧气等成分可以在芯片中输送，通过控制其浓度和混合可以产生溶质梯度，这对诱导和研究不同的细胞行为（如增殖、分化、迁移）很有价值。目前已经存在多种类器官芯片模型，广泛用于药物测试等方面。类器官芯片是用于探索生物物理调控的有效方式，包括针对脑类器官血管化等问题，目前已有研究利用类器官芯片的方式来开展。

（五）遗传改造

目前脑类器官中能够生成大部分的神经元类型，但仍旧缺少一些必要的非神经外胚层组分，如血管内皮细胞和小胶质细胞等细胞类型。不同胚层的细胞通常难以通过小分子诱导的方式有效获取，尤其是在三维分化条件下。因此，已有的探索或通过单独分化然后进行整合，或通过转录因子调控强制实现特定谱系分化。其中，基因表达调控策略往往涉及对细胞的遗传改造，如研究人员可通过基因编辑，或病毒载体介导的转录因子表达调控来促使干细胞向目的细胞类型的转化。如脑类器官血管化的一种策略是通过过表达 ETS 易位变异体 2（ETS variant transcription factor 2，ETV2）基因，促进干细胞向内皮细胞谱系的转变，从而形成血管内皮细胞。类似策略的工作还有过表达性别决定区 Y 框转录因子 10（sex-determining region Y box transcription factor 10，SOX10）基因得到少突胶质细胞等。

针对脑类器官培养方案的优化研究，能在体外更好地模拟人脑的发育过程、研究人脑的功能，以及进行脑相关疾病的模拟。模拟更多脑区以及脑类器官血管化等优化培养方案的不断涌现，也促使脑类器官朝着更加全面概括人脑结构、更加符合人脑特征的方向发展。

第三节　脑类器官的结构

脑类器官能在体外模拟大脑的发育过程，其中重要的特征之一就是能够在体外产生神经干细胞、神经元、神经胶质细胞等多种细胞类型，且这些细胞类型的分布排列不是混乱无序的，而是能够部分重现体内脑组织的结构特征。非定向分化的脑类器官能够产生典型的神经上皮结构，也能够表现出不同脑组织的结构特征，然而由于该分化方案的随机性，导致细胞类型的产生、组织结构等具备较大的随机性。利用模式化因子指导发育从而构建的区域特异性脑类器官，如中脑类器官、后脑类器官等等，降低了分化的随机性，减小了批次间的差异，但其产生的神经上皮结构可能相对非定向分化的脑类器官会更小。

已报道的脑类器官中，主要是模拟大脑皮层的脑类器官，其相比其他脑类器官具有更加明显的结构特征，也是目前研究最多的脑类器官类型。这些脑类器官模型在发育与疾病模拟、脑进化研究等方面已被广泛使用。下面，以皮质类器官为例介绍其主要结构特征，以及值得进一步优化的方面。

一、皮质组织结构

在发育的大脑中，产生胶质细胞和神经元的祖细胞称为放射状胶质细胞（radial neuroglia cell），它们的增殖大多发生在神经管腔体的内侧，这一区域也被称为脑室区（ventricular zone，VZ）。

放射状胶质细胞产生的母细胞在脑室区外层形成第二层增殖细胞，称为脑室下区（subventricular zone，SVZ）。在灵长类动物中，脑室下区显著扩展，又分成含有大量中间祖细胞（intermediate progenitor cell，IPC）的内脑室下区（inner subventricular zone，ISVZ）和放射状胶质细胞含量丰富的外脑室下区（outer subventricular zone，OSVZ）。这些外层的放射状胶质细胞顶端可达到皮层的表面，又称为外放射状胶质细胞，与位于脑室区的放射状胶质细胞（ventricular radial glia，vRG）区分开来。在小鼠等模式动物的啮齿类动物中，脑室下区没有类似于外脑室下区的结构，这也是利用具有人遗传背景的人脑类器官研究皮层发育的主要原因之一。SVZ 在灵长类动物和人类中显著扩展，外放射状胶质细胞和 IPC 一起促进灵长类动物的神经生成和输出。产生的神经元通过迁移，在外层堆叠形成了边缘区和皮质板区。

人多能干细胞来源的皮质类器官能重现部分这样的发育和结构特征。在发育早期阶段（约 30 天）的皮质类器官中具有多个玫瑰花环样的结构，类似于脑发育中的脑室区。同时也能观察到性别决定区 Y 框转录因子 2（SRY-box transcription factor 2，Sox2）阳性、配对盒 6 基因（paired box 6，PAX6）阳性的细胞分布类似在脑室区中，呈现典型的极化径向结构。贴近 VZ 有一薄层为脑 T 盒蛋白 2（T-box brain，TBR2）阳性的中间态祖细胞，代表着脑室下区的结构。此外，通过对黄色荧光蛋白（venus）标记的 PAX6 阳性的放射状胶质细胞进行活细胞成像，也揭示了脑类器官中的祖细胞可以像胚胎脑室区中一样在进行分裂的同时进行细胞核的迁移。

在皮质发育过程中，祖细胞分裂产生的神经元以 RG 为指导迁移到外层皮质板区域，并最终分化为成熟神经元，形成明显的分层结构。同样，随着类器官的成熟，在皮质类器官中也能够观察到脑 T 盒蛋白 1（T-box brain，TBR1）阳性、COUP-TF 相互作用蛋白 2［chicken ovalbumin upstream promoter transcription factor（COUP-TF）-interacting protein 2，CTIP2］阳性、核基质结合蛋白 2（special AT-rich sequence-binding protein 2，SATB2）阳性的深层神经元堆叠在类器官的外围，形成类似皮质板的结构。皮质类器官最外层则是络丝蛋白（reelin，RELN）阳性的边缘区结构，由卡哈尔-雷丘斯细胞（Cajal-Retzius cell）组成。与体内发育的区别在于，类器官中的 SVZ 较小，并且皮质板中深层神经元与浅层神经元的混合没有产生明显的分层结构。这在后来开发的皮质类器官中有所改善，如 2016 年报道的前脑类器官产生了比 VZ 更显著的 SVZ，也产生了皮质板结构中各层标志物的神经元，如 CUT 样同源盒 1（CUT like homeobox 1，CUX1）阳性和 POU 3 类同源框 2（POU class 3 homeobox 2，POU3F2）阳性神经元，类器官分层结构更明显，但仍有部分神经元在各层之间均存在（图 2-4-5）。

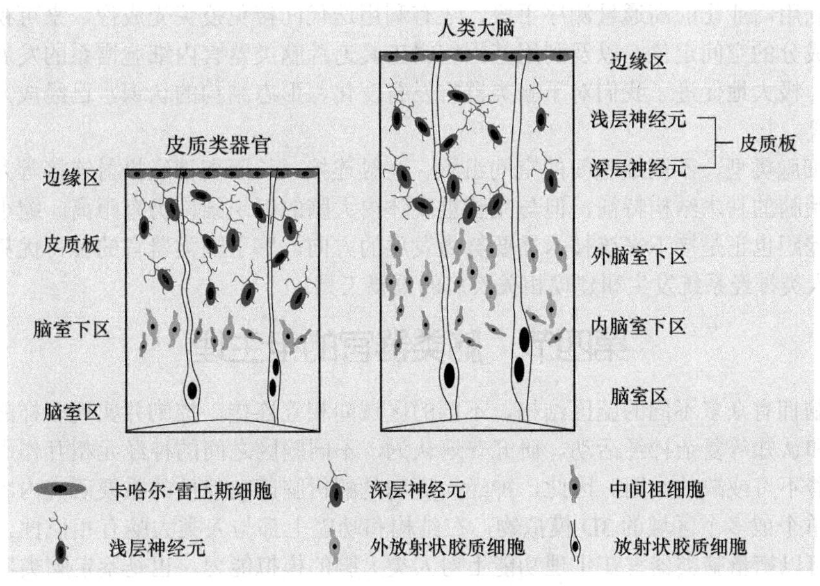

图 2-4-5　皮质类器官与人脑皮层的比较

在神经发育的后期，RGs从神经分化转换到胶质分化，以产生胶质细胞，包括后来遍布整个皮质层的星形胶质细胞和少突胶质细胞。最初的皮质类器官相关研究并没有关注胶质细胞类型，但这类细胞也可能产生。在皮质类器官培养的后期阶段，可以在类器官中发现星形胶质细胞的分化，并在部分模型中出现少量少突胶质细胞的分化，这些细胞在转录组上表现出与人脑组织中对应细胞的相似性。这些研究表明了脑类器官在展示多种神经谱系发育与成熟的可行性，因此，提示了其在更复杂的层面上理解神经发育和神经系统疾病的适用性。

脑类器官在重现完整的皮层精细堆叠方面仍然存在挑战。虽然与二维分化相比，脑类器官已具备较为复杂的空间组织，尤其是实现脑室区与皮质板区域的空间自组织及分化，但围绕如何构建清晰的6层分区、如何完整呈现皮质神经元亚型的多样性等，则需要做更多工作。

二、神经网络结构

在大脑中，新生神经元通过迁移到目标脑区，并与其他神经元相互连接形成特定的功能性神经网络，如SATB2阳性神经元在前脑之间的连接。在脑类器官中，SATB2阳性神经元的出现，也在一定程度上模拟了人类大脑皮层中的皮质内回路。当利用脑类器官切片在气液界面长期培养时，这种皮质内神经元环路的结构更为明显。长期培养的脑类器官中，可表现出典型的神经元突触发育。除了局部紧邻神经元之间建立的突触连接，对脑类器官的急性切片电生理刺激与记录也表明，脑类器官中间相隔较远的两个区域间也可建立功能性连接，提示脑类器官中可形成较复杂的神经网络连接。

另一方面，不同脑区之间的神经元通过长距离的轴突投射来进行交流对话，而目前这种跨越多个不同脑区的长距离投射是难以在单一类器官中实现的。为了解决该问题，近年来研究人员通过分别构建不同脑区类器官模型，以及进一步构建融合培养的脑类器官，以模拟两个脑区之间的连接。有趣的是，这种融合类器官中的神经元并不是随机投射，而是有选择性地到达目标位置，这表明脑类器官对于我们理解人类脑发育中的神经元活动和网络连接，有着巨大的潜力。随着一系列相关模型技术的发展，这类脑类器官也常被研究人员称为组装体。

三、脑类器官研究的新方法

除了免疫荧光等传统实验手段之外，越来越多新兴技术的出现也帮助研究人员更好地了解脑类器官的内部组分和结构（图2-4-6）。近年来，有研究利用单细胞转录组来分析脑类器官内细胞类型及其基因表达特征；结合单细胞转录组和空间转录组，以分析细胞的空间位置和分子水平特征等。除了利用商业化的高通量测序手段，还有利用迭代间接免疫荧光成像，来可视化细胞位置和相关细胞成分的空间定位，以及利用基因编辑工具追踪脑类器官内细胞谱系的发展变化。这些方法的使用，极大地促进了我们对于脑类器官发育变化、形态结构的认识，已经成为研究脑类器官的重要手段。

从主要细胞类型、不同细胞间的空间组织、突触连接、长距离神经投射连接等方面，脑类器官可呈现胚胎脑的基本结构特征，但与完整重现体内大脑的组织结构仍有距离。缩小脑类器官与真实人脑的差距也正是接下来该技术需要努力发展的方向。鉴于脑类器官的独特优势，该模型已经成为研究人类神经系统发生和建模相关疾病的重要工具。

第四节　脑类器官的电生理

人类大脑拥有众多不同的脑区结构，不同的区域间相互连接，控制并实现多样的功能，包括运动、感知和认知等复杂神经活动。研究普遍认为，不同脑区之间的神经元相互作用在大脑高级功能中承担着不可或缺的作用。因此，神经元活动是解析脑部功能性的重要研究内容。脑类器官是针对大脑单个或多个区域的3D模拟物，在结构和功能上都与人类大脑有相似性。通过检测神经元活动，可以衡量脑类器官在生理功能上对人类大脑的模拟能力，也是鉴定脑类器官模型完整性的重要指标之一。

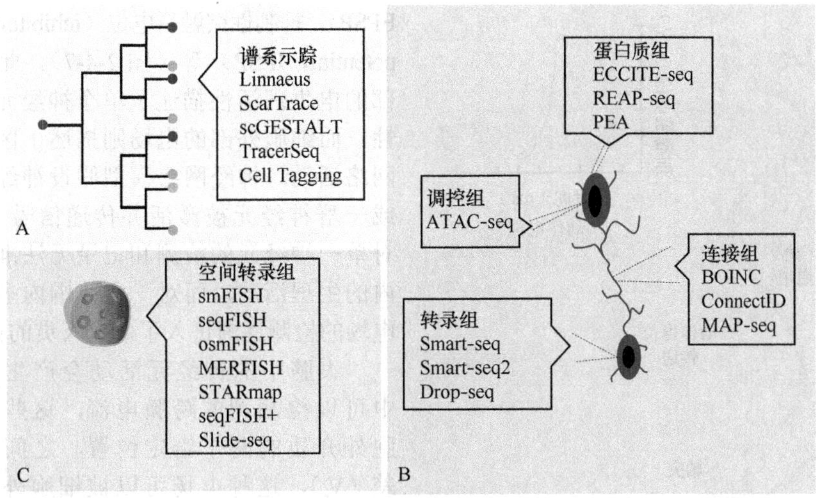

图 2-4-6 脑类器官的研究技术手段

A. 谱系示踪常用方法；B. 细胞分子水平常用方法；C. 空间组学常用方法。Linnaeus. lineage tracing by nuclease-activated editing of ubiquitous sequences，基于核酸酶激活的序列编辑的谱系示踪；ScarTrace. clone tracing using single-cell sequencing，基于单细胞测序的克隆示踪；scGESTALT. combine scRNA-seq with genome editing of synthetic target arrays for lineage tracing，结合单细胞测序与基因编辑合成靶序列阵列的谱系示踪；TracerSeq. sequencing of transcribed clonally encoded random barcodes，对转录的克隆编码随机条码的测序；CellTagging. a combinatorial cell-indexing methodology that enables parallel capture of clonal history and cell identity，一种同时捕获克隆历史与细胞身份的组合式细胞索引方法；ECCITE-seq. expanded CRISPR-compatible cellular indexing of transcriptomes and epitopes by sequencing，扩展的 CRISPR 兼容性细胞转录组和表位的测序索引方法；REAP-seq. RNA expression and protein sequencing assay，RNA 表达和蛋白测序检测；PEA. proximity extension assay，邻近扩增检测法；ATAC-seq. assay for transposase accessible chromatin with high-throughput sequencing，染色质转座酶可及性高通量测序分析；BOINC. barcoding of individual neuronal connectivity，对单个神经元连接的条码标记；ConnectID. 通过将条形码识别神经元的转录组与其相应投射连接对应的分析方法；MAP-seq. multiplexed analysis of projections by sequencing，基于测序的多重投射连接分析；Smart-seq. switching mechanism at 5′ end of the RNA transcript sequencing，RNA 转录本 5′ 端开关机制测序；Smart-seq2. Switching mechanism at 5′ end of the RNA transcript sequencing V2，RNA 转录本 5′ 端开关机制测序版本 2；Drop-seq. Droplet-based single-cell RNA sequencing，基于微滴的单细胞 RNA 测序；smFISH. single molecule fluorescence in situ hybridization，单分子荧光原位杂交；seqFISH. sequential fluorescence in situ hybridization，连续荧光原位杂交；osmFISH. cyclic single molecule fluorescent in situ hybridization，循环单分子荧光原位杂交；MERFISH. multiplexed error-robust fluorescence in situ hybridization，多重抗错荧光原位杂交；STARmap. spatially-resolved transcript amplicon readout mapping，空间分辨的转录扩增子定位分析；seqFISH+. sequential fluorescence in situ hybridization+，连续荧光原位杂交更新版；Slide-seq. a scalable technology for measuring genome-wide expression at high spatial resolution，可扩展的高空间分辨下全基因组表达分析

从微观角度上看，神经元之间的信息交流依赖突触间的信号传递，随后在细胞内被整合成电信号，并通过轴突进一步传递。细胞电生理技术可以通过精确的测量仪器，对单个或多个神经元的电生理活性进行检测，相关技术已被广泛应用于神经生物学研究中对离体或在体神经组织的功能分析。电生理技术也可帮助研究人员了解脑类器官内部神经元的电生理活动模式，明确脑类器官内的神经元是否具有功能特征，以及能否形成复杂神经网络。一定体积的组织内所有具有电生理活性的细胞贡献的电流叠加在细胞外的给定位置，会产生电位差。随着电生理技术的发展，胞内外信号检测相结合，可更高通量并精准地检测单个神经元活动和神经元网络的运作模式，以及二者之间的关系，从而对脑类器官的电生理功能有更完善的了解。

一、神经元的电生理特性

细胞膜由磷脂双分子层构成，可以严格控制细胞内外的特定离子交换，使胞内外离子不均匀分布，产生电位差。虽然离子无法随意地通过细胞膜，但是细胞膜上嵌有离子通道和转运蛋白，允许离子在特定条件下进出细胞，受控的离子流动是神经元点活动的基础。神经元的电生理参数包括动作电位（action potential，AP）、兴奋性突触后电位（excitatory postsynaptic potential，

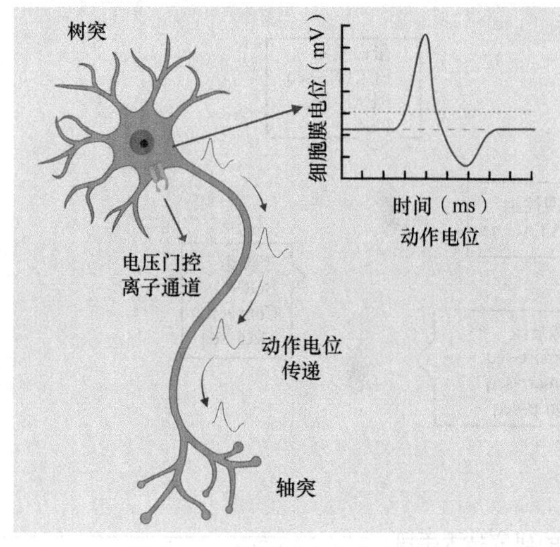

图 2-4-7 神经元的电生理传递

EPSP）、抑制性突触后电位（inhibitory postsynaptic potential，IPSP）等（图 2-4-7）。此外，细胞内部的电生理活性描述了单个神经元的电生理特性，而细胞外部的电场则描述了区域间的神经网络活动。神经网络模型假设神经回路由一组或一群神经元被激活并传递信号通路，因此，对单一神经元的检测和记录无法准确描述细胞内的生理活动，而对一定范围内多细胞或胞外电场的检测逐渐进入了研究人员的视野。

大脑中的神经元活动会产生在胞外介质中可以检测到的跨膜电流，这些电流累积在胞外介质的两个给定位置，之间会产生电位差（V_e），这种电场可以被细胞外的电极以亚毫秒级别的时间分辨率进行检测。这种电位差可以在大脑的不同区域内被检测到：在头皮进行测量时，V_e 被称为脑电图（EEG）；在皮质表面的硬脑膜下进行测量时，V_e 被称为皮层脑电图（ECoG）；在皮质表面进行测量时，V_e 被称为局部场电位（LFP）。

二、运用于脑类器官的电生理技术

最早的电生理实验出现于 20 世纪 50 年代，研究人员使用粗玻璃电极测量鱿鱼在轴突上的膜电位，首次完整描述了动作电位的离子机制，为神经元电生理研究打下基础，该研究获得了 1963 年的诺贝尔生理学或医学奖。由于插入性的微电极会造成组织损伤，引起局部区域的免疫反应，导致微电极故障。因此，该技术在随后的发展过程中变得更加精细，玻璃电极的横截面直径尺寸减小到个位数微米的级别对细胞膜进行穿刺，从而尽量减轻神经组织的损伤，延长微电极的寿命。然而，采用微电极来检测可能会产生局部漏电，使微电极电阻抗增加，降低信噪比，在用于记录离子通道的活动也存在局限性。

1976 年，伯特·萨克曼（Bert Sakmann）和厄温·内尔（Erwin Neher）发表的文章中提出了解决方案。他们使用相对来说较大口径的移液器与细胞表面接触并密封，可以测量细胞内膜与外膜间的电位差，这种技术不需要穿透细胞膜就可以获得电生理检测活性。这个技术被命名为“细胞外膜片钳”，这两位科学家也因此获得了 1991 年的诺贝尔生理学或医学奖。

尽管膜片钳技术是开创性的电生理学技术，但是操作难度大，耗时长，对研究员的操作技术有很高的要求。同时，当涉及神经网络的检测时，单细胞膜片钳的通量较小，无法满足对细胞群的检测。微电极阵列（microelectrode array，MEA）则是在此需求上诞生的技术。MEA 大多被设计成芯片的形式，上面分布有多个测量电极，能够在细胞外以非侵入的形式对细胞电信号进行检测。MEA 不会对神经元的细胞膜造成机械损伤，因此，支持对大量可兴奋神经元的长期检测。

MEA 可用于对脑类器官样品的电生理特性表征。脑类器官的体积较小，能够贴附在 MEA 上，也可以进行长期的培养和电生理活动检测，能够获得整个类器官神经网络的信号变化（图 2-4-8）。当然，MEA 技术应用于类器官的研究仍然有一定的局限性。例如，传统的 MEA 采用平面电极的设计，只能对脑类器官的一部分表面进行检测，通常是将脑类器官附着在 MEA 上，测量底部接触部位的电生理活性。为了更完整呈现脑类器官的电生理功能，适用于脑类器官三维壳状的 MEA 平台随后被开发出来，该方案能够包裹住脑类器官表面，甚至能实现较为长期的培养，检测整个脑类器官 3D 表面上的电生理活性。

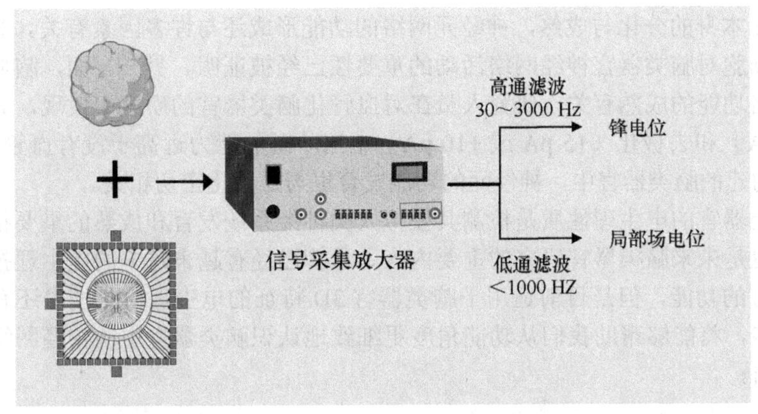

图 2-4-8　MEA 技术应用于皮层类器官的电生理活性检测

除了上述方法，在脑类器官研究中也常使用钙成像技术对单个神经元或大面积神经网络功能进行检测。通过基因编辑改造干细胞，或在成熟的脑类器官中通过病毒载体导入基因编码钙离子探针（genetically encoded calcium indicators，GECIs），或者直接使用钙离子化学探针，结合共聚焦或双光子显微成像，可直观地对脑类器官的电生理活性进行检测。与传统膜片钳检测技术相比，钙成像方法操作简便，也具备一定的通量，可实现更多样本和较大面积神经网络的功能分析。

三、脑类器官的电生理特性

电生理检测早期在类器官领域的应用主要集中在对脑类器官中单个神经元活性和功能性的验证上。未成熟的细胞上，离子泵的数量不支持产生并维持 AP，因此在施加电流时不会呈现出任何尖峰活动。随着细胞的成熟，细胞会进入一个出现尖峰但是不持续的阶段。当神经元发育完全时，作为神经元成熟的标志，持续并成熟的 AP 才会出现。

脑类器官中的成熟神经元主要出现在较长期培养后，仍需经历数月以上体外培养，当然，这也与所培养的脑类器官类型有关。在首个非定向分化脑类器官报道中，研究人员使用钙成像技术，对脑类器官中单个神经元功能进行了分析，观察到了活跃的钙瞬变，且该活性可被河鲀毒素（Na^+ 通道阻断剂）处理阻断，证明了钙瞬变依赖于神经元电活性。在构建脑区特异类器官模型时，研究人员也能够通过电生理活性验证不同脑区的神经元和神经网络的成熟情况。2017 年，在构建人类内侧神经节隆起类器官（human MEG organoid，hMEGO）和人类皮层类器官（human cortical organoid，hCO）的工作中，研究人员通过单细胞膜片钳技术，在培养的脑类器官样品中记录到神经元的 AP，并且这些神经元电生理活动也可以被河鲀毒素抑制；同时，结合钙离子成像结果，研究人员发现 hMGEO 和 hCO 在发育一定时期后，成功产生了具有电生理功能的神经元，并建立了神经元功能网络。另外，在对皮质类器官的研究中发现，兴奋性和抑制性神经元都表现出成熟的电生理功能。

近年来，研究人员还将 MEA 或其他形式的电极阵列（如针状电极）应用于分析脑类器官的电生理活性。与膜片钳技术不同，这些技术可实现对脑类器官功能的持续追踪。例如，研究人员通过在脑类器官植入高密度硅电极后检测发现，脑类器官在长期培养后会发生同步自发的神经网络活性，表明脑类器官内神经元的功能成熟。这现象与人类胎儿皮层切片的研究结果一致，在妊娠第 26 周时较深层的神经元能够激发动作电位并发生自发突触传递。2019 年，一项研究工作尝试阐释 hCO 与人类大脑发育电生理特性的相似程度。研究人员将 hCO 培养至可检测出 MEA 阶段，持续数月追踪记录了脑类器官的电生理数据，并结合机器学习等方法与胎儿脑电活动进行了比较。其结果表明，在 2 个月时脑类器官中开始出现高度同步的网络化电生理活动，并在 4～6 个月时转变为 2～3 Hz 的节律活动；6 个月时振荡活动出现交叉频率耦合，功能性神经元网络通信的潜在特征与人类早产儿的电生理特征有一定的相似之处。

除了神经元本身的分化与成熟，神经元网络的功能形成还与许多因素有关。其中，星形胶质细胞和小胶质细胞对脑类器官神经网络活动的重要性已经被证明。另一方面，脑血管系统的形成也与神经元网络功能的成熟有关。研究人员在对血管化脑类器官的研究中发现，其神经元的响应超极化（−10 pA）和去极化（+5 pA 或 +10 pA）电流阶跃的能力远高于没有血管化的脑类器官。因此，在体外构建的脑类器官中，神经元的功能发育也与血管化密切相关。

总之，脑类器官的电生理性质是检测其模拟人类神经系统发育和成熟的重要指标，对神经网络的功能研究也是未来脑类器官研究的重要内容。尽管已经有越来越多的电生理技术开始被应用于解析脑类器官的功能，但是目前适用于脑类器官 3D 特征的电生理检测技术还有待发展。后续相关技术的进步，将能够帮助我们从功能角度更细致地认识脑类器官中的神经网络，从而更好地在体外模拟人脑。

第五节　区域特异性脑类器官

如上所述，目前有两种不同类型的策略可以用于在实验室建立脑类器官，即非定向分化和定向分化。非定向分化方案完全依赖于人多能干细胞的自发分化和形态发生能力；而定向分化方案生成类器官则需要通过外部添加模式因子诱导干细胞向预期的谱系分化。非定向分化方案生成的脑类器官可表现出多种脑区相关的细胞谱系特征，为模拟覆盖多个不同大脑区域的脑发育过程或相关疾病提供了独特的研究模型。但是完全自发的分化具有随机性，可导致脑类器官的分化存在较高的异质性，因此在一定程度上限制了其在相关研究上的应用。如何进一步完善非定向分化脑类器官构建的稳定性，是研究人员比较关注的问题。此外，通过添加外源模式因子，引导干细胞在脑类器官生成过程中向特定谱系分化，产生谱系命运及比例相对一致的细胞类型，并形成特定的组织结构，即可以生成区域特异性的脑类器官。

区域特异性脑类器官，使人们可以对特定脑区甚至核团进行对应的模拟和研究，为深入探究大脑各个区域的发育和功能奠定了良好的基础。随着科学技术的发展，区域性脑类器官在过去 10 年间得到了长足发展。目前科学家已经成功建立包括皮质类器官、腹侧端脑类器官、海马类器官、脉络丛类器官、纹状体类器官、丘脑及下丘脑类器官、中脑类器官、小脑类器官等针对各个脑区的类器官模型（图 2-4-9）。本章将对不同区域特异性脑类器官的构建进行介绍。

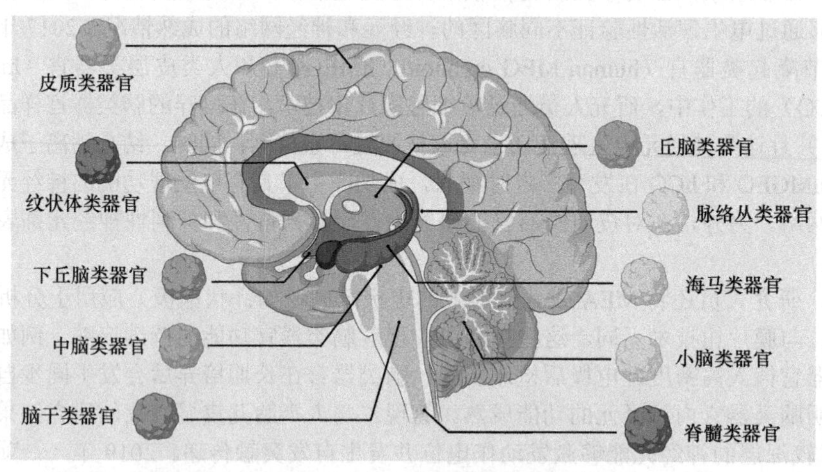

图 2-4-9　已构建的主要区域特异性脑类器官

一、端脑类器官

（一）皮质端脑类器官

2008 年，笹井芳树课题组建立了改良的基于 EB 样聚集体无血清培养的 3D 分化方案（serum-free floating culture of embryoid body-like aggregates with quick reaggregation，SFEBq），在双 SMAD 抑制（TGF-β 抑制与 BMP 抑制）及 WNT 通路抑制的条件下，可高效诱导 EB 样聚集体分化为端脑神经谱系。此时，虽然还没有提出脑类器官的概念，但是这项开创性的研究对后来区域特异性脑类器官的开发具有积基树本的意义。2013 年，笹井芳树课题组首次报道了定向分化的模拟大脑皮层的类器官。在该项工作中通过抑制 TGF-β 和 WNT 通路，hESC 衍生的神经上皮（neuroepithelium，NE）细胞可以持续发育并重现胚胎脑皮质的典型特征，形成包含多个层状区域的组织结构。脑类器官中的皮质组织最终厚度可以达到约 350 μm，可接近妊娠中早期的成熟度，具有和胎儿大脑相当的发育速度。

细胞重编程技术可以实现将终末分化的成体细胞转变为多能干细胞，即 iPSC。2015 年，塞尔吉・帕斯卡（Sergiu P. Pasca）课题组报道了使用 hiPSC 建立人类皮质球体（human cortical spheroids，hCSs）的方法。hCSs 具有层状大脑皮层样结构，包含来自深层和浅层皮质层的神经元，并在转录本特征上与体内胎儿大脑发育相似。经过长期的培养后，hCSs 中的神经元电生理功能成熟，表现出自发活动，且被非反应性星形胶质细胞包围并形成功能性突触。

与笹井芳树课题组使用单细胞悬液的策略不同，该项工作中研究人员通过酶法从灭活的饲养细胞中直接分离出完整的 iPSC 克隆，在随后的悬浮培养中 iPSC 克隆折叠成球形结构。其向神经谱系分化的诱导方案同样是基于双 SMAD 及 WNT 通路抑制，相比较已经报道的将多能干细胞分化为皮质神经元的方法，该方法的特点是不涉及细胞的单细胞消化与铺板，不需要将 EB 包埋入细胞外基质，也不需要在复杂的生物反应器中培养。hCSs 在低附着培养皿中维持悬浮培养，定期更换常规无血清培养基，培养基主要组分是 Neurobasal 和 B-27 添加物，在此条件下 hCSs 可以在体外培养长达 9 个月。此外，hCSs 形成的效率、所得细胞的功能特性在不同 iPSC 系和分化实验之间有较好的重复性。由于研究人员能够从特定的患者群体中获得 iPSC，hCSs 为用于各种大脑神经元、神经胶质细胞的发育与调控，以及用于设计大规模体外药物筛选提供了一个可选方案，是研究神经系统疾病的良好模型。

除 hCSs 之外，更多的皮质类器官构建方案也分别被建立。总体来看，皮质类器官分化方案主要遵循的是前文提到的端脑特异性神经外胚层定向诱导策略，同时提供合适的三维生长条件，以实现神经上皮的定向分化与空间组织，并最终实现皮质类器官的长期成熟和培养。相较其他脑区，皮质类器官是目前研究最多的脑区特异类器官。

（二）腹侧端脑类器官

腹侧端脑与大脑皮层同样起源于端脑，但其所产生的神经元类型与皮层区域有显著差异。皮层起源于背侧端脑，该区域的神经干细胞主要产生谷氨酸能兴奋性神经元。与之不同，端脑的腹侧区域则主要产生 γ- 氨基丁酸（γ-aminobutyric acid，GABA）能抑制性中间神经元。中间神经元是随后皮层神经网络构建的关键组分，虽然其数量不及兴奋性神经元，其功能对维持皮层神经网络的兴奋性-抑制性平衡十分关键，其异常也常与多种神经发育疾病密切相关。腹侧端脑的典型结构是神经节隆起（ganglionic eminence，GE），包括内侧神经节隆起（medial ganglionic eminence，MGE）、外侧神经节隆起（lateral ganglionic eminence，LGE）和尾侧神经节隆起（caudal ganglionic eminence，CGE）。在端脑三维分化模拟的基础之上，研究人员也探索构建了腹侧端脑类器官，以体外重现中间神经元这一类群的发育与功能。从端脑模式发生调控上看，背侧富集 BMP、WNT 信号通路，腹侧富集音猬因子（sonic hedgehog，SHH）信号通路。在上述端脑类器官前期神经分化定向诱导的基础之上，调控 SHH 信号通路的活性，可进一步促使端脑前体细胞的腹侧化模式发生，从而实现腹侧端脑类器官的构建。基于该原理，2017 年，关于人类腹侧端脑 MGE 类器官构建的研究先后被报道，为体外模拟该脑区提供了新方法。LGE 起源的细胞主要参与到纹状体发育，在端脑发育的基础上添加激活剂 activin A、抑制剂 IWP-2 和 SR11237 可以使细胞进一步向 LGE 谱系分化，并形成纹状体类器官。

（三）海马类器官

海马体起源于背内侧端脑皮层，是组成大脑边缘系统的一部分，起到学习、记忆及空间定位等重要作用。海马神经元由颗粒神经元和锥体神经元组成。发育中，皮质下缘（脉络丛外侧）和背中线（脉络丛未来的位置）作为WNT及BMP的信号中心，共同发挥背侧组织者的作用，对内侧大脑皮层的形成至关重要。基于这样的发育原理，2015年笹井芳树课题组通过改进的皮质分化方法，探索了在特定时间窗口激活WNT及BMP信号，诱导hESC生成3D脉络丛和内侧大脑皮层样组织。通过对内侧大脑皮层组织解离后的长期培养发现，这些背内侧端脑组织可产生颗粒神经元和锥体神经元，且均具有电功能并形成网络。本项工作中开发的体外模型，可以概括人类海马的发育，从而产生功能性海马颗粒和锥体样神经元。但是，该工作并未完全在三维条件下进行海马类器官的长期培养，尤其是实现海马区的特征组织结构。如何构建更合适的海马类器官，仍是目前需要探索的问题。

（四）脉络丛类器官

脉络丛是中枢神经系统（central nervous system，CNS）的分泌性上皮组织，负责脑脊液（cerebrospinal fluid，CSF）的产生，并作为调节化合物和营养物质进入大脑的屏障。为了丰富脉络丛的身份，玛德琳课题组开发了通过定向诱导使多能干细胞生成脉络丛样类器官的方法。遵循脉络丛组织发育自端脑最背侧区域的原理，研究人员在全脑类器官构建的基础上，在适当的时间（脑类器官发育的第10～17天）同时激活WNT和BMP信号通路，可成功地诱导脉络丛组织的生成。脉络丛类器官中可以形成紧密的屏障，选择性地调节多巴胺等小分子的进入，同时其在独立的隔室中可分泌一种类似脑脊液的液体，因此是体外了解人类脉络丛形态和功能的新模型（图2-4-10）。

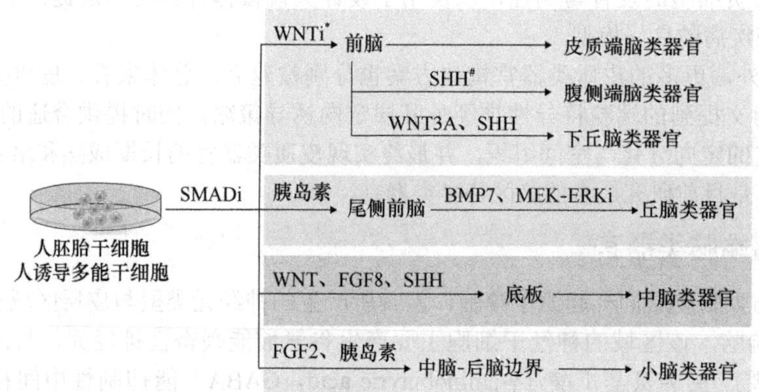

图2-4-10 生成人类区域特异性脑类器官的引导策略

此图为从人多能干细胞生成不同人类区域性脑类器官的外源模式因子引导处理示意图。* 表示前脑类器官中WNT抑制是可选的；# 表示SHH信号转导的激活可以通过补充重组SHH或平滑激动剂来实现。SMADi. SMAD抑制；WNTi. WNT信号通路抑制；SHH. sonic hedgehog蛋白/音猬因子；BMP7. bone morphogenetic protein 7/骨形态生成蛋白7；MEK-ERKi. mitogen-activated protein kinase-extracellular signal-regulated kinase inhibition/有丝分裂原活化蛋白激酶-细胞外信号调节激酶抑制；FGF2. fibroblast growth factor 2/成纤维细胞生长因子2；FGF8. fibroblast growth factor 8/成纤维细胞生长因子8

二、间脑类器官

间脑是位于端脑和中脑之间的结构，主要包括丘脑、下丘脑及上丘脑等脑区。明国莉课题组报道发现通过双SMAD抑制剂处理，可诱导人类iPSC分化为神经外胚层，同时在3 d后通过WNT3A、SHH和Purmorphamine处理类胚体，可以诱导下丘脑谱系分化，并形成下丘脑类器官。为实现丘脑类器官的构建，则需对神经外胚层组织进行适当的尾部化，如去除阻止尾部化发育的

WNT 抑制剂，同时添加促进尾化的因子胰岛素。在随后的培养中添加 BMP7 促进丘脑神经元分化，同时抑制细胞外信号调控的激酶（extracellular signal-regulated kinase，ERK）通路，防止过度尾部化而影响相应脑区的细胞谱系的生成。

研究人员还开展了大脑中其他功能性区域的类器官构建。垂体前叶是全身激素的重要内分泌中心，分泌促肾上腺皮质激素（adrenocorticotropic hormone，ACTH）和生长激素（growth hormone，GH）等激素，对生存、体内平衡和生长至关重要。与其他前脑区域不同，垂体起源于口腔外胚层而不是神经外胚层。在笹井芳树课题组的研究中发现，早期暴露于 BMP4 有利于非神经外胚层分化，通过 SHH 蛋白和 BMP4 信号的联合应用，hESC 在同一聚集体中可以分化为口腔外胚层和下丘脑 NE，下丘脑 NE 能够诱导口腔外胚层内陷并发育成 Rathke's 囊（垂体原基）。源自 hESC 的垂体祖细胞分化为成熟的激素产生细胞，如促肾上腺皮质激素细胞和生长激素细胞，它们分别分泌 ACTH 和 GH，以响应正向和负向调节信号。此外，当研究人员将体外产生的促肾上腺皮质激素移植到体内时，它们提高了垂体功能减退小鼠的活动水平和存活率。hESC 衍生反应性垂体组织为垂体疾病的治疗应用和疾病建模提供了平台（图 2-4-10）。

三、中脑类器官

中脑富集的多巴胺能（midbrain dopamine，mDA）神经元有调控人类和动物的运动能力、情绪等重要作用，其结构和功能异常和多种神经精神疾病（如帕金森病、药物成瘾和精神分裂症等）有着密切的关系。因此，体外分化 mDA 神经元对于相关神经疾病的研究和治疗具有重要意义。前期利用 PSC 分化 mDA 神经元主要是在平板刚性的基质上进行二维单层培养。由于缺乏 3D 环境和多种细胞类型，常常导致细胞反应不准确，并且无法重现体内组织的重要生理特征。后来研究人员通过双 SMAD 抑制诱导神经外胚层分化及 WNT 激活，同时结合 SHH、FGF8 处理，可以使 hESC 分化为中脑祖细胞，并进一步自组织为 3D 中脑类器官。其构建的中脑类器官中包含表达人类中脑特征标记的不同神经元层，并且可以检测到电活跃且功能成熟的 mDA 神经元和多巴胺的产生，为研究人类中脑及其相关疾病提供了一个便利的体外系统（图 2-4-10）。

四、小脑类器官

在笹井芳树课题组的另一项工作中，报道了基于三维 hESC 分化培养中极化小脑结构的形成。前期的研究已经证实，早期 FGF2 信号（与胰岛素一起）可以诱导鼠胚胎干细胞（mouse embryonic stem cell，mESC）和人胚胎干细胞（human embryonic stem cell，hESC）培养物向小脑细胞谱系分化。基于这些发现，研究人员在抑制 TGF-β 通路的基础上结合胰岛素与 FGF2 处理，使 EB 被引导分化为多种小脑神经元，包括浦肯野细胞（Purkinje cell）、颗粒细胞（granule cell）和中间神经元（interneuron）。同时研究人员发现，FGF19 可以促进具有明显背-腹轴极性的头侧后脑神经管样结构的自我形成，而额外的基质细胞衍生因子 1（stromal cell-derived factor-1，SDF1）处理则进一步促进了菱形唇样结构以及小脑皮质分层结构的自发生成。通过这些研究，可以在 hESC 聚集体的 3D 培养中部分重现人类小脑的早期发育事件（图 2-4-10）。

五、其他材料方法的应用

除了使用化学因子等进行信号调控之外，研究人员也尝试结合组织工程学、材料学等，通过物理层面指导或者优化特定脑类器官的发育。微丝工程脑类器官方法是其中成功的例证之一。细长的 EB 在聚合物微丝制成的支架周围形成，从而可以形成更加连续的脑室结构和神经上皮。而采用旋转生物反应器可以促进营养和氧气的吸收，也能够形成更长的神经上皮样区域，并支持大型、复杂的类器官生长，形成更接近发育中人脑的脑类器官。因此，研究人员开发的小型多孔旋转生物反应器，既可以降低维持类器官培养的成本，又可以消除对培养箱中笨重机器的需求；这种方法允许以更高的效率优化方案，并能够生成模仿背侧前脑、中脑和下丘脑的大脑区域特异性类器官。通过这种方法生成的前脑类器官可以形成具有不同层的皮质结构，在分子、细胞和结构水平上类似于脑室区、内部和外部脑室下区，以及皮质板。其前脑类器官中灵长类动物/人类特有的发育特征（如扩大的OSVZ）的重现为研究人类皮质发育和发育障碍提供了独特的优势。

总之，通过定向分化，科学家们建立起了不同区域特异性脑类器官的构建方法，可以在体外重现各个脑区的发育过程、发育特征及基本组织结构和功能。目前，区域特异性脑类器官的构建仍然存在一些局限性，如缺乏一些细胞组分，包括血管组成细胞、小胶质细胞、少突胶质细胞等，关于如何形成更加有序和特异的三维组织结构、如何重现体内精细的发育过程和调控机制等，仍是脑类器官研究方向面临的重要挑战。

第六节 血管化脑类器官

脑类器官已成功应用于研究人类大脑发育和复杂的人类疾病，但是作为大脑结构的重要组成部分，血管循环系统的缺失在很大程度上限制了脑类器官的应用和优化。脉管系统在大脑稳态和大脑发育中发挥着不可或缺的作用。血管化对于氧气渗透、营养供应和有效的神经祖细胞分化特别必要。氧气渗透的缺乏导致类器官的中心坏死，这会干扰其正常发育和潜在的神经元迁移途径。整合允许充分输送氧气和营养物质的血管结构对于生成不受扩散限制的大尺寸类器官是必要的。此外越来越多的证据表明，大脑血管系统除了输送氧气和营养之外，在发育过程中血管生成和神经发生之间的相互作用还调节神经分化、迁移和回路形成等。因此，人脑类器官的血管化具有重要意义（图2-4-11）。

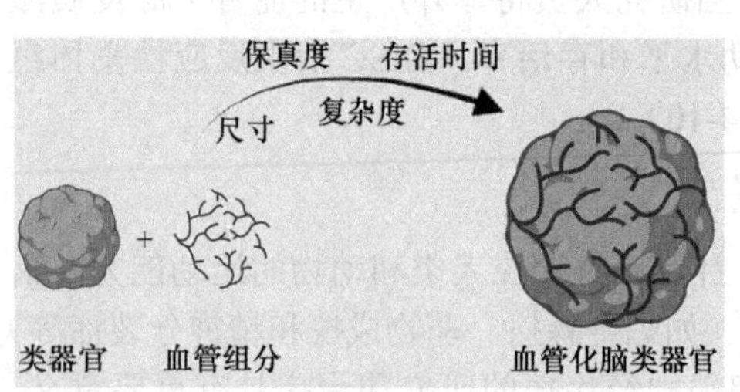

图2-4-11 从类器官到血管化脑类器官——血管的重要性

类器官血管化对类器官尺寸、保真度、复杂度及存活时间影响示意图，随着类器官血管化，其都会相应增加

当类器官生长超过一定大小时，氧气和营养物质难以均匀地扩散到整个类器官，内部细胞会因缺氧而发生凋亡。由于大小和复杂性受限，类器官的功能也受到损害。与无血管化的类器官相比，血管化类器官生长更为健康、存活时间更长，而且具有更复杂的结构，更类似于真实的器官。血管化构建是除脑类器官外，多种不同类器官模型所面临的共性问题。目前，对各种类器官进行血管化的尝试包括调整分化方案、引入微流体装置、3D生物打印血管系统，以及将类器官移植到免疫缺陷小鼠体内。在脑类器官研究中，不同的血管化策略均已有相关报道（图2-4-12）。

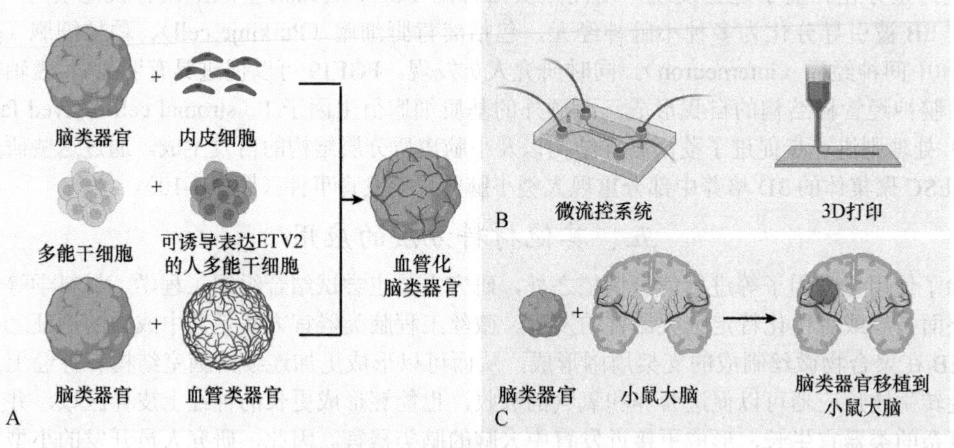

图2-4-12 脑类器官血管化方案

A. 血管组分分化不同策略包括类器官与血管内皮组分的共培养、通过对关键转录因子表达的干预实现血管内皮细胞的定向分化调控、中胚层球体或血管类器官与脑类器官融合培养；B. 在微流控芯片上或通过3D生物打印生成血管化脑类器官；C. 通过植入血管化动物组织来生成血管化脑类器官

一、血管组分分化

通过优化分化方案，在脑类器官中重构血管是目前血管化脑类器官研究最多的方法之一，其具体又可以划分为直接引入血管内皮细胞（endothelial cell，EC）、使用基因工程改造的干细胞分化为 EC、脑类器官-血管类器官融合培养及多谱系共分化等多个不同方向。

脑类器官血管化策略一，是优化类器官与血管内皮组分的共培养。如可通过用基质胶嵌入的 EC 涂覆脑类器官，以模拟发育中的神经周围血管丛。研究人员利用患者来源的 iPSC 构建非定向分化脑类器官，同时将 iPSC 诱导分化为 EC，并在脑类器官培养过程中（第 34 天）将其重新嵌入含有 EC 的基质胶中。经体外培养或移植到免疫缺陷小鼠体内，均可以观察到脑类器官的血管化，但该研究中没有证据显示移植后脑类器官中的细血管组织与宿主大脑建立了功能连接。另外，研究人员也通过在体外将人脐静脉内皮细胞（human umbilical vein endothelial cell，HUVEC）与 hESC 或 hiPSC 共培养，以建立血管化的 hCO。在 hCO 中形成了发育良好的网状或管状血管结构。血管化 hCO 再现了人类新皮质的发育，呈现了与体内相似的细胞类型，包括胶质细胞、中间祖细胞、兴奋性神经元、中间神经元、星形胶质细胞和小胶质细胞等。此外，血管化脑类器官可以在培养系统中存活超过 200 d，并产生自发的兴奋性和抑制性突触后电位以及双向电传输，这表明类器官内存在化学和电突触。而近期研究人员通过直接将人胚胎脑分离的血管细胞移植到皮层类器官，发现移植的血管细胞可以改善神经发生并减少皮质类器官中的细胞应激。

血管化策略二，是通过对关键转录因子表达的干预，实现血管内皮细胞的定向分化调控。ETV2 是一种必需转录因子，被证实可以诱导人皮肤成纤维细胞转分化为功能性 EC。研究人员将基因工程改造的可以异位表达人 ETV2 的 hESC 以一定比例与未改造的细胞混合构建 hCO，hCO 中表达 ETV2 的细胞有助于形成复杂的血管样网络，类血管结构的存在促进了类器官功能成熟的增强。此外血管化 hCO（vascularized hCO，vhCO）获得了多种血脑屏障特征，包括紧密连接、营养转运蛋白和跨内皮电阻表达的增加。并且 ETV2 诱导的内皮支持体内灌注血管的形成。vhCO 形成类似脉管系统的结构，类似于早期产前大脑的脉管系统，它们为体外研究脑部疾病提供了一个新的模型。

血管化策略三，是分别构建中胚层球体或血管类器官与脑类器官，并将其进行融合培养，以实现血管与神经共发育。研究人员已探究了通过融合脑类器官与中胚层细胞聚集体或者血管细胞聚集体来生成人类血管化脑类器官的可行性。与中胚层球体融合培养的脑类器官中，可观察到不同程度的血管化、神经丛的形成，以及内皮芽和小胶质细胞的侵袭。此外，通过分别诱导血管和脑类器官，然后将两种类型的类器官融合在一起，可建立血管化的脑类器官。融合的脑类器官被植入了坚固的血管网络样结构，并表现出神经祖细胞数量增加、功能性血脑屏障样结构，以及小胶质细胞（大脑中的一种特定免疫细胞群）。合并的小胶质细胞对融合脑类器官的免疫刺激做出积极反应，并表现出吞噬突触的能力。此外，利用人脐静脉内皮细胞、人真皮成纤维细胞和人脐带血间充质干细胞产生血管化球体，并与 iPSC 诱导的脑类器官融合。在脑类器官内检测到良好的血管结构组织，以及细胞凋亡减少。

在早期胚胎发育过程中，血管和中枢神经系统虽然是由两个不同的胚层（分别是中胚层和外胚层）产生的，但它们是同时发育的。中胚层是胚胎发生过程中 EC 的唯一来源，然而脑类器官的诱导方案几乎只衍生神经外胚层谱系。血管内皮生长因子（vascular endothelial growth factor，VEGF）对于胚胎干细胞分化为血管 EC 以及血管系统的发育和维持至关重要。此外，最近的证据表明，VEGF 还在神经发生、神经保护和神经元模式中发挥作用。鉴于 VEGF 的这些生物学活性，研究人员探究了经 VEGF 处理的人脑类器官和血管的共分化方案。VEGF 处理在不影响神经形态发生的情况下诱导了血管内皮细胞的共分化，成功发育成具有开环血管结构的脑类器官，表达 EC 标志物血小板内皮细胞黏附分子 1（platelet endothelial cell adhesion molecule-1，PECAM-1）和血脑屏障（blood-brain barrier，BBB）的特征标志物密封蛋白 5（claudin-5，CLDN5）。这些结果表明，VEGF 可用于在体外脑类器官中生成具有 BBB 特征的血管样结构。然而，在长期培养中，脑类器官的血管扩张有限，呈稀疏的血管样结构。

二、微流控装置和 3D 打印

将生物工程技术与细胞、组织发育结合起来，以更有效地生成血管化类器官，是具有前景的交叉研究领域。目前，微流控芯片与 3D 打印技术在脑类器官血管化中也得到了广泛的应用。通过应用微流体灌注系统和 3D 互连网络，研究人员成功重建了离体 BBB 模型。该研究借助冷冻涂层 3D 打印的多孔聚己内酯/聚乳酸羟基乙酸共聚物（polycaprolactone/poly lactic-co-glycolic acid, PCL/PLGA）微流体灌注系统充当脉管系统网络，将内皮细胞接种到网络通道内，形成 3D 互连血管。而其他类型的细胞，包括周细胞、星形胶质细胞和神经元，则在包裹脉管系统网络的胶原基质中共培养，以衍生出血管化神经结构，该结构以高度复杂性和精致性再现了体内 BBB 特征功能。此外，研究人员使用注射成型微流控芯片 Sphero-IMPACT 微流体系统创建的血管化的神经干细胞球体的 3D 模型，证实神经球体与可灌注血管的共培养不仅增强了神经干细胞的分化，而且减少了细胞凋亡。研究人员还可利用微流控芯片平台建立血管生成诱导混合物的浓度梯度，以诱导 3D 微血管网络生成，并通过结合 3D 血管和人皮质球体模型，以高通量形式构建移植在 ECM 水凝胶血管床上的皮质球体。

此外，尽管许多生物相容性材料与 3D 生物打印技术已被用来生成血管支架，但受限于可灌注的组织工程血管的直径限制，将其用于类器官的血管化培养仍有难度。除了类器官的血管化，有研究报道了基于微流体装置来制造高度复合的合成血管，在微流体网格和灌注装置之间提供了可靠的流体耦合，使得利用连续蠕动泵驱动灌注成为可能，从而实现毫米级组织的长期灌注。利用这一微灌注系统，可以生成完全灌注的大尺寸（大于 15 mm^3）神经组织。

三、脑类器官移植

尽管遵循上述策略可用于在体外脑类器官内形成血管样管状网络，但现有模型仍需要解决氧气/营养物供应和真实血液微环境等问题。目前，在体外培养中完全解决该问题仍存在很大的技术难度。因此，研究人员也一直在探索另一种实现脑类器官功能性血管化的策略，即将脑类器官移植到动物宿主体内。利用宿主血管的自然生成，这些血管发芽并生长侵入移植的脑类器官组织，最终在脑类器官移植体中形成与宿主血管网络连通的、可灌注的血管结构。基于有效的类器官体内移植模型，研究人员将人多能干细胞衍生的脑类器官移植到免疫缺陷小鼠中，移植的脑类器官可整合到小鼠的大脑组织中，并表现出渐进的神经元随时间分化和成熟模式、胶质细胞分化成熟、小胶质细胞的侵入整合，以及脑类器官轴突向宿主大脑多个目标区域的投射连接。脑内移植和宿主介导的血管化可促进脑类器官的长期发育，避免了脑类器官中的细胞在体外长期培养时出现的进行性细胞死亡。

另外，将体外预血管化的脑类器官移植到宿主体内，也可以在移植后建立脑类器官的功能性血管化。如在一项研究中，研究人员通过过表达 ETV2 调控人 ESC 定向分化为血管内皮细胞，基于此策略在体外实现脑类器官的血管化，随后将体外预血管化的脑类器官移植到免疫缺陷小鼠后肢的皮下区域。预血管化的脑类器官在移植后，也可以建立血管的功能性灌注。此外，研究人员通过将脑类器官与 HUVEC 共培养建立了脑类器官的血管化，在其移植入小鼠皮质区域后，预血管化显著促进了移植脑类器官的血管形成并减弱了细胞凋亡，并可在移植物和宿主之间产生具有血流的功能性血管网络。以上移植研究中，脑类器官中功能性血管网络的建立可能得益于宿主提供的生长环境，如血液循环等。

综上所述，目前关于脑类器官的血管化已有包括体外、体内的多种策略被报道。血管化是脑类器官健康、长期发育的基础，也是体外模拟脑血管相关病理病变的基础。围绕脑类器官中血管网络的功能实现，目前仍需开展进一步探索。

第七节 脑类器官的融合

大脑是人体最为复杂和精密的器官之一，从结构上可以被划分为不同的功能脑区，每个区域针对性地处理特定类型的神经信息。但是不同脑区不是独立存在的，在大脑发育及整体功能执行过程中，都离不开不同脑区之间的协同作用。如在发育过程中，神经元在特定区域产生，然后迁移并整合到神经网络中。不同的大脑区域间，还会通过形成长距离轴突投射连接，建立复杂的功能性神经网络。这些复杂的、涉及多个区域、多种谱系的脑发育过程，相对而言更难以用早期的非定向分化脑类器官，或者脑区特异类器官在体外呈现。因此，如何建立更为复杂但可控的脑类器官模型，也是近年来脑类器官领域尤其关注的问题。

一、脑区间互作模拟

（一）神经元迁移

非定向分化脑类器官的构建主要基于神经外胚层的自发分化及自组织潜力，可以从人多能干细胞分化为涉及多个脑区（如大脑皮层、脉络丛、海马区等）相应组织三维类器官模型。脑类器官的这种生成方法可以产生多种脑区相关的细胞，具备呈现多区域互作的潜力，但其局限性是它们出现的概率、比例、空间位置等具有高度异质性和不可预测性。脑区特异类器官可更精确展示特定脑区的特征，但同时也缺失了与其他相关区域的互作。如何利用好不同的脑类器官模型，精确地模拟人类大脑不同区域的相互作用，重现复杂的脑区间对话，甚至是重现人神经系统与外周系统之间的连接，引发了众多研究人员的思考和探索。

为了解决这一问题，2017 年，不同的研究小组同时开发出了新的策略。这些研究首先将 PSC 分别分化为不同大脑区域特异性的类器官，然后以受控方式将它们融合在一起，最终形成具有多个不同区域身份的脑类器官。这些类器官模型，及随后报道的类似模型，常被称为组装体。最初被报道的融合脑类器官是前脑类器官组装体，研究人员通过在脑类器官中融合构建背腹侧发育轴，首次成功地在体外三维发育环境下模拟了中间神经元从腹侧端脑组织切向迁移到背侧端脑组织的过程。融合的背侧和腹侧端脑类器官可形成具有两个独特但相互连接的脑区“组装体”，并且可以观察到从腹侧域产生的中间神经元优先向背侧域迁移，类似于体内神经元从大脑皮层下到大脑皮层的切向迁移过程。融合 3D 脑类器官发育环境下迁移的中间神经元展现出类似于人皮质中间神经元表现出的特征性迁移行为，包括中间神经元前导突起（leading process）的移动、细胞质拉伸（cytoplasmic stretching）、细胞核移动（nucleokinesis）等典型的细胞迁移特征。

此外，对背-腹端脑类器官组装体的电生理学检测表明，迁移的人中间神经元也在皮层侧与局部兴奋性神经元建立功能性突触连接。背-腹端脑类器官组装体的构建，也为探究人类中间神经元迁移调控机制提供了难得的体外三维模型。例如，研究人员基于此模型，发现了已知的中间神经元迁移调节因子趋化因子受体（C-X-C chemokine receptor type 4，CXCR4）可以调控融合类器官中的中间神经元迁移，而参与细胞骨架动态调节的非肌肉肌球蛋白Ⅱ也被证实参与了中间神经元的迁移行为调控。进一步，研究人员利用该模型系统，结合疾病相关遗传突变背景，解析了在蒂莫西综合征（一种由 CaV1.2 钙离子通道突变引起的神经发育障碍）中，中间神经元表现出异常迁移突变和相关机制。此外，还可更为系统地筛查中间神经元的迁移调控因子，如结合背-腹端脑类器官组装技术以及成簇规律间隔短回文重复（clustered regulatory interspaced short palindromic repeat，CRISPR）筛选技术。近期研究人员还报道了一项系统分析了 425 个神经发育障碍（neurodevelopmental disorder，NDD）相关基因在人类中间神经元发育中所发挥的功能，研究结果表明该基因集中有 46 个基因（约 11%）的突变会干扰中间神经元发育。其中 13 个候选基因参与调控中间神经元生成，包括 *SMAD4*；以及 33 个候选基因，包括细胞骨架相关基因和内质网相关基因 *LNPK*（lunapark ER junction formation factor），参与调控中间神经元迁移。背-腹端脑类器官组装体的构建，为进一步利用脑区特异类器官的优势，在体外精确可控地模拟人类大脑内的更复杂、跨脑区互作提供了全新的思路。

（二）神经元轴突投射

轴突投射是神经系统环路发育与功能构建的重要基础。如大脑皮层神经元在其发育过程中，通过靶向轴突投射与神经系统的其他区域（如丘脑、脑干、脊髓等）建立联系。皮质纹状体投射则是调节运动行为前脑回路的关键组成部分。与神经元的迁移行为类似，这些不同的轴突投射发育模式异常也常与多种脑疾病密切相关，而如何在体外，尤其是针对人类大脑，开展生理相关的模型构建，是一直以来难以解决的技术挑战。基于经典共培养策略构建的复杂多脑区融合类器官展现了其在大脑发育和疾病研究中独特的优势。在利用脑类器官组装体成功模拟了细胞跨脑区的迁移后，研究人员很快也构建了模拟长距离轴突投射、神经元远程连接的脑类器官组装体（图 2-4-13）。

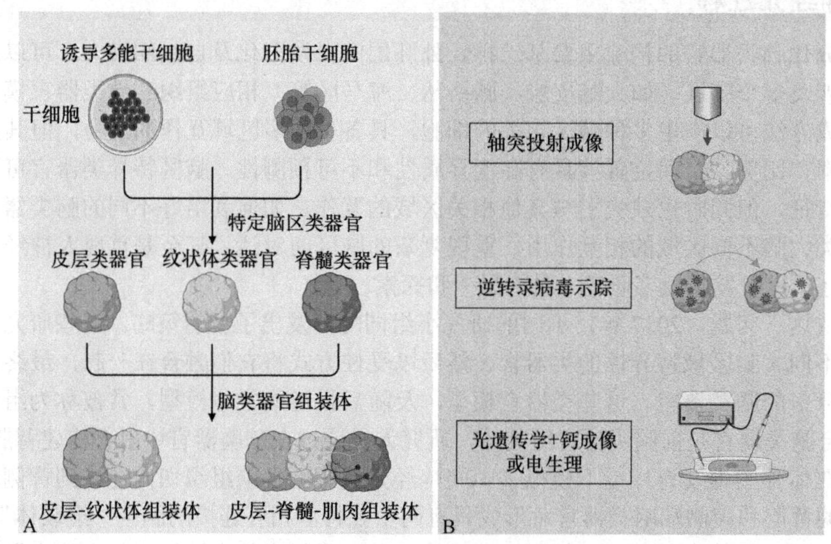

图 2-4-13　脑类器官组装体的构建和功能测定

A. 使用人多能干细胞衍生的区域特异性神经培养物和组合体对发育中的人脑进行体外建模；B. 对类器官组合体神经环路进行高级功能探测的主要方法，包括轴突投影的实时成像、组合体中的逆行病毒追踪或者在组合体中使用钙成像或电生理记录的光遗传学方法

皮层-丘脑类器官组装体模型是首个构建的三维轴突投射脑类器官模型。研究人员在首次建立人丘脑类器官（human thalamic organoid，hThO）后，通过将 hCO 和 hThO 融合培养，在体外 3D 环境中重现了人类丘脑和脑皮质之间的双向轴突投射发育过程。丘脑至皮质区域的投射模式并非随机发生，而是更为富集于脑室区样区域的外侧，因而体现出了与体内胚胎脑发育过程中丘脑-皮质投射类似的范式。从功能发育角度，研究人员还发现融合后的皮质-丘脑类器官中可以检测到丘脑神经元放电频率的提高，说明 hThO 和 hCO 之间可能存在潜在的功能相互作用，与靶区域的连接有助于丘脑神经元内功能的成熟。这一模型的构建，不仅为体外研究人类丘脑发育和丘脑相关脑部疾病提供了新机会，更为在生理相关环境中研究不同脑域之间相互作用提供了全新的窗口。

在皮质-纹状体组装体研究中，研究人员建立了诱导人类多能干细胞分化为人类纹状体类器官的方法，该脑类器官类似于正在发育的人类纹状体，可以生成电活性中等多棘神经元等。进一步将其和大脑皮质类器官组装起来，形成了皮质纹状体组合体。研究人员对完整或切片的组合体进行病毒追踪和功能分析，发现皮质神经元将轴突投射发送到纹状体类器官并形成突触连接，在体外成功模拟了人类皮质纹状体回路。中型多棘神经元在组装后电生理成熟，并在皮层神经元的光遗传学刺激后表现出钙活性。此外，研究人员从患有由染色体 22q13.3 缺失引起神经发育障碍的患者中获得皮质纹状体组合体，并捕获与疾病相关的钙活性缺陷，表明这种方法将允许体外研究和评估皮质纹状体的发育和功能组装。因此，皮质-纹状体组装体可用于重现疾病中人类细胞神经活动的改变，模拟皮质纹状体回路的其他神经精神疾病，包括抽动秽语综合征、孤独症谱系障碍和强迫症。此外，它还可以研究亨廷顿病中亨廷顿蛋白的跨神经元皮质纹状体扩散。

不同脑区组装体神经环路的构建，以及对所得神经环路进行高级功能探测和操作的可行性，包括病毒示踪、电生理检测、光遗传学刺激检测等，可以增加我们对疾病中神经元连接机制的理解。例如，在组装区域特异性类器官之前递送视蛋白，将允许我们对组装体的一个部分进行光遗传学刺激，同时记录组装体另一侧的电或光学活动。现有的研究证明，通过利用受控整合和自组织，各种特定区域的脑类器官生成的组装体可用于研究细胞的新兴特性并破译疾病表型，加速寻找神经精神疾病的新疗法（图 2-4-14）。

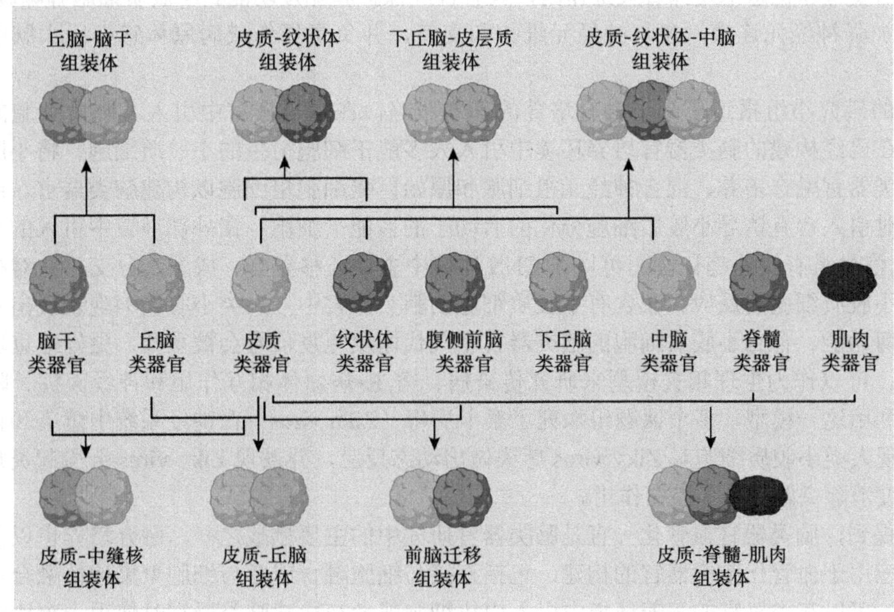

图 2-4-14　在组装体中构建人类神经元回路示意图

除了模拟大脑中不同区域间的互作，人类中枢神经系统对外周器官组织的调控也可通过类器官组装体重现。皮质运动通路的主要功能是调节后脑和脊髓的神经活动以产生协调运动。大脑皮层中的皮质谷氨酸能神经元，通过下行通路发送远程轴突来调节后脑和脊髓中的网络，以激活肌肉并诱导肌肉收缩产生运动。研究人员在将气液界面培养的非定向分化脑类器官切片与从胚胎小鼠身上解剖的脊柱切片共培养时，观察到皮层下投射束可以支配小鼠脊髓外植体，并且在人类突出轴突和小鼠脊髓神经元之间可见突触。与脊髓组织连接在一起的椎旁肌以依赖于完整的类器官衍生的神经支配束的方式收缩。虽然是基于异种组织培养，但是这些结果在一定程度上初步揭示了体外构建的人类中枢神经具有功能性输出且对外周器官组织进行支配的可能性，为检查人类中枢神经系统发育和疾病的相关方面提供了新的机会。

为了进一步构建人源的皮质-运动控制类器官模型，研究人员探索了分别构建大脑皮层和后脑/脊髓的类器官，并将它们与人类骨骼肌球体组装起来，生成 3D 皮质运动组合体。基于该策略，研究人员在人多能干细胞衍生的类器官中实现了体外模拟人皮层神经元的运动控制过程。大脑皮层、后脑/脊髓和骨骼肌的完整 3D 类器官组装体能够形成生理相关的连接，构成神经连接。这些神经连接可以在体外长期维持以模拟细胞和功能变化，并且可以在多个水平上进行光遗传学或药理学操作以控制人类肌肉收缩，或者模拟皮质对肌肉收缩的控制。通过狂犬病毒示踪、钙成像和膜片钳记录等神经环路功能检测，研究人员发现皮质神经元投射并与后脑/脊髓类器官形成远程功能连接，而脊髓源性运动神经元投射并与肌肉连接。皮质球体的谷氨酸释放或光遗传学刺激会触发3D肌肉的强烈收缩，并且组合体在融合后长达10周内在形态和功能上保持完整。体外皮质运动通路类器官组装体首次实现了3种不同类器官的复杂功能性融合，凸显了3D培养物卓越的自组装能力，模拟人脑发育过程中复杂的细胞相互作用，并形成可用于理解发育和疾病的功能电路。这一系统可用于深入了解皮质-脊髓-肌肉回路的进化、发育和疾病，为理解不同类型的神经环路的组装和发现治疗策略提供新的见解。

二、谱系间互作

脑类器官组装体策略，也可用于体外重现神经系统与其他谱系来源组分的复杂互作。其中，典型的研究是关于小胶质细胞的分化与互作。小胶质细胞是中枢神经系统中常驻的单核吞噬细胞，它们在大脑发育和稳态中发挥着关键作用，具有神经保护和免疫功能。小胶质细胞吞噬凋亡细胞，修剪突触加强神经元连接，参与神经元维护和支持，并负责损伤或病原体感染后大脑中的炎症反应。

不同的研究小组报道了基于融合培养的基本策略，在脑类器官中引入小胶质细胞的不同方法，包括在已经构建的脑类器官培养环境中引入人多能干细胞衍生的小胶质细胞、将小胶质细胞球体与脑类器官融合培养、混合神经元祖细胞和原始巨噬细胞祖细胞以构建脑类器官，或者构建脑类器官时引入含有诱导小胶质细胞分化的启动子的多能干细胞。在外部环境中引入的小胶质细胞对CNS信号具有快速趋化性，可以在CNS环境中主动迁移整合、成熟、分支，并对损伤做出类似于脑小胶质细胞的反应。在含有小胶质细胞的脑类器官中，人类小胶质细胞表现出吞噬活性和突触修剪功能。含有小胶质细胞的脑类器官相关代谢及免疫信号会被重塑，更好地重现体内脑组织功能，可以作为生理相关模型来研究传染病、宿主-病原体相互作用和神经炎症、阿尔茨海默病等。利用这一模型，多个课题组探究了寨卡病毒（Zika virus）在神经系统中感染和损伤的机制，如发现人类小胶质细胞对Zikv virus感染做出动态反应，并发现Zikv virus会引起炎症和小胶质细胞过度消除突触成分的潜在作用。

上面提到，脑类器官血管化一直是脑类器官研究中的主要挑战之一，融合培养也以多种不同的策略被应用于血管化脑类器官的构建，包括直接与细胞融合或者与细胞聚集球体融合。直接与细胞融合，可以在类器官的培养环境中引入内皮细胞或者在构建脑类器官时使用一定比例可以异位表达ETV2的多能干细胞，在类器官发育的特定时期诱导ETV2表达，从而促使细胞向内皮细胞分化。此外，研究人员也探究了融合脑类器官与血管类器官。融合后的脑类器官可以观察到不同程度的血管化、内皮芽的形成和小胶质细胞的侵袭。这些不同的策略，都在人脑类器官中呈现了神经外胚层谱系与中胚层谱系间的互作。

此外，将脑类器官移植到动物体内也可以看作是一种在体的融合方式。如血管化脑类器官构建的有效方式之一，是将脑类器官移植到宿主动物体内，借助宿主血管的生成而在类器官内部形成血管结构。在另一项研究中，研究人员是将iPSC衍生的脑类器官植入新生免疫缺陷大鼠皮层中。来自移植物的神经元经历了实质性的成熟，并整合到感觉及运动回路中，接受丘脑-皮质和皮质-皮质输入，能够引起感觉反应，并将轴突投射延伸到大鼠大脑中，从而驱动寻求奖励的行为。移植的皮质神经元比体外对应的神经元表现出更复杂的形态、突触和内在膜特性，并参与控制行为的宿主回路，这使得能够发现来自蒂莫西综合征（Timothy syndrome，TS）个体的神经元的缺陷。对比正常和患者来源的iPSC衍生的脑类器官移植，发现TS神经元的树突形态发生了改变，以及电活动存在明显差异，说明了该移植平台在体内揭示疾病表型的能力。

第八节　脑类器官的应用

大脑作为人体内最复杂的器官，对其开展研究一直是神经生物学领域的重要挑战。然而，由于人脑的复杂性、难以触及性等原因，我们对其的认识仍然非常有限。多种模式动物和体外模型为我们理解人脑提供了重要信息，同时，鉴于人脑与其他物种的巨大差异，也十分有必要开展围绕人类特异模型的研究。尤其是对于疾病机制、药物发现等研究，需要尽量结合人源遗传背景开展研究。近年来，脑类器官技术的快速发展为人脑研究带来了新的可能性。通过建立模拟人脑的体外模型，脑类器官为我们解析人脑的发育、疾病机制及药物筛选等提供了独特的工具（图 2-4-15）。本节将对脑类器官技术的应用进行介绍。

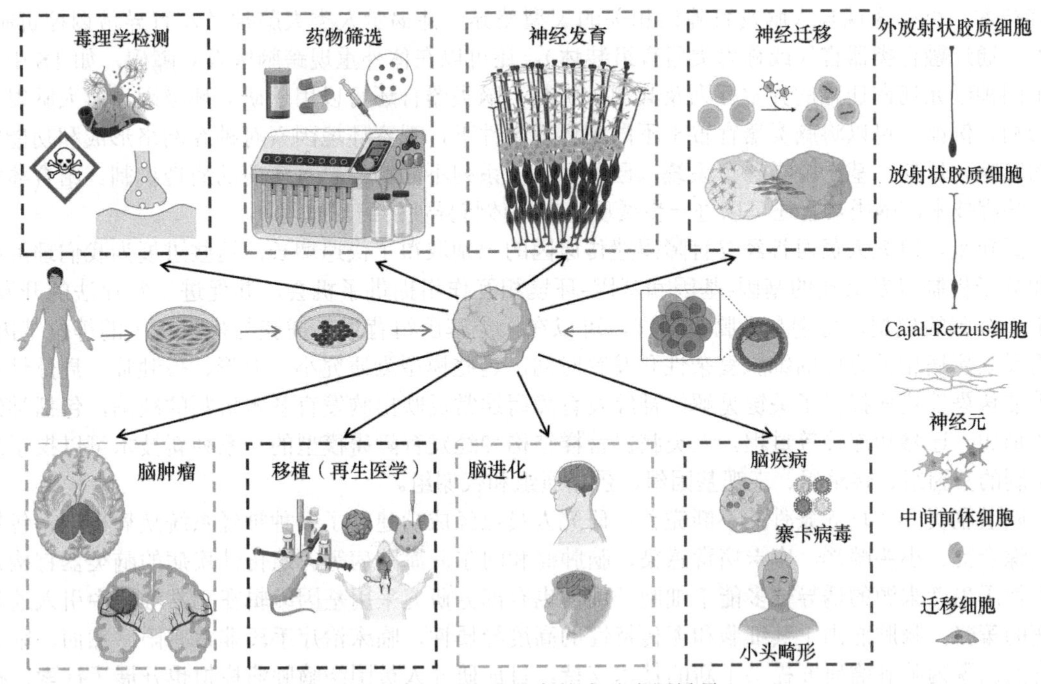

图 2-4-15　脑类器官的多种应用场景

脑类器官可用于进行毒理学检测和药物筛选；研究脑发育时外放射状神经胶质细胞、神经元的迁移和不同脑区的神经环路形成过程；也有希望成为未来再生医学（如将体外培养的脑类器官移植入体内、精准医疗等）的有力工具；脑类器官还可以探测物种特有的进化特征和机制；或用于进行各类疾病机制研究，如病原体感染、脑肿瘤等。

一、脑类器官与脑发育、脑疾病研究

脑类器官技术的建立为体外精细跟踪人类神经发育疾病的发生机制提供了新的机遇，并对于了解人类和动物中存在的表型差异相关的疾病具有重要意义。在不到 10 年的时间里，脑类器官被广泛应用于研究多种神经发育疾病，并与基因编辑、组学筛选、高分辨成像等前沿技术密切结合。目前，已成功应用脑类器官进行神经发育疾病的研究，主要包括常染色体隐性遗传小头畸形相关疾病（autosomal recessive primary microcephaly，MCPH）、孤独症谱系障碍（autism spectrum disorder，ASD）、雷特综合征（Rett syndrome，RTT）、蒂莫西综合征、结节性硬化复合征（tuberous sclerosis complex，TSC）和唐氏综合征（Down syndrome，DS）等。一系列研究表明，脑类器官可作为揭示人类神经发育疾病表型、病理机制，甚至潜在治疗方法的重要平台。

脑类器官中的多种细胞类型不仅允许有效地模拟人脑皮层的发育过程，还能捕捉到人类胚胎在脑皮层发育过程中的基因组和表观基因组特征。更为重要的是，脑类器官还能表现出特定神经元的生理特性，如神经元电生理活动。一项研究通过对从 23 天到 6 个月发育阶段的 8 个不同的皮质类器官进行了单细胞测序分析，揭示了皮质类器官发育过程中的细胞类型多样性与内源性胚胎发育相似，且不受代谢状态的影响，这一结果再次证实了脑类器官作为体外发育模型在研究人脑皮层发育方面的重要价值。不仅如此，对比脑区特异性脑类器官技术，脑类器官组装体还可用于模拟更复杂的神经发育过程，从而反映神经系统疾病中更微妙的功能异常。

脑类器官能更贴近体内生理环境下模拟神经发育障碍，且由于脑类器官可由人源干细胞建立，其应用还有助于重现人类特异性发育过程。例如，CDK5 调控亚基相关蛋白 2（CDK5 regulatory subunit associated protein 2，CDK5RAP2）基因编码中心体蛋白，其突变会导致人脑发育障碍，患者的大脑体积明显减小，而同样的基因突变对小鼠大脑的体积和形态无显著影响。通过 3D 脑类器官技术，可以重现与人脑发育障碍相关的表型差异，并揭示人类大脑神经发育异常调控机制。此外，通过融合类器官（或称为类器官组装体），还可以在体外重现跨脑区发育障碍，如 TS 中皮层中间神经元切向迁移的异常行为及其调控机制。脑类器官还可以用于研究环境因素对人脑发育的影响。例如，可以将脑类器官置于不同的环境条件下，观察环境因素对神经网络形成和功能发展的影响。目前，基于脑类器官系统，已发现了一系列不同神经发育疾病的病理机制。结合体细胞重编程技术，脑类器官还可以进一步展现患者个体特异性的病理过程。

近年来，研究人员对神经发育障碍遗传原因的识别取得了快速增长，这些进展为我们理解细胞和分子机制以及潜在的基因-基因和基因-环境相互作用提供了机会，并促进了新疗法的开发。基于干细胞的模型，特别是人脑类器官，可以在人类基因组背景下捕获与疾病相关的等位基因，从而反映疾病相关方面的细胞复杂性和发育时间。这些模型为研究小头畸形、孤独症、局灶性癫痫等非传染性疾病提供了关键见解。神经发育障碍通常反映出脑发育基本机制的缺陷，包括神经元的形成、迁移和连接等过程。人类脑器官样结构神经发育障碍模型的一系列新技术可以揭示疾病机制的基因组、转录组、表观基因组、蛋白质组和代谢组。

随着脑类器官培养条件的不断完善，研究人员已经成功建立了多种神经系统疾病模型，包括唐氏综合征、小头畸形、寨卡病毒感染、脑肿瘤和阿尔茨海默病等。遗传性疾病的脑类器官构建常常使用患者来源的诱导性多能干细胞开展，也有部分研究采用基因编辑在正常细胞中引入遗传突变的策略。脑肿瘤由于其细胞和遗传特性的高度异质性，临床治疗手段非常有限。然而，脑类器官的出现为脑肿瘤研究提供了新的技术支持。目前研究人员围绕脑肿瘤模拟也开展了探索，提出了不同的策略，如调控脑类器官中部分细胞的原癌基因和抑癌基因突变、三维培养患者大脑中分离的肿瘤组织，或将患者组织的脑肿瘤细胞与脑类器官共培养等。这些模型在组织形态学、转录组和肿瘤侵袭性等多个方面可模拟患者肿瘤组织的特征，可作为新的脑肿瘤机制研究模型及靶向药物测试平台。

神经退行性变性疾病是指由神经元的死亡或退化而引起的一类疾病，如阿尔茨海默病、帕金森病、亨廷顿病、肌萎缩侧索硬化等。这些疾病会导致患者的认知、运动和行为功能受损，严重影响患者的生活质量。然而，针对这些疾病目前尚没有有效的治疗方法，这使神经退行性变性疾病成为医学领域的重大挑战。传统的研究方法主要是通过小鼠模型来研究神经退行性变性疾病，但需要认识到，模式动物并不能完整呈现人脑疾病的特点。人与其他模式动物间存在的物种差异，也是药物发现研究中导致转化成功率低的关键因素之一。近年来，研究人员开始采用脑类器官模拟多种神经退行疾病，尤其是阿尔茨海默病、帕金森病等。其他涉及脑与外周互作的疾病，如肌萎缩侧索硬化，则需要构建更为复杂的脑类器官模型，如可体外重现神经与肌肉连接和调控的类器官组装体。虽然相关的探索仍处于起步阶段，但相信接下来脑类器官模型工具开发与疾病机制认识将取得相辅相成的进展。

二、脑类器官与药物发现

脑类器官在药物筛选和疗效评估中也发挥着重要的作用。

首先，利用脑类器官建立的疾病研究模型可以帮助研究人员深入探究疾病的病因及致病机制。这些模型可以通过不断培养来增加样本数量，从而提供了一个技术平台，使得体外大规模测试药物功效和制订有效治疗策略成为可能。通过这种方法，研究人员能够更全面地评估药物对脑类器官的影响，为药物筛选提供更准确的结果。

其次，患者来源细胞产生的脑类器官可用于创建个性化的疾病模型，这对于理解多基因疾病的发病机制非常有帮助。通过使用患者的干细胞，可以生成与患者自身大脑相似的类器官，从而更好地模拟疾病的发展过程。这种个性化的疾病模型有助于研究人员深入了解不同个体之间的差异以及药物对不同个体的疗效差异，为制订个体化的治疗方案提供了基础。

此外，脑类器官还为细胞替代疗法提供了新的可能性。细胞替代疗法是一种治疗神经系统疾病的方法，通过将干细胞定向分化为特定的神经元或前体细胞，然后将其移植到患者的病灶部位，以修复神经损伤。经过过去 20 多年的发展，神经系统相关的细胞治疗研究取得了长足的进展，如关于帕金森病的中脑多巴胺能神经元治疗，国内外均有相关的临床研究在开展。然而，目前细胞治疗存在的一个挑战是移植的细胞存活率较低。除了通过其他优化途径提高移植物的存活率，由于脑类器官可以在体外模拟类似体内的微环境，具有类似体内细胞类型的多样性和组织结构，将三维脑类器官进行移植用于细胞治疗或许会帮助移植体的存活和整合。目前已有的研究结果确实也显示，脑类器官可以有效整合入动物的大脑，并与动物的脑血管和神经网络相互连接。移植以后的脑类器官，与体外培养相比可实现更丰富的神经元亚型分化，展示出更复杂的神经元形态，也可与宿主大脑建立长距离的神经投射连接，甚至参与到宿主的脑功能活动。这些研究为脑类器官细胞替代治疗的进一步发展奠定了基础。

另外，器官毒性是药物开发失败和批准被撤回的主要原因。与动物模型不同，类器官可实现对人体细胞的毒性测试；与二维细胞系或干细胞分化产物不同，三维类器官更能在生理相关的环境里预测药物反应。因此，三维类器官可以帮助开展人源背景的、更准确的毒性预测分析。通过利用脑类器官建立疾病模型，研究人员能够更全面地评估药物的疗效，并制定出更有效的治疗策略。此外，脑类器官还为个性化疾病模型的创建和细胞替代疗法的发展提供了新的机会。

三、脑类器官与动物模型

人类新皮层的演化被认为是解释人类与其他哺乳动物物种之间认知功能差异的关键过程（图 2-4-16）。神经元数量的增加和皮层表面的扩张使得从平滑脑皮质向高度折叠的脑皮质的转变成为可能。然而，由于获取人类脑组织的困难，我们在揭示人类脑发育以及神经和神经精神疾病机制方面往往会受到限制。动物模型已经被广泛应用于研究大脑的发育和功能，目前对新皮质发育的理解主要来自啮齿动物的细胞和分子研究。尽管啮齿动物模型已经揭示了许多哺乳动物普遍存在的新皮质发育的关键特征，如六层皮质结构和不同功能区域的区域化，但人类和啮齿动物的脑发育存在许多差异。例如，在胚胎发育期间，神经祖细胞的组织和行为在人类和啮齿动物之间存在差异，这在很大程度上决定了人类新皮质的扩张和折叠。鉴于人类大脑发育与啮齿动物大脑发育之间的显著差异，将从啮齿动物模型获得的知识应用于人类大脑并不总是合适的。虽然非人灵长类动物与人类在进化上相似，但其高昂的成本和长期的发育周期限制了它们在研究大脑发育和神经疾病方面的应用。

除了难以复制人类脑发育的局限性之外，动物模型在揭示人类神经发育和神经精神疾病的遗传基础方面也存在明显的局限性。例如，孤独症谱系障碍和精神分裂症（schizophrenia，SCZ）患者的认知和行为异常，由多基因变化引起。尽管动物模型可以解析一个已确定的突变基因在疾病表型中的作用，但难以阐明多基因贡献。因此，需要新的模型系统来重现人类大脑的特征，以便识别神经发育和神经精神疾病的机制。已有多项研究证明了脑类器官能够重现包括神经发生、神经迁移、神经定位、层状组织和神经环路形成等体内过程。因此，脑类器官可以作为揭示人类大脑奥秘的替代动物模型。与动物模型相比，脑类器官可以降低实验复杂性，适用于实时成像技术。许多脑类器官可以在培养中进行广泛扩增并保持基因组稳定性，这使得它们适合建立生物样本库和进行高通量筛选。

脑类器官作为有别于传统 2D 培养和动物模型的技术，具有许多优势。相比于传统的 2D 培养，脑类器官可以更好地模拟真实的生物环境，使研究结果更具可靠性和可重复性；还可以模拟

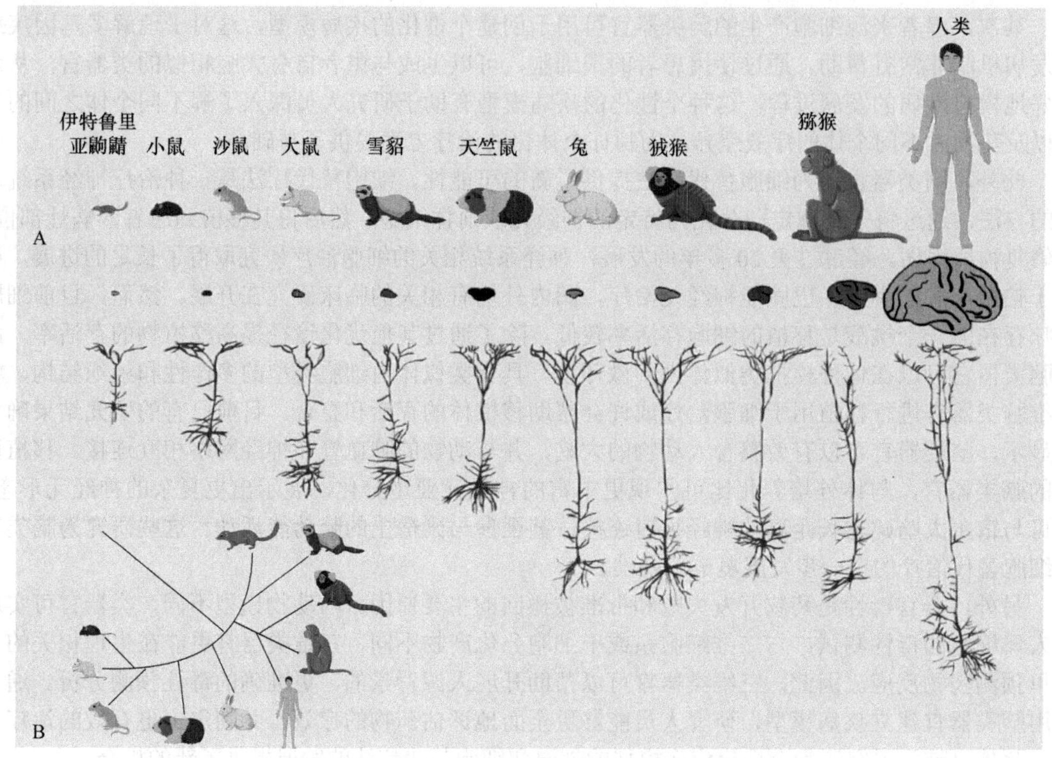

图 2-4-16 人和 9 种哺乳动物的第五层锥体神经元形态比较

A. 哺乳动物大脑中的神经元可以接收来自数千个其他细胞的电信号，这些输入决定了它们是否会发出动作电位。来自麻省理工的团队研究了 10 种哺乳动物物种中大脑皮层的 L5 神经元的形态，且发现几乎每种动物的离子通道浓度都随着神经元的体积增加而增加，而人的神经元例外，其离子通道密度比预期要低。图上方配有相应的皮层示意图。B. 无根的系统发育树

真实器官的结构和功能，包括细胞类型和组织结构的相互作用，保证了一定程度上的生物复杂性。这使得研究人员能够更好地理解器官发育和疾病的发生机制，为疾病的早期诊断和治疗提供更准确的方法。脑类器官还有助于减少对动物实验的依赖，使得实验过程更可控，还能够降低实验成本，并提高实验效率。

此外，由于可以获得患有遗传性疾病的 iPSC，脑器官已被广泛应用于探索神经和神经精神疾病的病理机制。特别是，从患者 iPSC 衍生的脑器官提供了对复杂多基因疾病的建模机会，包括那些未确定风险位点的疾病。随着基因编辑技术的发展，可以将靶向突变或靶向基因修复引入脑器官系统，或者结合组学筛选，以了解各种人类神经发育和神经精神疾病的病理生理学。

第九节 小 结

本章阐述了脑类器官的发展历程、培养方法、结构与功能。从分化技术角度，介绍了多种基于非定向分化构建的脑区特异类器官、融合培养的类器官，以及可展示多种谱系互作的复杂类器官等。伴随脑类器官技术在过去 10 年的快速发展，该模型也被广泛应用于多种研究中，尤其涉及了脑发育、进化、疾病模型、药物测试，以及体内移植等。总体来看，在传统模式动物、早期二维细胞培养（包括干细胞二维分化）的基础上，脑类器官技术的发展为我们深入认识人脑提供了重要的体外模型。对于部分研究内容，如涉及已灭绝物种的脑进化相关研究，脑类器官甚至成为难以替代的模型。

虽然脑类器官在脑发育、疾病建模和再生医学等研究中发挥了关键作用，甚至为开发个性化疗法提供了平台，但其脑类器官技术仍存在不少挑战和局限性，如脑类器官技术的发展引起了伦理关注。脑类器官是否应该被视为“生命体”、是否应该受到动物实验法规的限制，以及是否应该

对其进行道德评估等，都是大家比较关注的问题。尽管脑类器官更类似于早期胚胎大脑，但随着类器官技术的发展，精细而复杂的脑类器官是否可能会变得有意识，如唤起情感或发展记忆等。虽然目前来看，出现这种情况的可能性极低，但仍需要提前开展相关的伦理讨论，以更好地推动脑类器官技术的发展和应用。

脑类器官模型的发展需要持续的技术改进。虽然与传统体外模型相比，脑类器官已具备独特优势，但与真实的人脑相比，其改进空间依然很大。例如，需要优化脑类器官的培养条件、实现更完善的细胞类型分化、实现更好的功能成熟等，以提高该模型的生理相关性。也需要优化更为稳定的分化方案，提高样本间的一致性，尤其是克服不同的多能干细胞在分化为脑类器官时存在的差异性等问题。需要寻找更合适的维持脑类器官长期健康成熟的培养条件，降低长期培养时类器官中可能存在的应激环境。有研究表明，长期培养时脑类器官内可激活细胞应激途径，这将损害类器官中细胞类型的特异性分化。此外，尽管类器官中的神经元群体包括皮质板的各种分子特征，但它们无法概括类似于人脑的六层空间组织。如何在现有皮质类器官模型基础上，完善结构精细的皮层组织，更为保真地模拟人脑大脑皮层，也是目前有待进一步探究的问题。因此，在探索人类大脑的发育的调控机制、功能机制，以及相关疾病时，也需认真考虑脑类器官模型现有局限性是否会带来影响。

除了神经外胚层相关细胞构成，大脑也与其他胚层密切互作。而现有脑类器官技术在重现血管和免疫组分方面也需要进一步完善。近年来，研究人员通过不同的构建策略，已经建立了具备血管组分的脑类器官，但其中血管网络的结构、功能、长期培养等仍需要进一步优化，而在脑类器官中仍然难以建立免疫环境。免疫活动维持着关键的身体防御系统，并与几乎所有类型的疾病相互作用，如颅内感染和神经退行性变性疾病，若能克服这类问题，也将大大扩展脑类器官的应用范围。作为神经与免疫互作的典型代表，小胶质细胞在脑类器官中的分化与整合，以及将其应用于神经系统疾病的模拟，近年来已取得了一定的进展，也有望帮助研究人员在体外精细研究更复杂的病理病变过程。

总体来看，脑类器官技术的发展需要继续关注提高该模型的复杂性和可信度。例如，需要将脑类器官的结构和功能与人体大脑相对比，使用生物学乃至物理学和数学等多学科的方法来解析脑类器官的特征。此外，也需要将脑类器官的模型与临床数据相结合，以验证脑类器官技术在疾病诊断和治疗方面的应用潜力。尽管脑类器官是一种全新的体外模型，也存在需继续改进之处，但相信通过不断地推动其发展更新，尤其与多种其他研究模型结合互补，该技术将成为生物医学研究的重要工具，也为疾病机制和治疗研究提供新的思路和方法。

第五章　3D 组织工程类脑

尽管脑类器官是3D片上生物脑的主要形式，因其自组织特性，干细胞分化形成的3D生物神经网络存在样本间差异性以及细胞组分不完善等问题。组织工程技术作为一种结合工程学、细胞生物学等多学科技术的方法被引入到离体3D生物神经网络的构建中，将生物材料支架与细胞结合，设计构建出能够模拟人类大脑结构和功能的类脑结构体，即3D组织工程类脑，有望通过模仿不同的大脑区域结构特征和神经网络，通过片上脑机接口技术来重现大脑功能。

第一节　组织工程类脑的基本概念及发展需求

一、组织工程类脑的定义

组织工程结合了生物学、工程学等多学科原理和方法，是一门用于构建具有类似于人体组织或器官结构和功能的人造组织、器官结构体的学科。其主要目的是：①构建模拟人体生理环境以及组织结构与功能的组织、器官模型，克服现有体外模型细胞密度低、营养交换不良和长期培养受限的问题；②为损伤组织和器官提供可替代的人造结构体，以修复损伤组织、促进组织再生。组织工程结构体主要由种子细胞、支架材料、生长因子、细胞外基质和再生微环境五大因素组成（图2-5-1），这些组成因素会根据所需组织结构的设计、细胞和生物材料的选取、制造方法及应用场景来进行设计组合，以满足使用要求。

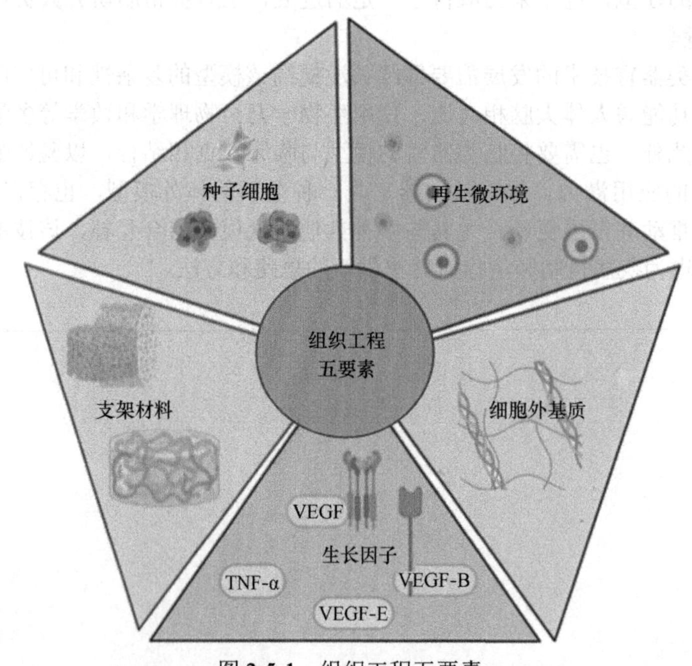

图2-5-1　组织工程五要素

3D组织工程类脑是利用组织工程手段，将生物材料支架与细胞结合，设计构建出能够模拟人类大脑结构和功能的类脑结构体，进而实现体外建模或再生修复。由于生物材料和制造技术的不断进步，生物3D打印技术、静电纺丝等快速制备技术的出现，使3D组织工程类脑也在迅速发展，表现出重建复杂3D人脑的潜力。

二、组织工程类脑的重大需求

神经系统疾病影响着全世界数十亿人，对于严重的脑部疾病和重大损伤后大脑中神经元的再生能力非常有限。目前的治疗手段仅限于提供一定的功能恢复，因此亟须提出一种有效的治疗方法。神经元再生能力有限主要是因为在皮质生成完成（胎儿和新生儿发育结束）后，细胞微环境中促进细胞分裂、轴突生长和组织水平主要结构重塑的内在能力逐渐丧失。与所有组织一样，中枢神经系统在机械损伤（如压迫或撕裂）或其他损伤（如缺血或栓塞）后会经历炎症反应。在短期内，局部液体积聚和白细胞浸润会在损伤部位形成细胞毒性环境；到损伤后期，伤口部位通常会被纤维化的神经胶质瘢痕取代。因此，除了再生能力有限外，损伤部位的生化和生物力学及免疫原性因子也会协同作用，从而抑制轴突再生，加大脑损伤再生修复难度。各种机制的不明确是临床上对脑损伤修复手段缺乏的主要原因。

健康和病理性脑组织的体外模型在研究脑疾病发病机制，以及发现和验证新治疗方法中具有重要作用。目前，由于缺乏能够再现人脑结构和功能复杂性的体外模型，药物的评估和筛选也需要经过很复杂的流程。因此，临床上对可靠的体外组织工程类脑模型有着巨大的需求。体外 2D 细胞模型由不同类型的神经元组成，这些神经元以高密度培养在 2D 培养板上，经历自发组织后能够形成体外模型。与体内模型相比，它们因操作简单、具备可重复性及成本较低而被广泛用于临床前测试。然而，体外 2D 大脑模型过度简化了大脑的细胞微环境，无法重现生理条件下复杂的 3D 大脑结构中神经元之间的相互作用。此外，它们还会受细胞变异、寿命有限和功能发育有限等问题的影响，进而导致实验结果存在偏差。由于体外 2D 模型的局限性，3D 类脑模型被提出，用于在体外重现复杂人脑结构和功能。脑组织的体外 3D 模型可以研究细胞-细胞外基质（extracellular matrix，ECM）相互作用、细胞-细胞通信和电生理网络特性，用于弥补 2D 细胞培养物和动物模型的不足。更重要的是，除了模仿 3D 细胞微环境外，3D 组织工程类脑模型还有望通过模仿不同的大脑区域结构特征和神经网络来重现大脑功能。基于此，3D 组织工程类脑模型有望作为脑损伤相关疾病有效药物的筛选工具，也可用于脑疾病发病机制的体外研究，具有广阔的临床应用前景，见图 2-5-2。

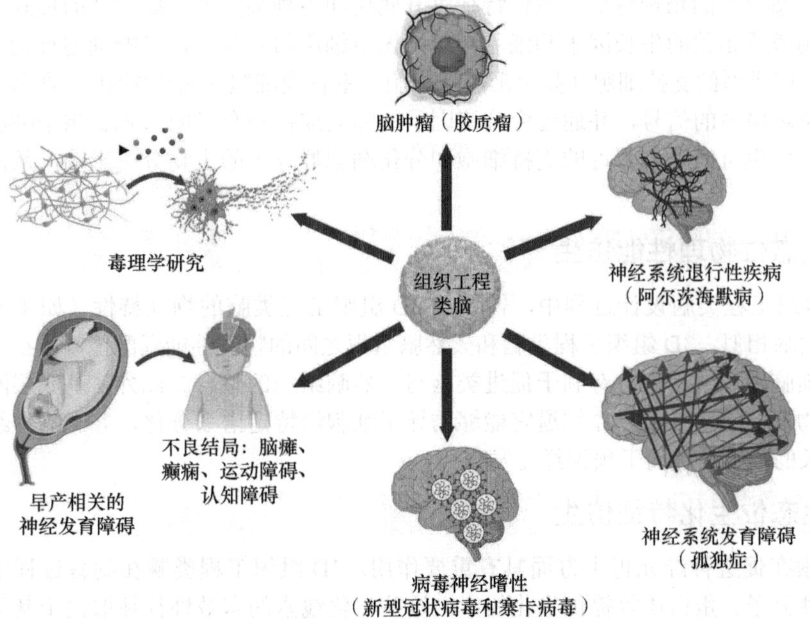

图 2-5-2　常见脑类器官应用模型

第二节　3D组织工程类脑的设计原理

一、组织工程类脑设计的基本原理

目前，大多数组织工程策略的基础是设计具有良好细胞微环境的仿生结构，以促进细胞黏附和存活。天然细胞微环境受各种生物分子以及不同的因素干预，这些因素会影响体内细胞生长、发育过程。3D组织工程类脑的设计应依据神经元外基质组成、结构和机械性能，满足孔隙率、表面电荷和润湿性等要求，以支持细胞黏附、增殖、分化和成熟，进而驱动神经元功能（通过基因和蛋白质表达评估）、神经突生长、典型皮质折叠和组织功能等。

二、形态结构仿生设计

不同的大脑区域具有特定的形态和多尺度特征。3D组织工程类脑的组成和设计应通过模拟不同脑区域的解剖学形态和结构特征来定制，以重现脑组织的结构异质性和复杂性。例如，由于白质含有定向排列的轴突纤维，并且具有机械各向异性，因此可利用具有定向几何形状的生物支架进行工程结构仿生设计。同时，在制造3D组织工程类脑过程中能够控制整体结构和表面形貌，当需要引导细胞排列对齐生长时，可以利用静电纺丝制备聚合物纳米纤维，或在平面上表面蚀刻凹陷和突起的规则图案来模仿天然组织的结构起到接触引导作用，实现神经突定向生长。此外，生物支架可以设计成多孔结构，以模仿脑组织的内在结构，确保组织液能够在类脑结构中充分浸润，有利于细胞生长和特异性分化。

三、生态位仿生设计

长期以来，学者们已经确定干细胞存在于特定生态位中。生态位是一种能够在自我更新和多能性方面维持干细胞群的静息状态，并部分决定其分化途径的微环境。干细胞生态位是一个动态环境，能够提供结构支持、细胞支持，以及信号分子等，这些都有助于诱导干细胞响应组织化行为。重建模拟干细胞生态位环境还需要更全面了解它们的组织学和细胞外基质的组成，以及不同成分如何相互作用以对干细胞行为进行精确控制。

干细胞生态位内的物理特征、生化特征以基底层和各种细胞外基质成分的形式存在，这些成分通过物理刺激或相关的生长因子和细胞因子来调节细胞信号分子，影响细胞行为。另外，生态位内还存在不同类型的支持细胞（如星形胶质细胞、室管膜细胞和内皮细胞）。通常，它们能够整合来自生态位环境内的信号，并通过旁分泌因子的释放或接触介导的方式影响干细胞的行为。生态位在一些部位也可能受到邻近的支持细胞和分化细胞群分泌的生物分子影响，从而构成复杂反馈机制。

（一）生态位物理性能仿生

在3D组织工程类脑设计过程中，需要使3D组织工程类脑的物理特性（如刚度、弹性模量等）与天然大脑相似。3D组织工程类脑和天然脑组织之间的物理性能匹配能够减少炎症发生，在用于修复受损脑组织过程中，有利于促进类脑与天然脑组织的整合。此外，基底层刚度也是人脑的一个重要物理性能，目前已经知道它能够诱导干细胞沿特定谱系分化，并影响神经元谱系中细胞神经突生长的程度，进而干预神经元发育。

（二）生态位生化特征仿生

生化线索在促进神经元再生方面具有重要作用。3D组织工程类脑在制备过程中，可以通过掺入生物活性分子、蛋白质等提供生化线索。这些生化线索的有效性往往取决于其类型和掺入方法，因为这些会影响细胞与材料黏附从而影响其生物活性。许多蛋白质在同一分子内可以具有多个结合基序，如层粘连蛋白中的RGD（精氨酸-甘氨酸-天冬氨酸）、IKVAV（异亮氨酸-赖氨酸-缬氨酸-丙氨酸-L-缬氨酸）以及 YIGSR（酪氨酸-L-异亮氨酸-甘氨酸-丝氨酸-精氨酸）序列，并且每个都可以表现出特定的生物活性。生物分子附着的稳定性还将决定生物分子的呈递是持续存在的（如共价附着）还是具有时间依赖性的（如可溶性分子，其中生物分子最终可以被细胞内化或扩散）。设计具有化学线索的图案化底物也是用于控制细胞行为的另一种手段，通过将基质图案化以创建具有特定生物分子的轨迹或网格，从而实现复杂细胞群的空间位置定位。有研究结果表明，在带有蛋白质图案的底物之外生长的神经突会缩回其胞体，证明了该方法的可行性。另外，生物分子也可以通过静态密度梯度的形式沉积，引导轴突沿梯度生长。这种机制被称为趋化性，是组织工程类脑构建过程中引导神经突定向生长的重要策略。

四、多因素结合仿生设计

在体内复杂而动态的生理环境中，单个线索促进脑组织再生的能力有限，因此，组织工程类脑的设计构建研究最终还是需要考虑多种因素，将结构仿生与生态位仿生设计相结合，利用潜在协同作用指导细胞生长，促进神经突延伸，重建神经元连接，实现脑组织重建。尽管构建具有完整功能的组织工程类脑的研究仍然存在许多挑战，但随着多学科的发展，多因素仿生设计的 3D 组织工程类脑的构建也在逐渐发展成熟。

第三节　用于组织工程类脑构建的生物材料

一、组织工程类脑构建过程中对生物材料的需求

组织工程的最终目标是模拟原生组织的结构及功能或恢复受损组织的功能性。在损伤修复过程中，功能的恢复通常取决于工程组织结构与原生组织能否有效整合。组织整合程度取决于植入支架与天然组织之间的相互作用，以及植入物和宿主之间特性的匹配。生物支架的基本作用是确保细胞存活并提供物理支撑，并调控细胞增殖和分化。因此，在材料的选择上必须考虑到以下因素，即生物相容性、力学性能，以及降解行为等（图 2-5-3）。

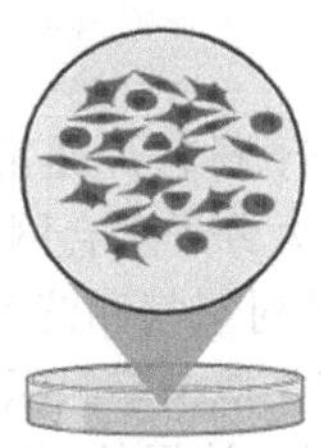

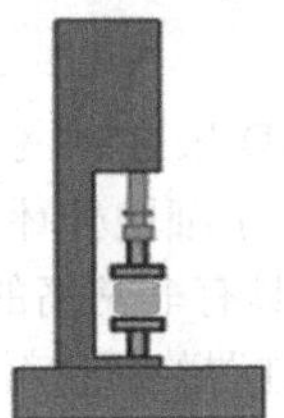

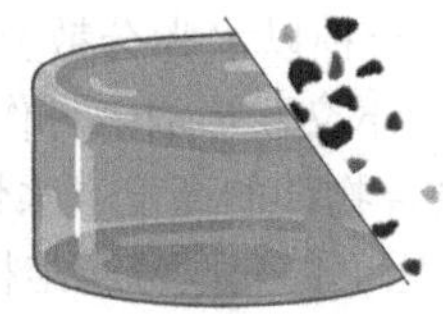

图 2-5-3　材料对组织构建的影响因素

二、材料性能对组织工程类脑构建的影响因素

（一）生物材料生物相容性

具备良好的生物相容性，是选择构建组织工程类脑生物材料的基本要求。除了满足支持细胞生长、没有细胞毒性外，针对植入体内进行损伤修复的生物材料还需要考虑如何将免疫排斥和炎症反应最小化，以实现体内重建及与原生组织的整合。

（二）生物材料力学性能

组织工程类脑需要模拟人类大脑的复杂结构，包括灰质、白质、神经元、突触等。这些结构需要有足够的力学强度和韧性，以承受正常的生理压力和外界刺激，同时保持其形态和功能。如果生物材料过于脆弱或柔软，可能导致类脑的结构破坏或功能丧失。同时组织工程类脑需要具有一定的可塑性和可调节性，以适应不同的环境条件和功能需求。这要求生物材料具有一定的动态

适应性，即能够根据外界物理刺激或内部信号、细胞行为等而改变其形态或功能，满足体外模型使用需求。另外，在针对用于体内脑组织修复的组织工程类脑的构建中，还需要考虑与宿主组织的整合性，需要与宿主组织形成紧密的连接，以实现信息交流和代谢平衡。这就要求生物材料具有适当的力学匹配性，即与宿主组织有相近的弹性模量和应力应变曲线。如果生物材料过于硬或软，可能导致类脑与宿主组织之间的机械应力或剪切应力过大，从而影响其连接稳定性和信号转导效率。

（三）生物材料的可降解性

对于用作脑组织损伤修复的组织工程类脑，其材料的可控生物降解也是至关重要的，可以减少材料在体内的残留，降低其对机体的毒性和刺激性。理想情况下，生物支架仅充当临时基质来支持和引导组织生长，随着时间的推移逐渐降解，为新生神经元提供空间和部分营养。因此，选择并设计降解速率与组织形成的速率相匹配的生物材料至关重要。

三、目前常用于组织工程类脑构建的生物材料

生物材料主要包括天然来源的材料和合成材料。在构建组织工程类脑的时候，材料将处于一个复杂的环境中，其生物相容性和生物降解性变得尤为重要。天然来源的聚合物优点主要包括固有存在的生物识别、有利于促进某些细胞功能、可以在体内降解，从而产生无细胞毒性和可吸收的降解产物。然而，天然来源材料的使用通常受到其可加工性差、具有免疫原性、机械性能差和批次间差异等因素影响，在实际应用中受到限制。相比之下，合成生物材料能以更可靠的方式加工，具有可调的机械性能。很多研究在天然来源衍生物和合成聚合物（如生物偶联物或混合物）之间找到平衡。目前，3D 组织工程类脑构建中使用的生物材料主要是以聚合物为主，因为它们具有可调的机械性能，能够通过调整材料配比使其具有与天然脑组织相当的机械性能；同时，也具备加工的灵活性，能够制造复杂的结构和定制性能。3D 组织工程类脑中常用的支架材料大致可分为两类，即水凝胶材料和纤维材料。

（一）水凝胶材料

水凝胶是一种以水为分散介质的具有 3D 聚合物网络结构的高分子材料，通常是在化学和（或）物理作用下交联形成，可作为天然存在于细胞外环境中的不溶性大分子水合网络的类似物。由于水凝胶聚合物链的高度亲水性，水凝胶具有非常高的含水量，以及对氧气和营养物质的高渗透性。此外，它们的交联分子结构使其可通过调整原材料比例得到具有类似于脑组织的机械性能。水凝胶还具有非常低的界面张力，能够通过最小化细胞穿过支架——组织边界的屏障来帮助组织整合。所有这些特性使水凝胶成为体外和体内构建组织工程类脑并支持脑组织生长和存活的理想材料选择。

水凝胶可以通过添加化学交联剂形成聚合物链共价网络，也可以通过次级相互作用、微晶形成或链缠结形成等物理作用连接形成。许多物理交联水凝胶可以响应外部施加的刺激（如周围溶液的温度、pH 和离子强度）而使交联逆转。另外，许多水凝胶材料可以通过对单体成分进行改性，使其能从环境条件转移到生理条件时发生凝胶化，从而产生可以符合任何病变形状的支架，并且可以以微创注射的方式植入。当进行脑组织损伤修复时，即使损伤在深部脑结构内也可以实现结构体的植入。

水凝胶能够为细胞提供独特的微观结构，其特点是高度互连的多孔结构和高表面积。精确的微观结构取决于凝胶制备的条件，包括聚合物浓度和凝胶化速度等。最常见的大孔水凝胶微观结构包括相互连接的纤维状形态、通过细支柱相互连接的微结构等，所有这些都可以赋予材料不同的机械性能及微观形貌以模拟人脑结构及物理性能。多孔结构和 3D 微结构在构建组织工程类脑过程中，能够为细胞生长提供宽松的环境。当作为损伤修复的结构体植入体内时，还能够有利于神经突向内生长和神经胶质细胞浸润，有利于结构体与原生组织整合。

水凝胶的机械性能也可以通过控制交联密度来调节。据报道，将凝胶刚度提高至 17.1 kPa 可减少神经突延伸并增加初级树突数量，表明树突和轴突延伸存在明显的敏感性和阈值。神经突生长的最佳底物刚度也可能因不同的神经元表型而异。

目前，用于组织工程类脑构建的水凝胶材料主要有以下几种：①透明质酸（hyaluronic acid，HA）水凝胶是少数已被证明可以最小化免疫排斥反应的材料之一。HA 是大脑 ECM 的重要天然成分，虽然 HA 的 3D 水凝胶由于缺乏基质上的细胞黏附而不能有效地促进神经突生长，但由 HA 和聚赖氨酸的共聚物组成的水凝胶能够最大限度地减少支架——组织界面处的瘢痕形成来有效促进神经元修复，当植入大鼠大脑时，这些物质仅引起短暂的局部炎症反应，3 周后开始消退。②壳聚糖水凝胶也被证明是一种有潜力作为 3D 组织工程类脑构建的材料，其降解行为等特性取决于脱乙酰化程度。壳聚糖因其与神经元的生物相容性而被认为是长期植入的潜在支架材料，并且在高脱乙酰化程度下，能够使炎症反应最小化，其降解速度相对较慢。随着材料学、生物医学工程的发展，也有越来越多的水凝胶出现，包括明胶衍生物水凝胶、丝素蛋白水凝胶等，都有望作为潜在构建组织类脑的生物材料。

（二）纤维材料

尽管水凝胶的加工具有灵活性、能够快速定制的特征，但通常较难控制神经突生长的方向，这是神经元再生中很重要的一点。随着制造技术的进步，使得定制微米和纳米级尺度特征的纤维支架成为可能，以模拟天然 ECM 组件的复杂原纤维结构，指导神经突生长。纤维支架在构建 3D 组织工程类脑的主要优势是能通过控制纤维的随机或有序排列引导细胞定向生长。另外，纤维支架同样具有很高的表面体积比，有助于细胞的黏附、增殖和分化。纤维结构本身在维持细胞活力和影响其形态上也起着关键作用。有研究表明，左旋聚乳酸纳米纤维结构，其纤维直径为 50～350 nm，孔隙率约 85%，该结构能支持新生小鼠神经干细胞的附着，并帮助其分化成神经元后迁移到多孔支架内。

第四节　小　　结

尽管组织工程类脑在神经疾病模型、药物筛选等方面具有巨大的应用潜力，但也面临着一些挑战和问题。组织结构和功能的复杂性：人类大脑是一个极其复杂的器官，具有多种类型的细胞、多层次的结构、多样化的功能。目前的组织工程类脑仍然难以完全模拟人类大脑的复杂性，尤其是在血管系统、免疫系统、神经胶质细胞等方面的缺失，导致其在营养供应、氧气输送、废物清除等方面存在困难，限制了其规模和寿命。因此，需要进一步改进组织工程技术，提高组织工程类脑的结构和功能的复杂度和成熟度。伦理和社会问题：组织工程类脑作为一种模拟人类大脑的实验模型，可能涉及一些伦理和社会问题，如是否具有意识、是否应该受到保护、是否应该受到限制等。这些问题需要在各方的参与和讨论下，制定相应的规范和指导原则，以保证组织工程类脑的合理和负责任的使用。

第三篇 片上脑电极接口

脑机接口（brain-computer interface，BCI；brain-machine interface，BMI），有时也被称为智能脑，是大脑与外部环境之间的一个直接交流通道，可以通过提取大脑活动所产生的生理信号与外部设备（计算机或机器人等）进行通信。自1973年加利福尼亚大学洛杉矶分校（UCLA）的雅克-维达尔（Jacques Vidal）教授发表论文“Toward direct brain-computer communication”首次提出脑机接口的概念以来，科幻作品中描述的意念操纵有了切实可行的途径。研究人员也在孜孜不倦地探索“脑控”与“控脑”技术，希冀揭开大脑的神秘面纱，解开人类意识起源的奥秘。脑电极是脑机接口的核心部件之一，起着连接脑神经信号与外界电学系统的重要作用。本篇将先从在体环境神经电极展开，再叙述片上脑神经电极的技术发展情况，最后介绍一些片上脑神经信号采集的前端电路。

第一章 在体环境神经电极

在体环境是脑机接口应用最多的领域，基于在体环境发展出的各种脑电极接口也为片上脑的神经电极开发提供技术基础。在体环境中，通常根据脑机接口对生物组织的损伤程度，将其分为非侵入式脑机接口、半侵入式脑机接口，以及侵入式脑机接口，本章将分别介绍这3类脑电极接口的电极特点和技术应用。

第一节 非侵入式脑机接口

非侵入式脑机接口在颅骨外布置电极，是最早应用的脑机接口技术。虽然通过开颅手术向大脑植入电极的侵入/半侵入式脑机接口可以提高采集信号的准确性和保真度，有着高时空分辨率和快速信息传输速率的优点，但是外科手术相关的风险和用户的心理压力在很大程度上限制了它们在实验室和临床环境以外的使用。不仅如此，在长期植入后，电极周围结缔组织的生长和瘢痕的形成往往会导致信号质量恶化，并可能引起设备故障。因此，借助非侵入式脑机接口采集来自头皮外表面的大脑信号，可以降低风险并提高操作的便利性。在非侵入式技术中，脑电图（electroencephalography，EEG）因具有成本相对较低、时间分辨率高、便携等优点，是目前应用最为广泛的脑机接口技术。

脑电图是一种无创测量大脑电活动的方法，需要将电极置于头皮上，记录神经元内及周围电流所产生的电压电位。脑电图所采集的信号主要来源于大脑皮层中锥体细胞的同步突触活动所产生的场电位。锥体细胞以垂直于皮层的柱状形式排列，当收到兴奋性突触后电位（excitatory postsynaptic potential，EPSP）与抑制性突触后电位（inhibitory postsynaptic potential，IPSP）时，神经元内外会产生电荷分化，形成与头皮表面正交的偶极子，随后脑电信号将依次穿过大脑皮层、脑膜、颅骨和头皮到达电极，在头皮上测量的电压在正负值之间循环，其速率影响了采集信号的频率。在电极采集到大脑活动后，这些信号可以被处理并转换为有意义的命令，最终实现eBCI（EEG-BCI）控制。EEG脑机接口系统通常分为信号采集模块、预处理模块、特征提取模块、特征分类模块，以及外部输出模块。这里将其粗略分为信号采集与信号处理两部分进行介绍。

一、EEG脑机接口的信号采集

（一）EEG脑机接口的电极位置

在EEG脑机接口的发展历程中，标准化头皮电极阵列的位置和命名是至关重要的一步。在1958年，国际脑电图和临床神经生理学联合会采用了电极安置的标准化方法，称为国际10-20脑电极安置系统，该系统标准化了头皮上电极的位置和命名。头部按照突出的颅骨标志（鼻尖、耳前点）间的比例距离进行划分，以覆盖大脑的所有区域，10-20表示耳朵和鼻子之间的比例距离（20% + 20% + 10%），并把这些位置选为电极点，电极的位置根据相邻的脑区域进行标记：F（额叶）、C（中央）、T（颞部）、P（后部）和O（枕部），前极性电极则被标注为FP，下标在头部左边为奇数，在右边为偶数，而在中线上则用Z（0）表示，见图3-1-1所示。

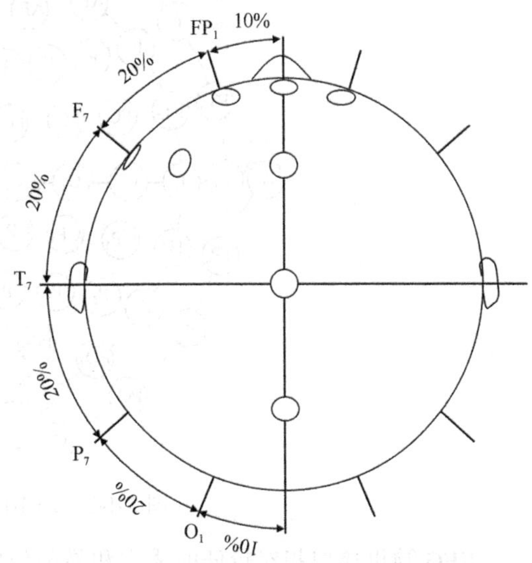

图3-1-1　10-20脑电极位置分布示意图

不同的大脑区域与大脑的不同功能有关，每个头皮电极位于某些脑区中心附近。例如，F_7位于理性活动中心附近，F_8靠近情绪冲动的来源；C_3、C_4和C_z位于皮层处理感觉和运动功能区；靠近P_3、P_4和P_z的位置负责感知和分化的活动；T_3和T_4在情绪处理器附近；主要视觉区域则位于O_1和O_2点。然而，由于颅骨的非均匀特性，头皮电极有时不能反映皮层的特定区域，且由于通道数有限，标准的10-20脑电极安置系统也难以采集颞叶下基底和前部的脑电信号，而一些疾病（如海马硬化引起的颞叶癫痫、自身免疫性癫痫、阿尔茨海默病）主要以颞中病变为特征，需要在标准记录中通过额外的头皮电极来靶向该区域。

在1994年，10-10脑电极安置系统被提出，该系统基本沿用了10-20脑电极安置系统的点位选取与命名规则，并在其基础上增加了10%位置上的电极位点，使其能够覆盖更多范围。额叶和中央之间的电极称为“FC”，额叶和颞叶之间的电极称为“FT”，中央和顶叶之间的电极称为“CP”，顶叶和枕叶之间的电极称为“PO”；唯一的例外是额极和额叶之间的电极，使用“AF”而不是“FP”表示前额的位置，其原因是要避免使用3个字母，如FPF，也避免使用两个完全相同的字母，如FF。在10-10脑电极安置系统中，由于颞下链在前后方向都保持开放，因此可以使用电极阵列进行相关信号采集。除上述EGG脑电极位置的选取外，高密度脑电图（一般指64～256个电极的使用）在过去的10年里已经成为一种成熟的工具，技术的发展使得应用高密度电极更容易。这些系统对整个头皮、颈部、脸颊提供密集、均匀的采样，允许检测其他可能会遗漏的大脑活动。电极可以单独采集信号并附着在头皮上或使用可膨胀网帽。高密度电极阵列覆盖了更多的大脑区域，可以采集到更为丰富的脑电信号（图3-1-2）。

10-20标准电极的设置虽然有着不能完全覆盖的特点，但仍可满足日常监测需求，额外的电极则需要技术人员花费更多的时间和精力，电极使用的数量取决于不同测量的需求。目前，有研究人员提出了一个具有345个电极的EEG脑机接口系统，可用于事件相关电位（由视觉或听觉刺激等事件产生）的高分辨率测量；也有科学家仅用3个电极便可简单评估精神水平。如何在满足需求的条件下，使用合适的电极数量与排列方式来提高信号通量、减少脑机接口准备时间等，是选取电极位置系统的重要考量。

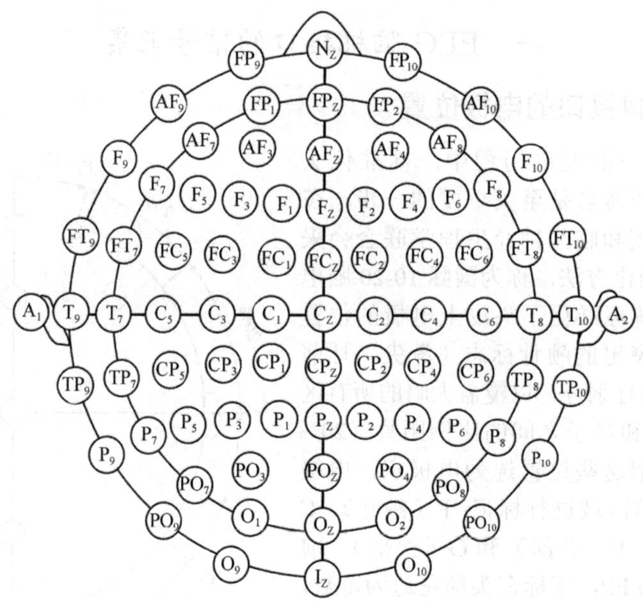

图 3-1-2 10-10 脑电极位置分布示意图

EEG 脑机接口相对较低的成本和易于使用的特点，使其具有巨大的商业化潜力，而 EEG 系统虽然在计算智能和信号处理方面有了长足的进步，但精确度和用户友好的传感工程仍然是消费级 EEG 脑机接口平台发展的一个关键问题。大脑头皮上小电流的成功采集，在很大程度上依赖于前端硬件与头皮建立一个低阻抗接口。因为较高的界面阻抗会降低所记录信号的质量，同时也会增加信号噪声，虽然在 EEG 系统中诸如颅骨等生理高阻抗层的存在会极大减弱信号的振幅，但信号的主要损失是来自于在电极表面与头皮之间建立的界面电阻。生理环境和导电电极材料之间的信号流等效电路模型见图 3-1-3，在一个理想的情况下，界面阻抗将被降低到一个最小值，以使记录电极与头皮的直接耦合。因此，最小化这种界面阻抗是开发 EEG 脑机接口电极的主要设计标准。实现良好接触的一个障碍是角质层，即由死皮细胞组成的表皮外层，其具有高电阻和较强的离子渗透性。在临床环境中，通常使用脱脂和磨损的方法来去除选定部位的角质层。而电极材料和几何形状的选择与设计对于降低皮肤-电极阻抗也非常重要。

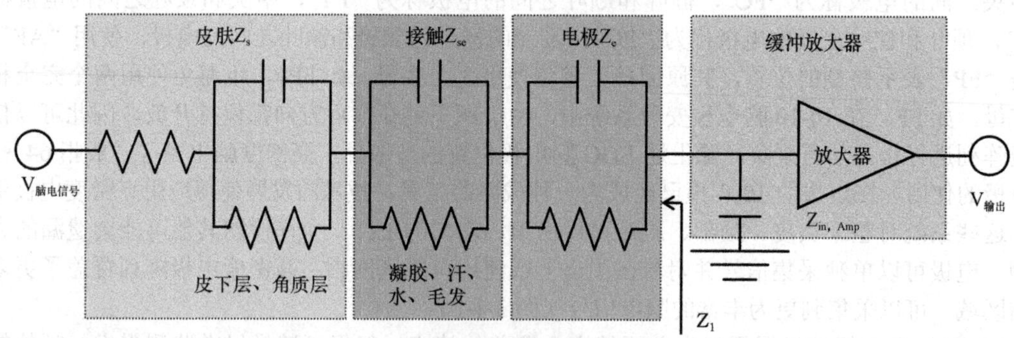

图 3-1-3 EEG 脑机接口简化电路

Z_s、Z_{se}、Z_e 和 $Z_{in,Amp}$ 分别为皮肤、接触、电极和放大器输入阻抗

将传统电极放置在头皮上时，由于生物表面具有一定起伏，电极与头皮之间会有空气存在，极大地增加了界面电阻。因此，传统上会使用导电膏或凝胶用于电极部位，以连接皮肤-电极界面，实现较低的界面阻抗。根据电极-皮肤界面上电解质的存在与否，无创电极界面通常被分为湿电极和干电极，而有的 EEG 脑机接口系统还会在电极中内置一个预放大电路，来减少沿电极引线

传输时环境电活动所产生的噪声影响，而这种有源电极也将增加重量、尺寸和成本。本节将重点介绍湿电极与干电极。

（二）EEG脑机接口的电极类型

1. 湿电极

（1）粘贴式电极：在粘贴式电极中，浆料被用作皮肤和电极之间的导电介质。浆料成分各有差异，但通常包括水电解质溶液（氯化钠或氯化钾）、增稠剂（如羟乙基纤维素、羧甲基纤维素或其他聚合物）、保湿剂（如甘油或山梨醇，用于在浆料中保留水分，防止其在使用期间干燥），以及防腐剂（延长保质期，防止细菌或真菌生长）。银/氯化银（Ag/AgCl）电极与黏稠浆料的组合，是临床和研究应用中脑电图测量的经典配置。它们通常具有高信噪比和低电极-皮肤界面阻抗，见图3-1-4。其他金属如金（Au）、锡（Sn）和铂（Pt）也被用于临床试验，尽管它们可以表现出比银/氯化银电极更好的直流电稳定性，然而当稳定的低直流电转化为电极输出时，容易随时间发生漂移或变化，这会导致采集信号中的噪声和伪影。

与干燥电极会在皮肤界面留下间隙不同，湿电极采用的黏稠浆料可以填补这些空隙，通过电解质穿透皮肤毛孔，进一步增加主动接触面积，使得阻抗降低。然而这种基于浆料的电极需要较长的设置时间，在测试前还需要皮肤准备，在测试结束后也难以从皮肤和毛发中去除，受试者体验较差，浆料的蒸发干燥也会使信号随着时间的推移而退化。

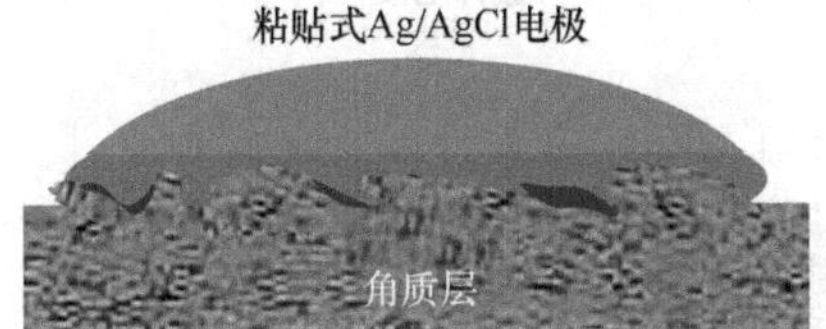

图3-1-4　湿电极示意图

（2）凝胶基电极：具有一定韧性的离子水凝胶或有机凝胶可以替代浆料作为电极和皮肤之间的离子导电介质。凝胶基电极比上述粘贴式电极的浆料更有弹性，也更容易处理和清洁。

湿电极是为了改善皮肤和电极之间的电接触而发展起来的，电极类型的选择不仅依赖于具体的应用要求，还需要考虑信号质量、设置时间、易用性和长期耐用性。湿电极的优点在于导电凝胶、电解溶液的存在可以改善皮肤-电极界面，并降低接触阻抗、提高大脑活动记录的准确性，有助于减少信号漂移和电极运动。然而，湿电极需要较长的设置和清洗时间，离子导电介质的蒸发也会导致阻抗的增加和信号质量的降低，湿电极的维护和清洗对于防止凝胶的污染与降解也至关重要。

2. 干电极　干电极在皮肤-电极界面存在少量的水分和汗液作为电解质，而不需要凝胶或浆料。这些电极不太容易随时间变化，同时引起的皮肤刺激最小。然而，干电极的使用还是有必要通过改善与皮肤的接触来弥补电解质的缺乏。干电极不需要特殊的训练，因此更容易被普通人群使用，可在没有特殊准备的情况下放置在皮肤上，而湿电极则需磨损头皮或使用凝胶/浆料，引起使用者的不适。然而，由于干电极并没有紧密地附着在头皮上，信号更容易受到电极移动的影响。此外，电极和较软头皮之间的机械错配，会导致电极结构在长期使用时的机械损伤。目前，EEG脑机接口系统中干电极的研究热点，也是围绕上述问题展开。干电极可根据采集信号的机制分为两类，即接触（电阻）和非接触（电容）电极。

接触电极有各种形状（图3-1-5），最简单的是圆盘状电极。通常使用黏合剂或电极帽连接到头皮，电极圆盘可以由各种材料制成。Ag/AgCl是目前最常用的材料，但头皮上毛发的存在是圆盘电极采集信号时的重大障碍。这个问题可以通过改变电极形状来克服，使用梳状电极可以很容易到达头皮。梳状电极可以使用3D打印、光刻，以及模压等方法制备，所以可选取的材料范围较广，也可以快速、直接地用于脑电信号采集。刷子电极的特点是将电极制备成小的刷状，将压力均匀地分布在头皮上，而不会破坏皮肤或造成不适。柔性刷子结构还可以适应头皮的不规则表面，通过浓密的头发到达头皮，增加接触面积。在柔性聚合物的刷毛表面镀上 Ag 或者 Au 可以降低接触电阻。头皮表面的角质层是界面阻抗的主要来源，降低角质层的方法有磨损头皮、使用电解质渗入等。还有一种替代方法则是使用具有微针或微尖刺的电极——微针电极或微尖刺电极，可以穿透角质层，并确保机械稳定性。角质层仅对离子具有半渗透性，直接使用微针或微尖刺电极穿透角质层，将大大降低接触阻抗，使信号准确性提高。微针电极可以通过光刻、激光加工、放电加工、3D 打印、微成型等加工方法制备。穿透角质层的微针电极可通过降低皮肤-电极阻抗、减少运动伪影来提高信号质量。然而，当它们刺穿皮肤后，随着时间的推移可能会导致生物体刺激并引起卫生方面的问题。

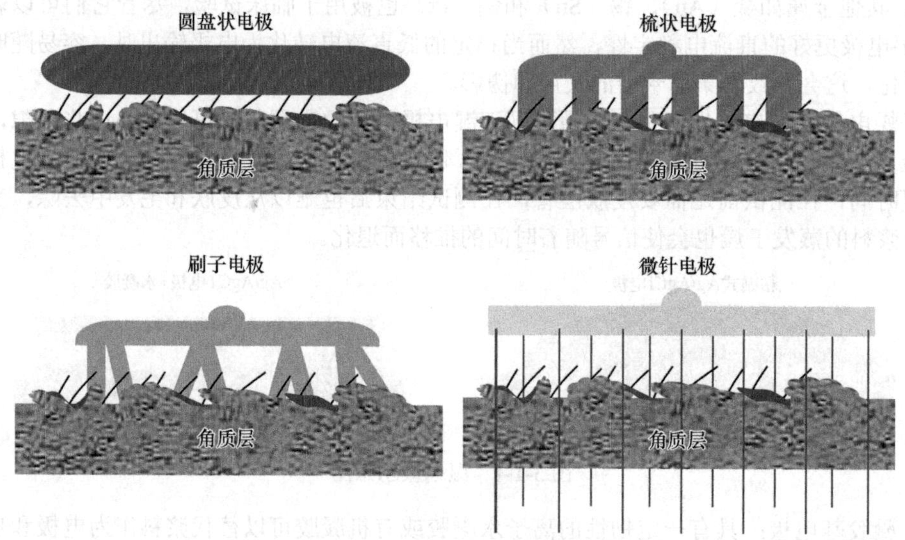

图 3-1-5 干电极示意图

非接触电极不与皮肤发生直接电接触，有着快速安装、重复使用消除皮肤刺激风险的优点。然而，与接触式干电极和湿电极相比，由于电极相对皮肤更易移动，更容易产生运动伪影。脑电信号是通过电容来测量的，因此电极无须与头皮完全接触。在电容性电极中，毛发、空气和绝缘体层在导电层和头皮之间产生高阻抗，这是不可避免的。因此，更大的电极、更短的皮肤和电极之间的间隙，或集成前置放大器是实现高质量电信号的关键。干电容电极主要由导电基与介电或电极板组成，覆盖绝缘材料如泡沫、纺织品或黏合剂，与头皮接触。

干电极不再需要凝胶或浆料充当皮肤与电极间的填充介质，使 EEG 脑机接口更加实用、方便。这一特点还允许简单和快速的设置，减少准备时间，从而快速应用，同时提供更好的耐久性和可重用性。因此，干电极对于脑电信号检测的简化，可以提高 EEG 技术的普及性，扩大其在长期监测和家庭脑电图评估方面的应用范围。然而，干电极也存在一些缺点，在电极-皮肤界面上由于缺乏离子导电介质，从而限制了电极与头皮建立低阻抗连接的能力；与湿电极相比，信号质量降低。这可能会增加噪声，并降低捕捉细微大脑活动的准确性。干电极也更容易受到运动伪影的影响，因为它们附着在头皮上不太可靠。

3. 半干电极 半干电极通常由电解质储液池和多孔材料组成，在皮肤上逐渐释放电解质以对抗脱水，见图 3-1-6。半干电极同时具备了湿电极的较低接触阻抗和干电极的耐久性，可以快速安装使用并且不需要任何皮肤预处理。在信号采集过程中，少量的电解溶液会经半干电极精确地释放到位点头皮上，可大大降低界面阻抗。半干电极仅需要几十微升的电解质溶液，而基于凝胶/浆料的湿电极则需要 1～2 ml。第一代半干电极可在压力控制下释放电解质溶液，但是有着不可控释放的缺点，而基于多孔材料的第二代电极可以实现溶液的连续释放。总的来说，半干电极提供了一个极好的解决方案，缓缓渗出电解液，可以在保持有效的皮肤、电极接触的条件下，尽可能防止电解液干燥。当电解质从储液器中耗尽时，干燥的界面仍然会使信号质量下降。电解质溶液残留在皮肤上，溶液中析出的盐也会对头皮引起刺激。

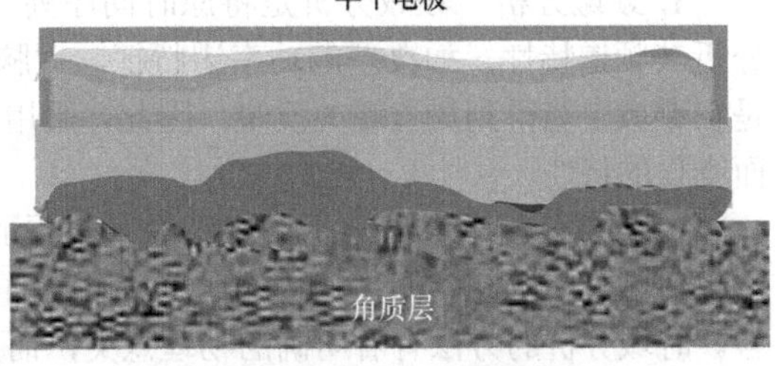

图 3-1-6 半干电极示意图

二、EEG 脑机接口的信号处理

EEG 脑机接口系统采集到大脑皮层的脑电信号后，还需要将这些非线性、随机、不相关的脑电波图转化为数字形式，提取随机时变的脑电信号特征，将其准确分类，转化为计算机语言。其包含信号预处理、特征提取与特征分类在内的脑电信号处理方法，对于实现脑机接口的目标功能至关重要。通常情况下，EEG 脑机接口所采集到的信号空间分辨率较差，在记录一个信号时，各种伪影和干扰都会与目标信号相结合，导致信噪比降低，采集到的信号伪影可能是在采集过程中的肌肉活动或环境噪声。尽管空间分辨率很差，但 EEG 系统采集到的信号基本是在时域范围内进行，具有极好的不到 1 m 的时间分辨率，这些信号可以根据频带进行分类处理。

（一）信号预处理

信号预处理是为了获得较高的分类精度，由于脑电图原始信号的信噪比低，必须降低原始脑电图信号中出现的噪声和伪影，以减少它们对特征提取阶段的影响。记录的非大脑起源的脑电信号被称为伪影，可以分为生理伪影和体外伪影。来源于设备、滤波器、模数转换等非生理因素产生的伪影是体外伪影，而由眼动、肌肉活动和心率等生理因素产生的是生理伪影。将差分窗应用于脑电图信号，传递更多的可听信号，轻松确定发作间期信号、确定癫痫发作。将脑电图信号应用于六阶和 60 Hz 截止频率的巴特沃思滤波器中，以消除噪声等伪影，然后对信号进行时频局域正交处理。

1. 通道选择 部分脑电图采样通道与感觉运动节律密切相关，在这一步中，从脑电图中选定频率和通道也是至关重要的，因为 EEG 脑电信号由许多电极产生。虽然 EEG 是为了记录特定功能的大脑电生理活动，但它同样记录了来自目标脑区的电信号，去除不相关的通道，可以提高空间特征的提取能力。例如，稳态视觉诱发电位（steady-state visual evoked potential，SSVEP）和 P300 事件相关电位与视觉皮层相关，因此可以选择相应的通道，如 P_7、PO_7、O_1、Oz、O_2、PO_8、P_8 等。

2. 时间窗设置 为了更准确地识别脑电图模式，应根据心理活动任务，裁剪出适当的信号段长度。一般来说，运动想象过程中采样信号的中间部分更有利于分类的特征提取。

3. 去除伪影 伪影是不可取的信号，可能会降低基于 EEG 脑机接口的性能。线性滤波是一种基于信号频段去除伪影的常见方法，也有研究人员采用主成分分析（principal component analysis，PCA）来去除肌电信号和眼电信号伪影。独立分量分析（independent component analysis，ICA）作为一种统计程序，是另一种针对脑电图信号预处理的伪影去除方法。

（二）特征提取

如何从复杂的高维脑信号中提取到可表征被试意图的特征，是脑电信号处理的关键点，需要结合生理特征，采取有效算法。根据海森堡测不准原理，很难同时在时域和频域测量信号，即在时域精度的增加会导致频域精度的降低，反之亦然。与时域和频域的特征相比，时域和频域特征的组合可能会得到更好的结果。目前，常用的特征提取方法如下。

1. 频域分析 频域分析是将原时间序列的脑电信号通过频率变换的方法，映射到频域空间，分析其频谱特性，如典型的功率谱特征。大脑中的很多节律变化、神经元放电的速率等特性，都是在频域上能得到最直观的反映。因此，采用谱分析的方法，可以提取出 EEG 信号功率随着频率而变化的特性。

2. 时域分析 时域分析的方法是最早得到广泛应用的方法之一，它通过直接对比 EEG 信号的幅值信息或者起伏变化等特性，并使用叠加平均、直方图分析及波形检测等手段来处理 EEG 信号。时域分析的方法有着明确的物理意义，而且操作方法简单直观，非常适合临床应用。

3. 时频分析 时频分析的方法同时保留 EEG 信号频域和时间域的特性，进行综合的分析，表示信号能量在时频平面上的分布。时频分析有利于澄清脑电图信号中的节律性信息，相干性技术也可以被使用。这种分析手段可以避免仅分析单一域特性时信息丢失的问题，解决了传统的傅里叶方法丢失时间域信息的局限性。不过，该方法也存在着一定的局限性，如计算复杂度明显提高、对瞬时频率的定义也存在一定争议等。目前常用的时频分析方法包括短时傅里叶变换以及小波分析等。

4. 时空分析 顾名思义，时空分析的方法结合多通道 EEG 信号在大脑的空间分布信息以及信号时域特征，进行时域和空间的综合分析。该方法能较好地揭示多通道 EEG 信号的隐含特征，也是 EEG 信号分析方法研究的重要方向。常见的方法有共空域模式分析（common spatial pattern，CSP）以及独立成分分析（independent component analysis，ICA）等。

而 EEG 脑机接口所采集的是一个高维的复杂信号，具有非平稳的特性，不同的实验任务或不同的大脑状态所产生的 EEG 信号特性均有差异。因此，在实际的数据分析实践中，要结合具体实验任务以及被试的生理特征，综合使用各种特征提取方法。对于基于运动想象范式的 EEG 脑机接口的信号特征提取，共空域模式算法作为一种空间滤波器，可通过突出差异和最小化相似性来区分多通道脑电图信号，在空间分辨率上优于其他算法；SSEVP 范式的特征提取则主要需要寻找脑电图响应的特殊频率，将正则相关分析（canonical correlation analysis，CCA）应用于 SSVEP 频率识别有着较高的准确性；P300 的特征提取是关于事件发生后 300 ms 左右发生的诱发电位，有研究人员提出应用嵌入式傅里叶变换的卷积神经网络（convolutional neural network，CNN）检测 P300 的算法。

（三）特征分类

提取到可以表征脑部神经活动的特征之后，需要建立模型或者根据已有的模型进行分类识别。分类旨在基于特征向量来识别用户的意图，利用特征向量作为输入，系统改变其变量参数、权重和偏差，以建立输入和输出之间的连接，最终输出的信号可用来进行大脑活动状态分析以及外部设备控制。脑机接口中常用的分类算法分为两大类，即统计模式识别和人工神经网络。统计模式识别一般把模式类看成是用某个随机向量实现的集合，利用各模式类的分布特征，如概率密度函数或后验概率，进行分类识别，常用的方法包含线性分类器、贝叶斯分类器、支持向量机（support vector machine，SVM）等。其中，SVM 是基于线性可分条件下寻找最优的分类平面，因其通用性强、识别效果较好，被广泛应用。本节将重点介绍支持向量机与人工神经网络。

1. 支持向量机 将原特征空间的点或向量映射到更高维的空间，然后在高维空间中寻找使不同类别间距最大的超平面，并划分不同类别的边界。随着边际的最大化，分类的准确性将会提高。SVM 使用线性边界进行分类，即所谓的线性 SVM。对于脑机接口同步问题，它给出了相对成功的分类结果，通过扩展分类器的位复杂度和改变核值，也可以用于非线性数据分类。通过应用一些非线性映射，使输入模式适合于一个高维空间，然后，在高维特征空间中创建线性决策曲面。该分类器是线性的，用于分类和回归问题，但当数据映射到非线性映射时，它成为一个非线性分类器。

2. 人工神经网络 分类器中最常用的分类类别是神经网络。它是各种人工神经元的组合形式，有助于创建决策的非线性边界。多层感知机（multi-layer perceptron，MLP）是常用的一种神经网络，是一组相互连接的节点，看起来就像大脑中的一个神经元网络。因此，它可以被定义为系统的不同层之间的互连。它是一个多层结构，包括内层、中间层、隐藏层和输出层。第一层通过突触向第二层传输数据，第二层神经元通过突触将数据发送到第三层（输出层）。MLP 可以通过组装适当的神经元和层来近似任何连续函数，该分类器兼容所有类型的脑机接口——同步或异步、线性或非线性、二进制和多类，它对噪声和非线性更为敏感。

第二节　半侵入式神经电极

相对于非侵入式电极，本节涉及的半侵入式电极需要放置于颅骨下，具有一定的危险性。因此，当前这种半侵入式神经电极主要的应用场景是动物实验，特殊情况下可应用于需要开颅手术的人类患者。

半侵入方式放置芯片于大脑皮层表面，不会对皮层区形成穿刺作用，可以避免穿透血脑屏障引起的感染，也几乎不会受到免疫反应组织的影响，是一种相对安全的接口方式。由于神经电信号会随着距离的增加而衰减，当信号的获取区域分布于皮层的表面时，可获得比颅外的电极质量更优的信号。这一节的内容主要涉及半侵入式的皮层神经电极，从皮层区神经元脑电信号的特点进行知识引入，再系统介绍皮层神经电极的技术发展情况。

一、皮层区神经信号的概述

大脑皮层是由哺乳动物的神经系统进化逐步形成的，对动物功能的调节具有重要作用。对皮层的电生理进行系统研究，有助于深入理解复杂神经系统的作用行为，可为理解神经类疾病的致病机制提供帮助。本节将简要介绍涉及皮层区电生理的相关知识，主要包括皮层区电极位置和皮层区脑电信号特点两部分。

（一）皮层区电极位置

皮层位于大脑器官靠近颅骨的位置，其中包含约 140 亿个神经元，面积约 2200 cm^2，具有沟回交错的外形结构与错综复杂的内部连接。柔软的皮层外侧通常被坚硬的颅骨所包裹，可以有效减少外界环境的冲击。尽管皮层电极的植入属于半侵入式方法，但由于仍具有一定的安全风险，通常仅见于动物实验，涉及人的实验仅少量存在于癫痫患者的术前监测，用于定位癫痫病灶。皮层神经电极植入位置示意图见图 3-1-7。

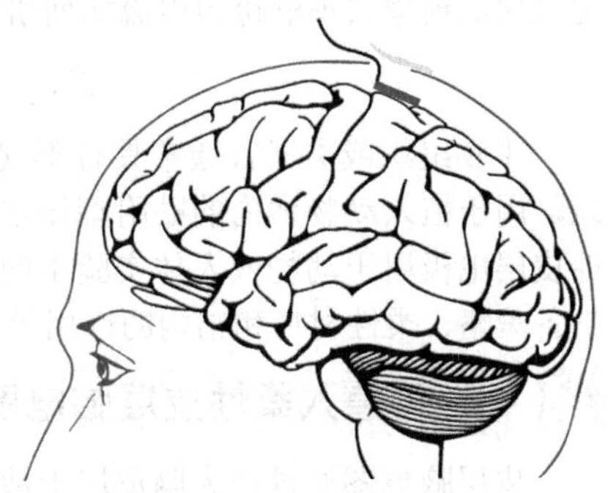

图 3-1-7　皮层神经电极植入位置示意图

半侵入式神经电极需要贴附在硬膜下的皮层上，当电极大小和密度合适时，可以读取到单神经元的电位信息。皮层内的神经元由大量分子组成，其占据范围一般在几微米到几十微米之间，间距为十几到几十微米量级。使用微阵列电极对神经元的电信号进行读取，当电极过小过密时，会造成通道阻抗的增加而降低信号质量；当电极过大过疏时，过多的信号叠加会阻碍对局部区域甚至单个神经元进行探测。因此，所使用的微电极阵列存在一个最优的尺度范围，大约与神经元的范围相当。

（二）皮层区脑电信号特点

皮层区脑电信号是多种电活动来源的叠加。神经活动引起跨膜电流，进而使细胞外物质发生变化。细胞外电信号主要来源于突触跨膜电流，其他来源包括 Na^+ 和 Ca^{2+} 锋电位、离子流和固有膜振荡，也可以影响细胞外场。因此，细胞外电位相当于所有离子行为的叠加，范围覆盖从较快的动作电位到较慢的神经胶质波动。在一给定的空间位点处，所有电流在此叠加，共同激发该位点的电位信号。这也说明任何跨膜电流，无论其来源何处，均会引起细胞内和细胞外的电位波动。某一位点的电位特征（如振幅和频率），取决于多个信号源的比例贡献和脑组织的多种特性。

所有类型的神经元都对细胞外电位有影响，但它们的影响强弱取决于这些神经元的形状。对于局域场电位，各向异性明显的外形利于开路场的产生，而接近球形的外形有助于闭合场的生成。影响细胞外电场强度的重要因素，一个是神经元的排列，另一个是神经元激发的偶极矩的时间同步情况。皮层的细胞结构相对规则，锥体神经元的尖端树突相互平行，使传入通道垂直于树突轴。这种几何形状非常适合同步活动偶极子的叠加，因此，局域场电位信号通常在皮层中是最强的。

皮层中的局域场电位，其信号强弱与大脑结构密切相关。对于不同种类的动物，大脑发育越复杂的动物，局域场电位振幅越低。例如，从大鼠到猫，再到灵长类动物，所观测到的局域场电位信号强度都会降低。啮齿类动物海马体中，锥体细胞的胞体只占几排，而在灵长类动物海马体中，胞体彼此垂直排列形成更宽的体细胞层。因此，来自胞体的源电流与来自相邻神经元树突的汇入电流的方向相反，有效地相互抵消。对于相近种类的动物，局域场电位的振幅在大脑体积较小的动物中较大。例如，相比于大鼠中的情况，在小鼠中所观测到的局域场电位振幅更大。这是由于更小的大脑具有更小的锥体神经元，这样神经元间可以更紧密地排列，形成更低的电导。

神经信号的强度通常会随着探测位点与信号源距离的增加而发生衰减。理想情况下，单极子对特定位点处电位的贡献随距离的增加衰减稍慢，大约正比于距离的倒数（$1/r$ 开路场；偶极子的贡献衰减得更快，约为距离平方的倒数（$1/r^2$）。偶极子这种空间上更陡的衰减是由于构成偶极两个相反电荷的相互抵消。近年来，随着皮层电极技术的发展，皮层脑电图（ECoG）正逐步成为动物实验研究和临床研究中的常用工具。ECoG 需要在硬膜下布置铂铱、不锈钢或其他惰性或复合电极，然后直接从大脑皮层表面记录电活动，从而绕过使信号产生失真的头骨和中间组织。通过使用具有柔性、紧密贴合的电极，可以显著提高信号记录的空间分辨率。相比于其他探测神经活动的方法，人们对细胞外电场读取技术所获得的生物物理测量数据更加了解，有助于构建可靠的、定量化的模型去理解跨膜电流如何引起电位信息。

二、可植入皮层微电极阵列

生物组织或类器官通常具有不规则的外形特征，刚性微电极阵列难以与之形成良好贴附。因此，用于植入动物体内的贴附型微电极阵列一般需要具有一定柔性。下面主要介绍一些可植入柔性皮层电极用于动物或人体实验中的例子，涉及覆盖面积与通道数提升策略、皮层电极的柔性化制备策略、柔性材料和结构的选用等方面。

（一）可植入柔性皮层脑电图电极阵列

皮层脑电图通过在大脑皮层上放置一个低侵入性的柔性薄膜电极阵列，获取大面积的电生理活动。相比于小型动物，人或非人灵长类动物的大脑体积较大，皮层各功能区覆盖区域较广。为了实现对人或其他大型皮层电信号更全面的记录，需要在不改变电极密度的条件下大幅提高电极覆盖面积。一种简单直接的方法是将现有 ECoG 型电极进行平铺集成，这样可以在不改变低通道数 ECoG 型电极阵列制备工艺的前提下，实现记录电极分布的面积和总的通道数的提升。图 3-1-8 中的设计图展示的是基于平铺集成的策略对 9 片 128 通道进行连接，实现了 1152 通道数的阵列电极。这种 9 合 1 平铺集成的电极阵列能够很好地覆盖在猴脑皮层表面，其电极尺寸为 50 μm × 50 μm，电极间距为 295 μm，覆盖范围达到 14 mm × 7 mm，并且其外部读取电路无须重新设计。在后续的体感诱发电位测试中，1152 通道的电极阵列读取的信号比 128 通道电极阵列表现出更高的幅值。

大脑皮层通常布满沟回，具有显著的不规则形状，在大脑某些位置布置 ECoG 型电极时，即使采用柔软的聚合物材料作为电极阵列衬底，也依然存在难以贴合的情况。为了进一步提升

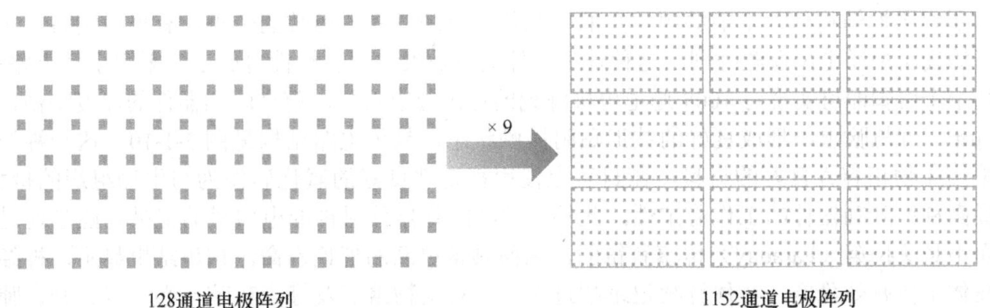

图 3-1-8　128 和 1152 通道电极设计策略示意图

ECoG 型电极薄膜与生物组织柔软曲面的贴合效果，一种有效的策略是大幅降低整体电极薄膜的厚度，从而改善结构柔性。甚至可在部分位置使电极薄膜厚度降低到零，打破薄膜的连续结构。当柔性聚合物电极薄膜厚度为 76 μm 时，电极阵列仅轻微弯曲，与玻璃半球的接触面积极低；当电极薄膜厚度降低到 2.5 μm 时，电极阵列的弯曲程度明显增大，与玻璃半球的接触效果大幅改善；当采用蚕丝蛋白薄膜工艺制备网状结构时，电极阵列可实现更大曲率的弯曲，与玻璃半球间形成比较理想的接触（图 3-1-9）。这种蚕丝蛋白薄膜工艺对原有 2.5 μm 厚度电极阵列薄膜进行改进，去除支撑结构形成网络结构，再加注水溶性蚕丝蛋白溶液，形成 5～15 μm 厚度蚕丝蛋白和电极阵列的复合薄膜，然后在水或生物组织液中蚕丝蛋白部分会被溶解去除，形成交错网络结构，即可在生物组织上形成良好的共形贴附。

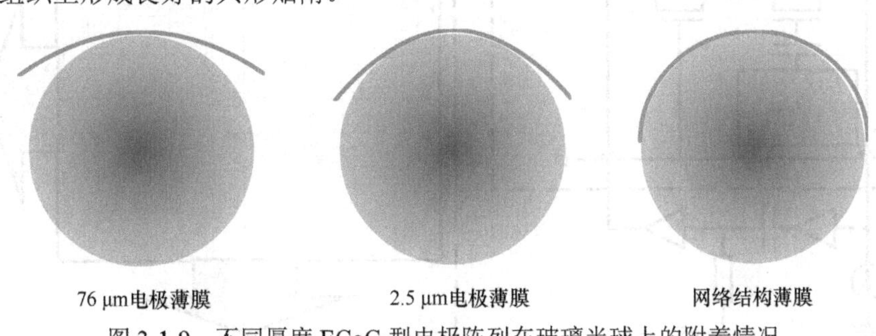

图 3-1-9　不同厚度 ECoG 型电极阵列在玻璃半球上的附着情况

（二）可植入高分辨柔性皮层神经网格电极

高分辨柔性皮层神经网格电极（NeuroGrid）是一种基于有机材料的高密度神经接口电极阵列，其电极密度与神经元密度相当，具有优异的生物相容性、可贴附性和缩放扩展潜力。NeuroGrid 无须穿透大脑表面，从皮层浅层神经元处即可实现对局域场电位和动作电位的同时记录。首个报道的 NeuroGrid 采用掺杂聚合物半导体 PEDOT:PSS 作为电极界面层、聚一氯对二甲苯 parylene C 作为封装材料，总厚度约 4 μm；其电极大小和分布适合于神经元级的探测，最高在不足 0.25 mm^2 的面积内分布了 256 个电极，电极大小和电极间距分别为 10 μm × 10 μm 和 30 μm。在大鼠和人类癫痫患者大脑皮层处贴附 NeuroGrid 神经电极后，可以探测到部分动作电位神经信号。在大鼠大脑皮层处长时间贴附这种 NeuroGrid 的实验表明，所记录的动作电位表现出一致的相位调制性，且信号能够持续稳定记录超过 1 周时间。

（三）可植入主动柔性神经电位探测阵列

被动电路无须电源驱动即可正常工作，电路通路简洁明了，性能稳定可靠，因此，上述多通道的柔性皮层神经电极多以被动方式连接。但是，当神经电极的通道数超过一定数值时，由于所需的引线数量同步提高，在有限的空间范围内无法布线，使这种被动连接的方式很难实现更高通道数的电极构建。

为了在柔性结构体系下能够用较少的引线数量控制较高通道数的位点，有报道制备了主动柔性电路的皮层神经电位探测阵列。这种阵列器件集成在聚酰亚胺柔性衬底上，采用主动电路策略，仅用几十个引脚即可实现对 1008 通道电极阵列的记录位点选择。整个阵列器件的厚度很薄，略小于 30 μm，可与脑组织形成良好的共形贴附接触状态，具体电路结构见图 3-1-10。这一神经阵列器件采用生物相容性良好的材料，在封装上使用稳定性良好的氧化硅作为与生物组织的接触层，大幅提高神经阵列器件的工作稳定性。此外，神经阵列器件对神经电信号的记录功能是通过电容传感而不是法拉第（Faraday）传感获得的，因而具备更高的理论寿命。初步结果显示，神经阵列器件在体工作有效稳定，在体持续记录超过 1 年；对生物组织友好，在脑、心、肾、肝、肺或脾等部位，未发现炎症、坏死或结构异常迹象。这一性能稳定的神经阵列器件兼容硅基器件工艺，制备相对可靠，可用于非人灵长类动物中，实现快速、迭代的体内测试。尽管该主动柔性神经阵列器件具有显著的优势，但是离实现长期在体记录还有许多路要走。在材料与结构方面，可以通过添加 100 nm 的氧化铪（HfO_2）或与 50 nm 的聚一氯对二甲苯（parylene C）构成三层结构，可以进一步延长使用寿命，神经电极使用寿命可超过 6 年，但仍需系统验证生物相容性。在信号质量方面，与无源电极相比，神经阵列器件的噪声较高，需改进设计以降低噪声。此外，对低频神经信号测量的最佳空间电极密度还未知，单位面积尽可能高的电极通道数可能有助于在没有低通滤波设备时降低噪声。

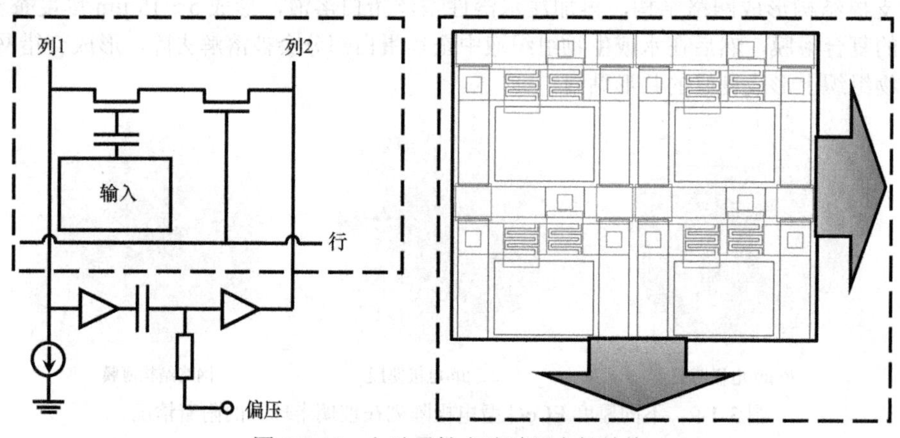

图 3-1-10　主动柔性电路神经电极结构

采用主动电路可以一定程度上避免引线过多造成的布线难题，但也存在自身的局限。相比于被动电路，主动电路的结构相对复杂，对于柔性加工体系非常不友好，不利于加工精度的提高；另外，主动电路需要电源驱动，这种有源的环境容易对微弱的神经信号探测造成干扰。因此，采用两种电路方案的神经电极在具体应用中，主动电路相比于被动电路并没有绝对的优势，需要结合应用领域的特点和当前现有技术合理进行选择。

第三节　侵入式神经电极

神经系统疾病诊疗的需求推动了脑科学与神经科学研究的兴起。越来越多的研究表明，多种神经系统疾病的治疗与恢复都有望通过功能性电刺激带来突破性效果，包括老年痴呆症、脑卒中风后康复、抑郁、顽固性疼痛等。脑科学也是当前国际科学前沿的研究领域，通过脑科学的研究有望革新人们未来的健康与生活方式。可以预计，更多创新产品的开发和脑科学研究的开展，都需要大量的动物实验和人体临床前试验，其中植入式神经电极及其器件发挥着至关重要的作用。加快神经电极技术的发展，特别是将其朝向低成本、兼顾安全性与有效性发展，会给神经治疗与神经修饰领域的研究工作提供帮助，为广大患者带来福音。

侵入式神经电极通常完全植入生物，与目标神经组织直接接触，产生电信号的交换。如今微加工技术的突飞猛进，让神经电极的设计与样式也日新月异。常见的侵入式神经电极有密歇根电极、犹他电极、视网膜假体电极、微丝电极、皮层电极、神经再生电极、脊髓电极等。这些电极的植入部位和用途各有不同（见表 3-1-1）。根据电荷传输方式的不同，电极可分为记录电极与刺激电极，也有些电极同时具有刺激与记录的功能，如人工耳蜗电极；根据电极几何面积的大小，电极可分为微电极和常规电极（一般电极直径在 100 μm 以下的可视为微电极）；根据应用的不同，有的电极应用于动物实验的研究，记录体内神经元电信号的活动或检测场电位，如微丝电极阵列、密歇根电极阵列；有的已应用于临床的植入式器械，如耳蜗电极、深脑电极、视网膜电极，它们通过传输电流信号，激励目标神经组织产生神经兴奋，帮助人们恢复受损的神经功能。

表 3-1-1　几种常见的侵入式电极种类与用途

电极种类	植入部位	导体材料	电极阵列特征	电极用途
密歇根电极	刺入脑组织	镀铱或镀金	电极为并列的杆状设计，每根电极杆上记录点有 8 个，记录点面积为 108 μm^2	大脑组织中细胞场电位或单细胞动作电位的记录
犹他电极	刺入脑组织	镀铂	电极阵列为 10 × 10 排列的针状电极，长度为 35～75 μm，直径为 2～6 μm，尖端暴露面积约 0.005 mm^2	外周神经刺激，用于残疾肢体的康复治疗的脑机接口实验
微丝电极	刺入脑组织	不锈钢或钨	48 根微丝组成，每根微丝直径约为 50 μm	单个神经元信号的电记录
神经再生电极	坐骨神经之间	铂	电极呈筛状设计，上面有 281 个直径为 40 μm 的圆孔，其中 9 个圆孔外为导电的铂金圆环	电刺激诱导神经再生
视网膜假体电极	视网膜	铂	60 个电极点，直径为 200 μm	电刺激视网膜神经，恢复患者视觉
耳蜗电极	耳蜗	铂	4 个电极铂环排列组成，单个电极环面积为 0.43 mm^2	电刺激耳蜗，恢复患者听力

为了在记录神经电活动时获取更高的空间分辨率，如今的新型神经电极正在向微型化、阵列化的方向发展，人们期望能够在尽量小的空间上得到更多数目的电极点。20 世纪以来，随着微型制造化的半导体工业快速发展，电极的设计也对集成度和生物相容性提出更高的要求。

一、非柔性微电极

非柔性微电极是一种微小而刚硬的电极，通常由材料如硅或金属制成。与柔性电极不同，非柔性微电极不具备弯曲或伸展的能力，因此，主要适用于需要高度精确的电信号测量和精密操控的应用。

非柔性微电极的结构通常是细小的尖端，可用于穿透生物组织以记录电信号。它们的制备通常涉及微纳加工技术，以确保精确的尺寸和几何形状。尽管它们在某些应用中的组织创伤较大，但非柔性微电极具有高空间分辨率和灵敏度，使其成为神经科学、脑机接口和生物传感等领域的重要工具。

（一）金属微丝电极

在早期电生理研究中，由于受到制备工艺的限制，电极的尺寸远大于一般神经纤维的尺寸范围（1～25 μm）。因此，最初的研究主要集中在具有较大轴突直径（1 mm 左右）的生物体上，如枪乌贼等。1939 年，霍奇金（Hodgkin）和赫胥黎（Huxley）对静息电位和动作电位的记录就是在这些生物体上进行的。1949 年，美籍华人凌宁成功制造出了直径小于 1 μm 的玻璃毛细管微电极。1957 年，赫贝尔（Hubel）采用电化学刻蚀钨丝并包覆绝缘层的方法，制备出了尖端直径约为 0.5 μm 的钨微丝电极（图 3-1-11A）。与玻璃毛细管电极相比，这种电极具有更高的机械强度，足以穿透硬脑膜，从而使得记录脑内电信号成为可能。这一技术突破为电生理研究提供了全新的可能性。

为获取更多的神经元活动信号，需要开发拥有更多记录位点的电极。多记录位点的电极可以探测更大范围的神经元信号，并且还可以通过结合记录位点的空间位置与测得信号的特征等对神经元进行更准确的定位。这样的多记录位点电极一般被称为多通道电极。

多通道电极的发展是从金属微丝电极开始的。1983 年，麦克诺顿（McNaughton）等制备出金属微丝双电极（图 3-1-11B）。将直径为 25 μm 的铂铱合金丝包裹于厚度为 6 μm 的聚四氟乙烯（polytetrafluoroethylene，PTFE）绝缘层中，该电极能够在两个位点对同一神经元信号进行同时记录。1993 年，同课题组进一步制备出金属微丝电极（tetrode），12 μm 直径的绝缘镍铬合金线被切成大约 25 cm 的长度，并缠绕在一起，用夹子夹住电线，用另一个夹在小金属棒上的夹子悬挂它们，并用磁性搅拌旋转悬挂杆；在静态旋转张力下，通过沿着悬挂电线大约 20 cm 的长度施加一个小的定向火焰，将缠绕的电线绝缘地熔在一起，火焰的温度不仅可以将电线紧密地固定在一起，还可以增加它们的刚性；然后将编织的电线切成两半，将未熔化的两端分开，并将绝缘材料短暂地暴露在小火焰中。通过对海马体神经元集群活动的记录与分析，展现出多通道电极记录复杂神经信号的前景与优势。

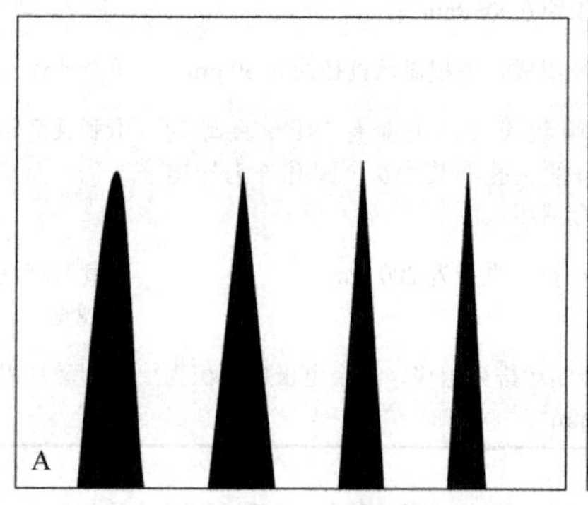

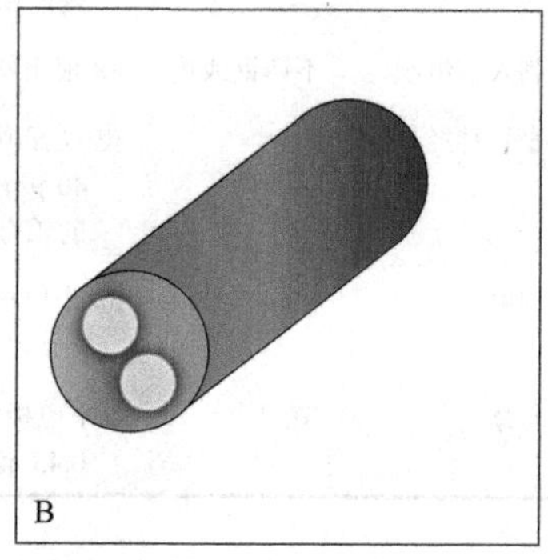

图 3-1-11　金属微丝电极

A. Hubel 制备的钨丝微电极；B. 金属微丝双电极的切面

（二）基于 CMOS 器件的微丝电极

金属微丝电极的制备流程虽然简单，但在通道数增多时，除了电极尺寸增大，电极与记录系统之间的引线数量也会明显增多，而集成电路工艺为多通道电极与记录系统的连接提供了一条高效的解决办法。互补金属氧化物半导体（complementary metal-oxide-semiconductor，CMOS）器件是一种常用的半导体器件，常用于图像传感装置、微处理器等集成电路组件。CMOS 器件不仅实现了工业化生产，其高密度、阵列化的特点也与多通道神经电极具有潜在的匹配性。2020 年，梅洛什（Melosh）等提出将微丝电极阵列与 CMOS 器件结合起来的连接范式。该范式的核心内容为具有等间距的微丝电极束与 CMOS 器件表面的贴合（图 3-1-12）。为了实现微丝的等间距排列，他们首先将包覆了陶瓷或聚合物绝缘层的合金丝通过化学气相沉积的方法沉积厚度 1～100 μm 的 paryleneC 牺牲层，将沉积后的微丝捆扎固定在一起，这样牺牲层的厚度将决定微丝间的距离，并且可以保证距离相近。用等离子体刻蚀掉微丝两端的牺牲层，使两侧的微丝尖端暴露，其中一侧暴露的微丝较长，作为探针植入脑组织；另一侧

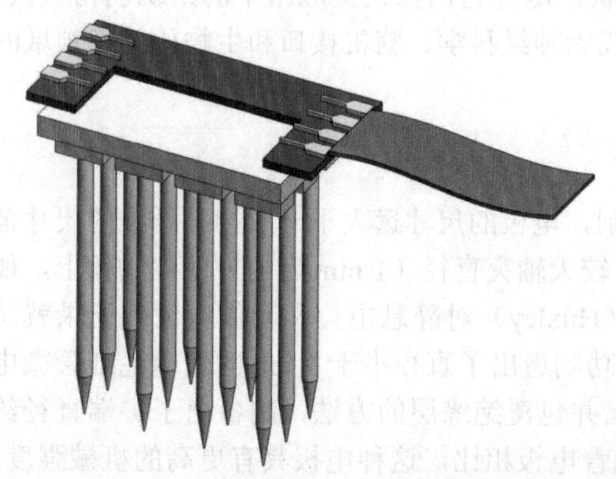

图 3-1-12　与 CMOS 器件连接的微丝电极束示意图

较短，与 CMOS 器件贴合。他们采用含数十万至数百万像素点的照相机感光元件与微丝束进行了贴合，连通率达到了 90% 以上。为了检验其在体电生理记录性能，他们使用 200 左右通道数、间距 100 μm、长度 1～2 mm 的微丝电极束植入小鼠皮层，成功分离出 100～200 个神经元信号。

2021 年，库纳尔-萨哈斯拉布德（Kunal Sahasrabuddhe）等采用专为电生理记录设计的 CMOS 器件，配合高性能前置芯片，对记录系统进行了全面升级，并命名为“Argo”。Argo 系统的传输带宽大，幅度提高至 26 Gbps，支持对 65 536 个通道的同时记录，且采样频率高达 32 kHz。他们采用 1300 根微线检测到小鼠皮层 792 个神经元的信号，并在 3 万多个通道检测到 LFP 信号。

如今，由于制备方便、性能可靠、价格低廉等优势，金属微丝电极仍然是神经元电生理记录的主要手段之一，但其存在许多不足，如刚性不足，微丝电极在刺入过程中金属丝易发生弯折，电极的金属丝可能彼此分离，导致植入的深度与定位难以控制。此外，受制于金属本身重量，微丝电极无法达成高通道数记录，而且微丝电极是手工制备而成，电极间距无法保证完全一致，无法实现规模化生产。

（三）硅基电极

随着半导体产业的蓬勃发展，光刻技术、硅加工技术、微机电系统（micro-electro-mechanical system，MEMS）技术为神经电极的设计、制作提供了新的思路和方向。与金属微丝电极相比，硅基电极具有很多优点，电极具有一定的刚性和韧性，避免在植入过程中弯折；电极点通过光刻技术制作而成，空间距离相对固定；单位空间上可提供更多记录点；基于 MEMS 技术制备的电极阵列易于微流控、前置放大器等技术结合。根据硅工艺的不同，可分为体硅微电极和薄膜硅微电极，最有代表性的分别是密歇根电极和犹他电极。

1. 密歇根电极　密歇根电极是一种具有细小电极阵列的神经探测器，其基本原理是通过将微电极嵌入大脑或神经组织中，记录神经元的电活动。

密歇根电极阵列呈“柄状”平面结构，宽度通常在几十到一百多微米，厚度只有几十甚至十几微米，通常由硅基底制成，上面有细小的金属电极，电极记录点排列在表面上（图 3-1-13A）。

2. 犹他电极　犹他电极是一种多通道电极阵列，用于记录大脑中多个神经元的活动，通常用于神经科学研究和脑机接口应用。

犹他电极阵列呈三维结构，具有 25～100 个彼此独立的电极针（图 3-1-13B）。通常由硅基底制成，电极数量通常较多，可以同时记录多个神经元的活动。犹他电极可以实现更精确的脑控制，适用于神经修复和脑机接口技术的开发。也可用于研究神经元群体的活动、神经网络的相互作用，以及脑部疾病的研究。犹他电极的多通道记录能够提供更全面的神经活动信息。犹他电极的记录点只在电极针尖端，因此对植入细胞损伤较小，现已批准应用于临床。

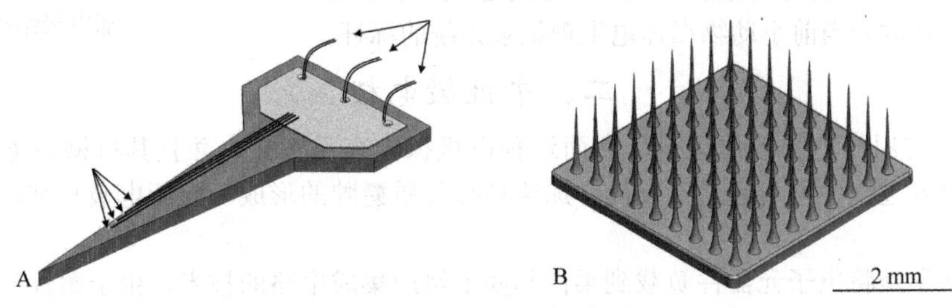

图 3-1-13　硅基电极阵列

A. 密歇根电极阵列；B 犹他电极阵列

总之，密歇根电极和犹他电极在结构、制备工艺、通道密度和应用领域上存在差异，选择哪种电极取决于具体的研究需求和实验设计。密歇根电极适用于需要单一神经元记录的应用，而犹他电极适用于需要高通道密度的多神经元记录的应用。

3. 其他硅基电极　随着微纳加工技术的进步，硅基电极向着通道数增加、尺寸降低的趋势发

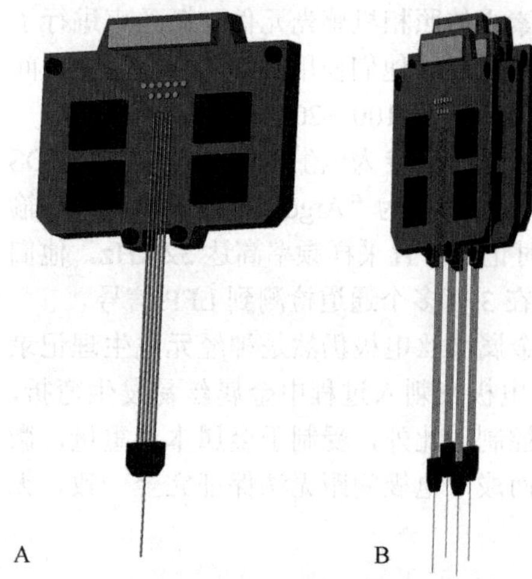

图 3-1-14　三维硅基电极示意图

A 单个子阵列电极；B 子阵列堆叠电极

展。2016 年，古斯塔沃-里奥斯（Gustavo Rios）等成功制备出具有 1024 个通道的三维硅基电极阵列。该阵列由 4 个独立的子阵列堆叠而成，每个子阵列包括前置芯片、柔性连接线和类似于犹他阵列的 4 柄电极，每个柄沿长度方向排布 64 个测量位点（图 3-1-14）。通过子阵列的堆叠，实现了在 0.6 mm^3 区域进行 1024 个通道的电记录。

电极通道数目的增多导致电极本体和信号处理单元的尺寸增大，限制了记录系统的应用范围，不能搭载在自由移动的大鼠脑部，只能进行固定状态下的电生理记录。2017 年，全球领先的纳米电子和数字技术研发与创新中心——比利时微电子研究中心，向全球神经学研究界发布并提供了其先进的高密度神经像素（Neuropixel）电极。研究人员通过将探针与前置芯片集成在一个硅片当中，并采用双波段记录和多路复用技术，极大地缩减了电极尺寸和重量、简化了接口连接；推出了含 960 个记录位点，可同时实现 384 个通道记录的 Neuropixel（图 3-1-15）。Neuropixel 1.0 探针将高密度记录位点和高通道计数相结合，在每个植入的探针上都能从数百个神经元中产生分离良好的尖峰活动。小的形状因子、灵活和重量轻的包装只有 400 mg，允许植入多个探针和慢性记录大种群的神经元从几个大脑结构自由移动的动物。将两根神经像素电极分别植入小鼠不同脑区，共分离出 741 个神经元信号。2021 年，同一研究团队将硅柄的数目从 1 根增加到 4 根，位点数提高至 10 240 个，通道数提升至 768 个，植入体重量减轻至 1.1 g，配合先进的信号处理算法 Kilosort，推出了神经像素 2.0 版本。Neuropixel 2.0 探针长 10 mm，大致与小鼠或大鼠脑尺寸相当，截面为 70 μm × 20 μm，每毫米覆盖 100 个记录点。探头可自动将检测到的电信号转换成数字信号便于计算分析。仅使用 2 个神经像素探针，研究人员同时记录了小鼠 5 个脑区超过 700 个独立神经元。而且，这种探针可在自由移动的动物身上进行长达 150 d 的连续实验。使得神经像素系列成为当前小动物在体电生理记录系统的标杆。

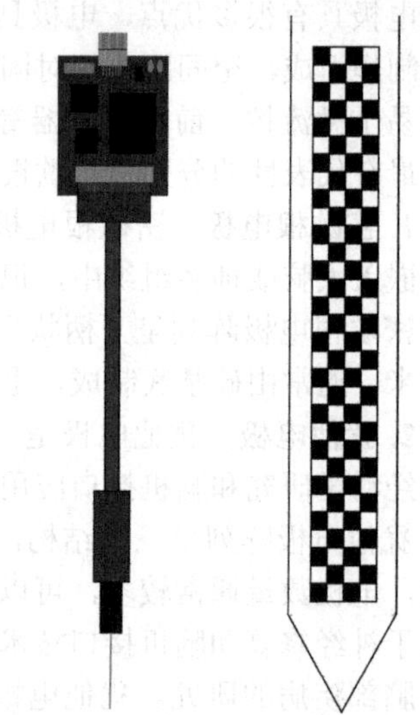

图 3-1-15　神经像素电极系统组成和前部电极结构

二、柔性微电极

硅基电极常用作生物活体记录，然而这种电极探针容易脆断，并且其机械性能与生物组织不匹配，在植入过程中易引起炎症反应，加速神经胶质囊肿的形成，阻断电极与神经组织的信息传递。

柔性电子学是将电子元器件负载到柔性基底上组成集成电路的技术，由于柔性材料具有较好的生物相容性和高密度集成性，近年来，基于此的神经技术受到广泛关注。柔性微电极的结构可简化为三明治结构，在两层绝缘层之间包夹着一层金属导电层。其中，绝缘层多用高分子材料，如聚酰亚胺（PI）、聚二甲基硅氧烷（PDMS）、聚一氯对二甲苯（parylene C）、SU-8 树脂等，金属导电层多用沉积的 Cr/Au 微线，记录位点通过刻蚀部分绝缘层暴露出来。

近年间发展出的柔性微电极主要分为薄膜电极、柔性微丝电极和网状电子器件。其中薄膜电极主要用于皮层电记录，柔性微丝电极的结构类似于沿电极柄方向排布位点的密歇根电极阵列，网格电极中包含金属微导线和记录位点的聚合物微丝连接成网格状结构。电极的柔性由薄膜电极到网格电极依次递增，薄膜电极在之前的章节中已有介绍，以下简要介绍后两类电极的代表性工作。

（一）柔性微丝电极

相比于薄膜电极，微丝电极可以植入到皮层内部。虽然柔性微丝对植入组织的损伤较小，但仍需要检测和表征电极植入对组织的影响。2017 年，研究人员制备出一种基于 SU-8 的 96 通道柔性微丝电极（NET probe）（图 3-1-16A）。将电极植入皮层内部后，采用双光子成像对电极周围组织进行检测。实验结果表明，在植入后长达 4 个月的时间里，脑组织特征未发生明显变化，神经元仍可被持续追踪，体现了柔性微丝电极的良好生物相容性。

柔性电极不同于刚性电极，不能通过自身硬度穿透硬脑膜，因此在植入时往往需要暂时增加器件的硬度，如将柔性细丝绑定于刚性微针上，植入后再将微针移出，或在微丝上涂覆水溶性材料（如蔗糖、聚乙二醇）形成刚性包覆等。2019 年，研究人员巧妙地将利用细丝在液体表面张力作用下的自组装特性，简化了植入流程，推出了神经流苏电极（neurotassel）。神经流苏电极部分由焊盘、微丝网格和微丝束三部分组成。其中，微丝束含有 16～1024 个截面尺寸仅 3 μm × 1.5 μm 的聚酰亚胺细丝。植入时，首先将神经流苏浸没到聚乙二醇熔体中，再缓慢拉出液面，在表面张力作用下，神经流苏自组装形成刚性复合细丝（图 3-1-16B）。植入到大脑之后，随着聚乙二醇的吸收，微丝束逐渐展开并贴合到神经组织。神经流苏在长达 6 周的小鼠皮层电记录中表现出良好的稳定性和生物相容性。

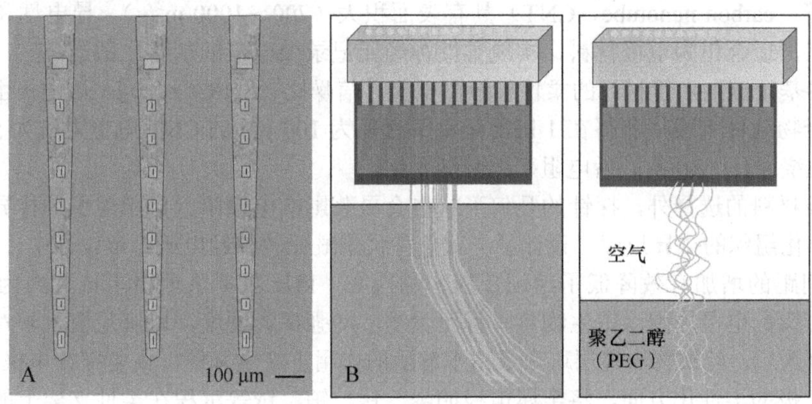

图 3-1-16 柔性微丝电极

A. NET probe 电极机构图；B. 神经流苏的结构及其自组装过程

2019 年，神经链接（Neuralink）公司开发了一套基于柔性微丝电极的千通道级记录系统，该系统使用手术机器人，借助刚性微针，自动将 96 根聚酰亚胺微丝电极植入到小鼠皮层中，每根微丝含 32 个记录位点，因此总的通道数达到了 3072 个。该系统的前置芯片植入脑中，尺寸仅为 23 mm × 18.5 mm × 2 mm。Neuralink 全面集成了柔性多通道电极、植入系统和记录系统，为大规模电生理记录提供了先进完整的解决方案。

（二）网状柔性电极

为了使柔性电极的结构和性质更加接近脑组织，实现神经电极与脑组织的高度融合，2015 年，查尔斯·李波（Charles Lieber）团队提出了一种称为网状电子器件（mesh electronics）的柔性电极设计。该柔性电极为类似于渔网的条带状网格电极，采用 SU-8 作为包覆材料，共有 32 个记录位点。网格电极完全展开后覆盖面积可以达到数十平方厘米，但其厚度不到 1 μm，弯曲刚度更低至 0.09 nN · m，几乎与脑组织一致。网格电极能够被吸入注射器中进而注射到脑组织内部，因此又称为可注射柔性电极。电极植入后，虽短期（2 周）内在植入区域周围出现胶质细胞增生和神经元的死亡，但随后组织状态逐渐恢复到植入前的水平。该研究团队利用网格电极实现了对小鼠皮层长达 8 个月的稳定电记录，表现出了网格电极与脑组织的完全亲和性质。

（三）基于其他材料的柔性电极阵列

近年来，新型碳材料的进展使得烯碳微丝电极进入研究视野。烯碳微丝电极由石墨烯或碳纳米管纤维纺丝而成，具有大的比表面积、高电导率和良好的力学性能，韧性好，不易折断。

石墨烯是一种由碳原子组成的具有单原子层厚度的二维纳米材料。作为神经电极材料，石墨烯具有许多独特的优势，如其良好的力学柔性，可以与大脑组织形成紧密接触，从而构建稳定的电极-神经界面；良好的导电性能和优异的载流子迁移率，为实现对神经电信号的高灵敏度探测提供了条件；超高的比表面积，结合其独特的电学性能，使得石墨烯神经电极具有低的电化学阻抗和高的电荷注入能力，能够对神经元进行有效的电刺激；石墨烯具有较高的透明度，单层石墨烯的透过率高达 97.3%，因此，使用石墨烯电极可以在记录电生理信号的同时观察电极下方细胞、血管等随电生理活动的变化。有助于更加清晰地认识大脑结构和生理功能。此外，石墨烯的高透明特性使得它可以与光遗传等技术结合，实现对神经电活动的光学调控。

有研究人员以石墨烯作为电极材料，SU-8 为柔性衬底，制备了可弯曲的柔性石墨烯微探针电极。之后，同课题组在此基础上通过整齐等离子体技术对石墨烯表面进行处理，极大减小电极电阻，提高电容和信噪比，最终实现了低电阻、高电荷储存能力、高信噪比的柔性探针神经电极的制备，对生物应用有重要意义。

碳纳米管（carbon nanotube，CNT）具有表面积大（700～1000 m^2/g）、导电性和生物相容性好等诸多优点，适合作为电极材料，实现柔性神经元记录微电极的制备。戴维-普尔（David-Pur）等就提出一种基于碳纳米管材料的柔性神经微电极［信噪比（SNR）= 20］。该电极由多壁碳纳米管薄膜和聚合物载体构成，测得在 1 kHz 频率下直径为 100 μm 的 CNT 电极阻抗为 55 kΩ，且在反复折叠和缠绕循环（30 次）后电阻率无明显变化。

除了电极材料的选择外，探针的几何形状也会显著影响电极附近局部组织的排异反应。研究人员为了最小化组织的排异反应，设计了一款鱼骨状聚酰亚胺神经电极。该设计中，衬底柔性化、电极与探针间距的增加有效降低了组织反应，测得在 1 kHz 频率下电极阻抗大约为 400 kΩ。同时，可通过在探针电极周围涂覆生物可降解丝聚物，增强探针硬度，以满足植入时对电极硬度的需求。电极植入后，丝聚物涂覆层可在蛋白水解酶的作用下完全降解，恢复探针电极的柔性。

在平面电极的柔性化方面，将金属电极如金、钛、铂、铱等沉积在柔性支架上的柔性微电极制造技术也得到广泛发展。有研究人员以氧等离子体处理后的 PDMS 为基底，通过封装和镀金工艺得到金属电极结构，最终制得一种视网膜下柔性可植入电极，让失明患者视觉恢复成为可能。

三、侵入式神经电极的应用

关于神经电极领域的应用方面，国外已经在各个方向开展了长达数十年的长期研究和临床试验，有相当一部分成果成功实现商业化应用。目前，美国食品药品监督管理局（Food and Drug Administration，FDA）已经许可临床应用的植入式神经假体主要有帮助恢复听力的人工耳蜗、治疗疼痛的脊髓刺激器、治疗癫痫和抑郁的迷走神经刺激器、治疗帕金森病和肌张力障碍的深脑刺激器等。

澳大利亚 Cochlear 公司的人工耳蜗产品，自 1982 年通过 FDA 认证推向市场以来，已有超过 30 万名患者重获听力。人工耳蜗的工作原理基于模拟正常听觉系统的方式，它由两个主要部分组成。一是内部植入器。内部植入器植入在患者的内耳中，它包括一组电极，这些电极直接插入植入者的耳蜗（耳朵内的听觉感知器官），当声音被捕捉并处理后，内部植入器通过电子信号将声音信息传递到耳蜗中。二是外部声音处理器。外部声音处理器是患者佩戴在耳朵上的部分，它捕捉周围的声音，并将其转化为数字信号；然后，这些数字信号通过皮肤上的无线电频率传输到内部植入器，一旦声音信息通过电极传输到耳蜗，它会刺激植入者的听觉神经，使其能够感知声音。

人工耳蜗可以显著改善患者的听觉功能，使他们能够感知和理解语言和环境声音。它适用于各个年龄段的患者。目前，Cochlear 公司控制着全球 2/3 耳蜗植入的市场，产品遍布美国、日本、德国等 90 多个国家和地区。其他成功的案例还有美国美敦力公司的脑深部刺激系统，俗称脑起搏器，至今已有超过 25 年的发展历史，主要用于帕金森病、肌张力障碍、特发性障碍等障碍类疾病的治疗，目前全球超过 13 万名患者使用的是美敦力的脑起搏器产品。此外，人工视网膜能够使视觉损伤患者重见光明、用脑机接口控制的机械手帮助高位截瘫患者重获运动和外界交互的能力的案例在国内外均有所报道。

近年来，Neuralink 公司备受关注，脑机接口作为该公司商业计划的核心技术而成为关注焦点。该公司提出，使用数千上万通道的微纳加工阵列制成脑机通信界面，从而进行脑信息的高通量读取与写入。该技术采用电极阵列的柔性电极导线和缝纫机式自动化植入方法在临床应用方面有较好的前景，而且该植入式电极阵列设计已经被证实具有较好的稳定效果。值得提及的是，Neuralink 目前公开展示的所有分项技术均来自学术领域已发表的研究成果，但在展示中实现的电极通道数、系统集成度及信号传输带宽等方面均进行了工程优化，神经信息通量（约 3000 道）远高于传统 FDA 认证的人体可用的犹他电极（约 100 道）。Neuralink 系统为脑机接口的界面交互能力带来了整体的提升。虽然目前 Neuralink 尚未展示对神经信息实时解码的计算能力，但神经信息通量的大幅提升已经预示着脑机接口应用场景将发生质变的趋势。Neuralink 电极与犹他电极，以及传统的深部脑刺激（DBS）电极的尺寸对比，可以发现 Neuralink 柔性植入式电极更符合植入式电极的基本特性。

我国在神经电极领域研究起步较晚，但在近 10 年来也取得了极大发展。杭州的诺尔康是全球第五家能研发生产人工耳蜗的企业，于 2011 年和 2013 年获得我国用于成人和儿童患者的注册证。清华李路明教授领衔的品驰医疗公司团队研制的脑起搏器，也于 2013 年获得我国注册证，成为第一个国产的植入式神经调控产品，打破了国外的垄断。目前，国内多家高校和科研院所都在开展植入式神经调制装置的研究工作，包括上海交通大学、中国科学院半导体所、浙江大学、西安交通大学、东南大学、武汉大学等，植入式神经电极的相关研究正受到越来越多科研工作者的关注。

国内某科技公司发布了自主研发的蚕丝光纤柔性脑机接口 Silk-Optrode，蚕丝蛋白天然抗菌、可降解、力学强度高，相应地，以蚕丝蛋白为主体的柔性电极在生物相容性、机械强度上要比化工或化学合成材料制成的电极有优势。在植入方式上，该接口使用了由蚕丝蛋白光纤和多个柔性微电极阵列组成的混合探针（丝光电极），可以准确插入大脑。通过蚕丝光纤的水合作用，探针能够在植入后主动适应环境，并降低自身的机械强度，以高保真度植入大脑，同时保持与周围组织的机械顺应性。此外，具有 128 个记录通道的探针可以在低光学损耗的情况下进行颅内光刺激，并检测出高产量、良好隔离的单个单位，其性能远超过其他类型的探针。

第四节 小 结

本章节探讨了在体环境中的神经电极技术。首先着重介绍了非侵入式脑机接口，特别是 EEG 技术，包括标准化电极放置系统（10-20 和 10-10）、湿电极和干电极的类型及特点，以及半干电极的发展。此外，讨论了 EEG 脑机接口的信号处理，包括信号预处理、特征提取和特征分类等。在第二节中，主要介绍了半侵入式神经电极的应用。半侵入式电极相对于非侵入式电极具有一定的危险性，主要应用于动物实验和极少数需要开颅手术的临床患者。其信号质量比非侵入式更好，而相较于侵入式脑机接口，虽采集到的信号较弱，但免疫反应和炎症反应发生率较低，安全系数较高。

现代神经电极的发展趋向微型化、阵列化，以提高记录神经电活动的空间分辨率。在侵入式神经电极中，刚性微电极具有结构细小、可穿透生物组织的优点，主要用于高准确度、高空间分辨率的电信号测量。金属微丝电极发展至今可实现数万个记录位点的同时信号获取。柔性微电极包括柔性微丝电极和网格电极器件。网状柔性神经电极具有较高的生物亲和性，可注射到脑组织内实现长期稳定电信号记录，同时基于石墨烯等材料的电极具备优异的力学性能和生物相容性，为神经电信号的高灵敏度探测提供了条件。此外，采用特殊几何形状和金属沉积工艺的柔性微电极也在不同应用领域取得广泛发展。这些二维阵列化电极以及三维柔性神经电极的研究，为片上脑的信息交互提供了必要的工艺基础和硬件准备。

第二章 片上脑神经电极

相比于应用在动物脑上的神经电极，应用于片上脑的神经电极总体还处于研究的初期阶段。目前，大多数片上脑研究所使用的神经电极，其设计和制备方法主要参考动物脑神经电极的相关经验。片上脑神经电极的植入通常无须进行手术，但在使用中需要系统考虑片上脑的结构特点，不断优化电极与片上脑的物理接触和耦合方式，以及信息交互通道质量。本章从片上脑神经电极主要选用的材料入手，然后分别对使用较多的平面型和针状神经电极的性状、植入方式、功能特点等方面进行介绍，最后再介绍专门针对脑类器官设计的刺激融合神经电极和3D网状神经电极。

第一节 片上脑神经电极的材料选择

神经微电极研究的一个核心问题是保证电荷脉冲在电极与神经组织间的稳定、有效传输，且不发生有害或损伤神经组织的化学反应。在实际使用过程中，多种因素限制了电极与目标神经之间长期稳定、有效地传递电荷信息，包括生物因素与非生物因素。生物因素主要来自生物体的免疫反应，这些影响不可能完全消除，即使选择生物相容性较好的材料，也会存在一定的排异反应；非生物类因素来自于电极的大小、插入过程、电极与组织的接触方式等，它影响了电荷传输的效率、安全、免疫反应的程度等。

一、片上脑神经电极所需考虑的因素

（一）生物相容性

人体是具有生命特征的生物体，体内环境动态变化，含有多种氨基酸、蛋白质、生物组织、细胞等。电极在植入人体后，接触的是复杂、动态的生物微环境。电极植入一段时间后，表面会由于免疫反应慢慢产生组织包囊，随着植入时间的增大与包囊的增厚，电极周边的神经元会逐渐缺失，导致电极功能的下降甚至丧失。

对于植入式电极而言，越大的免疫反应产生的组织包囊越大，更容易造成周边神经元的缺失和死亡，从而阻隔了电极与神经组织之间的信息交流。合理的电极设计，选择具有较好生物相容性的电极材料是保证电荷安全有效稳定传输的重要手段。另外值得注意的是，手术过程、电极植入的方式也对生物相容性具有重要影响，因为创伤的大小会显著影响免疫反应的程度。

（二）神经电极的电荷注入能力

神经电极的电荷注入能力是神经电极应用的另一个重要考虑。当电流通过神经电极传输到神经组织，电极电位会偏离原平衡的电极电位，发生极化现象。电极极化来源于电极传导电流时表面电荷的累积，进而引起的电位、界面阻抗变化，包括浓差极化和电化学极化。电极电位向正方向偏移，称为阳极极化；电极电位向负方向偏移，称为阴极极化。

对于许多新型的微电极阵列，如植入式视网膜电极，电极的真实面积非常小，这样传输的电流密度较大。神经电极进行电刺激时，必须传输一定电荷密度的电流，才能让目标神经元兴奋。但电极电流密度增大的同时，极化电位也会增大，若电极的阳极极化电位到达腐蚀电位，会造成电极的腐蚀损坏；电极的阴极极化到达析氢电位，则可能造成电解质的水解，造成周围神经组织环境的pH发生改变，更严重的会对人体神经组织带来伤害。

为了让神经电极可长时间安全、稳定工作，必须保证电极在传输足够电流密度时（目标神经组织兴奋的阈值），电极处于一个安全的电位窗口，不会发生电极的腐蚀或电解质的水解等不利后果。在安全的电位窗口内，提高电极的电荷注入能力具有重要的意义。因为神经电极在植入一定时间后，产生的组织包囊增大了目标神经元与电极的距离，往往需要传输更大电荷密度的电脉冲让目标神经组织兴奋，发挥作用。

（三）电极的固定方式

电信号的传输发生于电极与神经组织之间，两者之间的距离、接触状态直接影响了信号传输的质量。见图 3-2-1，植入式电极材料与人体组织存在数量级上的机械差异，会产生不同程度的机械不匹配性，如大脑的剪切模量在 1 kPa 左右，而金属铂则为 61 GPa。人体在活动时，如呼吸、脉搏、运动，都会引起电极与组织间的微小位移。当微电极与神经组织界面接触不稳定时，可能会出现阻抗紊乱，产生较大的记录噪声，影响信号记录的信噪比。若采用刚性较大的电极材料，在植入的过程中，也容易造成创伤，加剧炎性反应等一系列不良后果，从而影响电荷传输的效果。通过设计机械模量更匹配组织的植入式电极及器件，以及合适的固定方式，是维持植入式电极与神经组织界面稳定的基础，对电荷的有效传递具有重要意义。

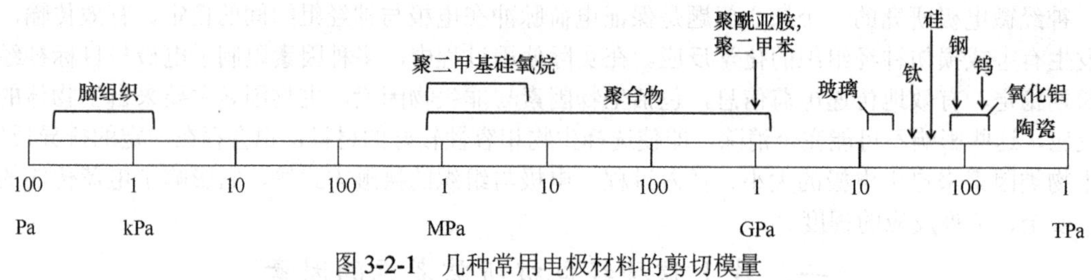

图 3-2-1 几种常用电极材料的剪切模量

二、片上脑神经电极常用导体材料

（一）金属材料

最初，人们在植入电极材料的研究中，采用抗腐蚀的贵金属，如铂（Pt）、金（Au），铱（Ir）等。这种纯金属电极材料采用法拉第与双电层结合的电荷注入机制，通过约束一定波形电信号加载的电位区间，可以避免不可逆反应的发生，从而保证电荷注入的安全性。然而，铂电极易氧化形成副产物导致其溶解，即使采用双向脉冲仍然很难避免。因此，需要选择不易溶解的材料（如金属铱），目前的临床设备中深脑刺激和人工耳蜗使用电荷密度尺寸较大的铂、铱电极。氧化铱膜电极不仅拥有生物相容性及抗腐蚀性，且拥有更高的电荷密度，这是由于氧化物存在 Ir^{3+} 与 Ir^{4+} 两种价态能够进行可逆的法拉第反应，从而显著增强电荷在界面的传输能力。有研究报道，在钻镶合金的表面氧化得到氧化银后，电极的最大安全注入电荷密度显著增加到 2.1 mC/cm^2。传统的贵金属导体材料的注入电荷量十分有限，近些年碳纳米管、石墨烯、导电聚合物等这类新材料的出现大大丰富了电极电子导体的选择范围。

（二）新型材料

1. 碳纳米管 碳纳米管是由呈六边形排列的碳原子构成的数层到数十层的同轴圆管，按卷曲层数可分为单壁碳纳米管（single-walled carbon nanotube，SWCNT）和多壁碳纳米管（multi-walled carbon nanotube，MWCHT）。作为一维纳米材料，碳纳米管具有十分优异的物理化学特性，包括高比表面积（700～1000 m^2/g）、优异的热导率［3000 W/(m · K)］等，让其在电化学储能、生物传感器等方面均有成功应用。

在神经电极领域，单纯采用碳纳米管修饰神经电极尽管展现了很好的生物相容性，但相比铱/氧化铱的最大安全注入电量要低许多，仅为 1.0～1.6 mC/cm^2，且碳纳米管修饰电极基底还存在结合效果不好的问题。为了解决上述问题，最近的研究中，对碳纳米管进行表面功能化，通过接枝不同的聚合物和生物活性分子，实现碳纳米管电极表面的修饰。这种方法结合了导电聚合物与碳纳米管的优异化学与物理特性，提高了其电化学性能和生物相容性。

同样，将羧基化后的单壁碳纳米管作为掺杂物共聚合沉积聚吡咯（PPy/SWCNT）修饰神经电极，显著提高电极与组织界面的有效接触面积，电极的最大安全注入电荷显著提高，达到 7.5 mC/cm^2，1 kHz 下的阻抗下降了 95%。随后的研究中，引入在多壁碳纳米管上修饰聚 3,4-乙烯二氧噻吩涂层（PEDOT/SWCNT）的技术，使电极的最大安全注入电荷密度达 6.2 mC/cm^2。并且这种涂层技术具有更好的电化学稳定性，相比 PPy/SWCNT 在相同阴极先的脉冲电刺激下，阴极电荷储量下降值为 8%，而 PEDOT/SWCNT 电极的下降值仅为 4%。另外，PEDOT/SWCNT 在体外的细胞实验与体内的植入实验相比对照组都展现了极好的生物相容性，如神经胶质纤维酸性蛋白的表达要显著降低，电极周边神经元的存活更多。

2. 石墨烯　二维材料石墨烯是由单层碳原子按六边形蜂窝状紧密堆积形成的，也是其他碳材料（碳纳米管、富勒烯等）的基本单元。随着石墨烯（graphene）在 2010 年获得诺贝尔奖，目前也成为人们研究的最热门新型材料之一，它在储能材料、传感器、催化剂等领域有着广泛应用；它具有超大的比表面积（2630 m^2/g）、超高的电子迁移率［200 000 $cm^2/(V·s)$］和极佳的导电性（1 S/m），而且表面易于功能化修饰，具有良好的生物相容性。

目前，石墨烯的修饰主要用于生物传感器如多巴胺的检测等，在神经电极领域的研究还非常少。美国密歇根大学首次报道了将石墨烯应用于神经电极的材料研究，经过功能化的石墨烯作为掺杂物，与 3,4-乙烯二氧噻吩（EDOT）的单体共沉积修饰电极。结果表明，修饰后的电极具有网络状的微观结构，大大增加了电极与神经组织的接触面积，提高了电极的注入电量，并降低了阻抗。由于石墨烯表面活性的官能团，生物活性分子层粘连蛋白抗原与缩氨酸序列也可以成功固定在电极表面，尽管实验结果没有显示出统计学的差异表明其促进了神经的生长与分化，但反映了这种材料的优良可加工性。

3. 导电聚合物　导电聚合物（conductive polymer，CP）自 1967 年聚乙炔首次被人们合成发现以来，一直受到人们的广泛关注和研究。它的分子结构中拥有交替单双键的共轭结构，离域 π 键不受束缚，能在聚合链上自由移动；经过掺杂后，可移走电子生成空穴，或添加电子，使电子或空穴在分子链上自由移动，从而形成导电分子。因此，为了提高电极表面电荷注入能力、降低比阻抗，通常利用电化学聚合在金属基底上直接沉积修饰一层 CP，以增加电化学表面积，同时制备的 CP 性能相对可控，如表面特性、薄膜厚度、电导率等。

Cp 具有众多生物医学的应用优势：①通过添加带有电荷的不同掺杂物共聚合生成导电聚合物，分子结构可以功能化接枝生物活性分子或蛋白，也可以包裹与释放药物与生物分子；②在电极与组织间发生可逆的电荷迁移反应；③合成过程十分方便，容易控制。在神经电极领域，被人们研究最多的导电聚合物包括聚吡咯、聚噻吩及其衍生物、聚苯胺（图 3-2-2）等，这类聚合物易于合成，具有十分优异的导电性能与生物相容性，经其修饰后的神经电极可以显著提高电极的电化学性能。

在导电聚合物修饰神经电极方面的大量研究，不同于前面所述的碳纳米管与石墨烯作为导电聚合物掺杂材料修饰神经电极的工作，现在很多研究将重点转向生物分子掺杂结合导电聚合物修饰电极，在兼顾电化学性能的同时以期望得到生物相容性更好的电极材料，如可用多种生物活性分子、蛋白质（如肝素）、透明质酸作为导电聚合物 PPy 的掺杂离子，进行电极的表面修饰；有研究将层粘连蛋白的多肽片段、神经生长因子掺杂到导电聚合物（聚 3,4-乙烯二氧噻吩，PEDOT）中，促进了神经元在电极表面的黏附与分化。虽然 PEDOT 作为学术研究中最常用的涂层材料，这些材料可以涂在多种金属基板上。然而，PEDOT 稳定性较差不能长期使用，使其不适合应用于临床。一直 PEDOT 会在聚丁二酸丁二醇酯中降解，且活性氧可加速降解过程。除了具

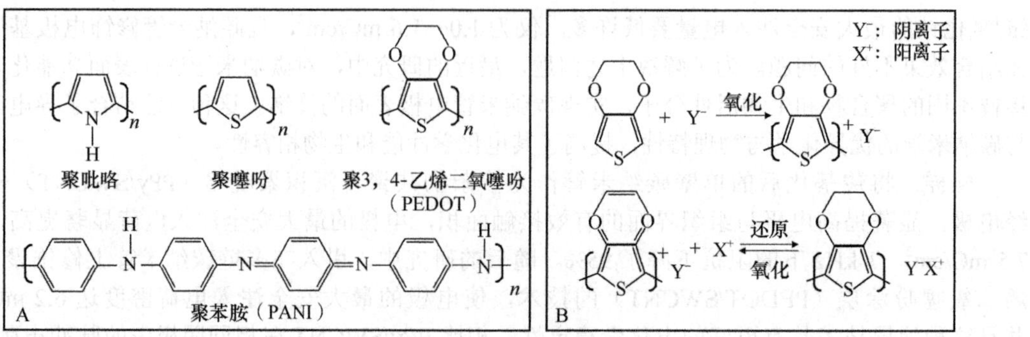

图 3-2-2 导电聚合物分子

A. 常见的几种导电聚合物的化学结构式；B. 电化学聚合得到 PEDOT 的反应式，以及 PEDOT 在掺杂阴离子 A 后传输电子时的氧化还原行为

有化学腐蚀性的体内环境之外，反复的刺激会导致涂层物理特性改变或失效。

目前，基于导电聚合物新材料的探索也非常多，研究人员在不断发现、追求更优异性能的电极材料，如更低的界面阻抗、更高的电荷注入能力、更优异的生物相容性。碳纳米管、石墨烯均是优异的掺杂材料，能够显著提升电极的电荷传输性能。有报道发现导电聚合物在长期电刺激和蒸汽消毒下，会发生层离、脱落的现象，作为涂层材料，如何提高其基底的结合力，以及在使用过程中如何保证这些材料的安全性与稳定性仍是其从研究转向应用的关键所在。

三、片上脑神经电极基底与封装的常用材料

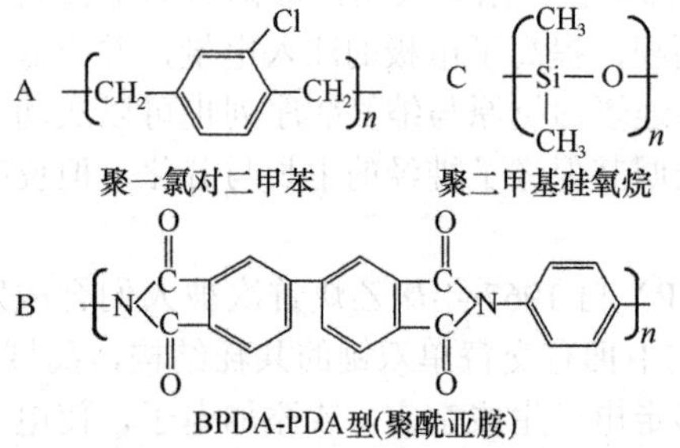

图 3-2-3 常见柔性聚合物基底化学式

A. parylene C（聚一氯对二甲苯）；B. BPDA-PPA 型 polyimide（聚酰亚胺）；C. 聚二甲基硅氧烷（PDMS）

作为与电极导体材料相对的绝缘部分，这类材料不仅要求具有良好的绝缘性能，保证电极导体材料可以稳定传输电荷，同时也必须满足具有良好的生物相容性与弹性模量，防止电极在植入过程或植入后引起较大的组织反应，而导致电极功能的丧失。常用于基底和封装的材料主要有聚一氯对二甲苯（parylene C）、聚酰亚胺（PI）、聚二甲基硅氧烷（PDMS），以及 SU-8（图 3-2-3），下面我们对这 4 种材料做简要介绍。

parylene 是一种自 20 世纪 60 年代中期美国开发应用的一种新型涂层材料，分为 N 型、C 型、D 型、HT 型等。它采用化学气相沉积法制备聚合物薄膜，首先制得对二甲苯的二聚体，然后将其进行高温裂解，形成自由基，导入成膜室后在成膜物体表面冷凝迅速聚合，得到均匀致密的聚对二甲苯薄膜。其中 C 型的 parylene 具有极其优良的电绝缘性、耐热性和化学稳定性，并具有很好的生物相容性。这种技术的涂层采用真空热解气相沉积工艺制备，可以在表面形成均匀致密的薄膜，在 0.02～0.05 mm 厚度下就能对印刷电路的表面提供非常可靠的防护，可用于电子元器件的绝缘保护性涂层、封装材料等。

PI 是微电极工业中一种最常见的材料，在最近 30 年开始用于生物医学工程领域。PI 的制备合成一般是在二甲基甲酰胺、N-甲基吡咯烷酮等高沸点质子惰性溶剂中加入二酐和二元胺，快速得到聚酰胺酸预聚体；这种预聚体稳定、易于运输保存，然后将其涂覆薄膜，进行亚胺化热聚合反应得到聚酰亚胺薄膜。聚酰亚胺材料具有多种性能优势：热稳定性，高机械强度，优异的封装性能与抗化学腐蚀性；很好的介电性能，与金属/金属氧化物之间有很高的粘合力，常用作封装的绝缘层或基底；可以通过常见的刻蚀制作不同样式的电极阵列。已经有很多的研究证实了现在的聚酰亚胺相关产品作为植入材料的低毒性、低溶血性；当聚酰亚胺用于植入器件时，显示了很好的表面和结构生物相容性，在几个月的体外与体内试验均保持了很好的生物稳定性与功能性。

PDMS 是有机硅聚合物的一种，具有重复的硅氧键和甲基集团，以及十分优异的生物相容性、抗生物降解，特别是它有非常高的结构弹性，剪切模量从 100～1000 kPa 不等；因为容易加工，PDMS 在医疗器械行业广泛使用，如心脏起搏器、人工耳蜗等。

电极导体材料与绝缘的封装基底是神经电极的两个重要组成部分。人们在探索优化电极导体材料性能的同时，更应该重视绝缘封装材料的重要性。PDMS、PI 等聚合物材料电极表面多为疏水结构，容易被人体的特异性蛋白吸附，进而引发组织反应。当封装材料发生免疫反应时，产生的组织包囊会沿着封装材料的表面伸向电极的功能区。提高绝缘材料的表面生物相容性是神经电极应用研究的一个重要考虑。

从上面的叙述中可以看到，这些封装材料在实验研究中拥有良好的性能，但这些技术转化到临床应用中是否能够达到预期的效果，需要考虑其稳定性。当侵入式微电极持续长时间暴露在细胞外环境中时，绝缘层会发生开裂或分层，封装开裂背后的确切机制尚不清楚，可能取决于封装材料的类型。在体外 PBS 浸泡试验中绝缘层开裂的概率并不大，但在体内开裂的概率明显提升，而封装失败就会使电极暴露在胞外环境中，降低信噪比。主要表现为水蒸气通过封装层扩散形成液滴，使内部形成压力将封装材料从基板上剥离，而聚合物具有亲水性，开裂的概率就会更大。由于陶瓷的水蒸气渗透性比聚合物低得多，因此，在最近的研究中，薄膜陶瓷材料越来越多地作为封装材料。但典型的薄膜陶瓷介质，如二氧化硅（SiO_2）、氮化硅和氧化铝会在溶液中发生水解，因此，可以选择热生长 SiO_2 降低水解率，或多层材料堆叠作为分子屏障。目前，碳化硅（SiC）由于其高生物相容性和化学惰性成为一种有前途的封装材料。

许多神经植入采用一种基于环氧树脂的负性光刻胶——SU-8 光刻胶。负性指的是当光刻胶暴露于紫外线时，暴露部分形成交联，而剩余部分仍可溶解，并在显影过程中被冲洗掉。SU-8 拥有出色的生物相容性、化学稳定性、低成本，使 SU-8 的图案化工艺不仅可用于设计微流控通道、纳米球光刻等，也能够作为神经电极阵列的封装层。经研究表明，SU-8 在植入后并不会引起明显的异物反应，具有足够的生物相容性。

第二节　平面型神经电极

早在 19 世纪上半叶，就有研究人员基于电流计，利用金属作为电极进行生物电生理实验，在生物组织上获得生物电信息。到 20 世纪中叶，随着电压钳技术的出现，生物电生理的研究进入到单通道时代。此后，膜片钳技术迅速发展，所获得的单通道信号质量不断提升。20 世纪以来，随着神经科学的不断推进，对单个神经元信号进行探测和分析已经不能满足研究人员对神经电生理的认识需求，多通道神经电极应运而生。具有多通道的神经电极近年来被不断优化改进，通道数不断提高，体系力学强度覆盖从刚性到柔性，应用范围横跨体外到体内。相比于动物在体实验，体外试验具有快速、经济的优点。例如，在新药研发的药物筛选环节，传统方法通常需要开展动物实验分析药物的有效性和毒性，采用体外试验可以避免动物实验成本高昂、实验周期长的问题，提高前期研发的实验通量和效率。神经电极的研究也是如此，体外试验相对快速，更加可控，便于多次迭代。早期的神经电极阵列多用于体内试验，受加工工艺路径依赖，大多制备于刚性衬底上。近年来，为了逐步适应在体的神经信息获取需求，神经电极逐步向柔性化方向发展。下面我们将介绍片上脑实验中经常使用的微电极阵列，包括刚性被动微电极阵列、刚性主动微电极阵列和柔性主动微电极阵列。

一、刚性被动微电极阵列

细胞和组织通常培养在透明的玻璃或聚苯乙烯衬底上，便于在光学显微镜下观察。此外，光刻、电子束曝光、纳米压印等稳定可靠的图案化手段属于自上而下的微纳加工方法，更适合在平面基板上进行。因此，在透明平面衬底上集成微电极阵列，可以对置于其上的电活性组织中大量位点的电活动进行同时记录，是目前最常用的体外电位记录方法，大致结构见图 3-2-4A。其周围有围栏和引脚，分别起到盛放培养液和连接外部电路的功能；最中部为微电极阵列，图 3-2-4B 所示的是微电极阵列的局部放大图。在围栏内的所有引线部分均覆盖有绝缘层，仅将顶端电极部位暴露出来与电活性物质接触，这样即可实现对特定位点电位的探测。为了减轻电极暴露在培养液里的溶解问题，通常使用化学性质稳定的惰性金属，或进行相应的化学和电化学修饰。

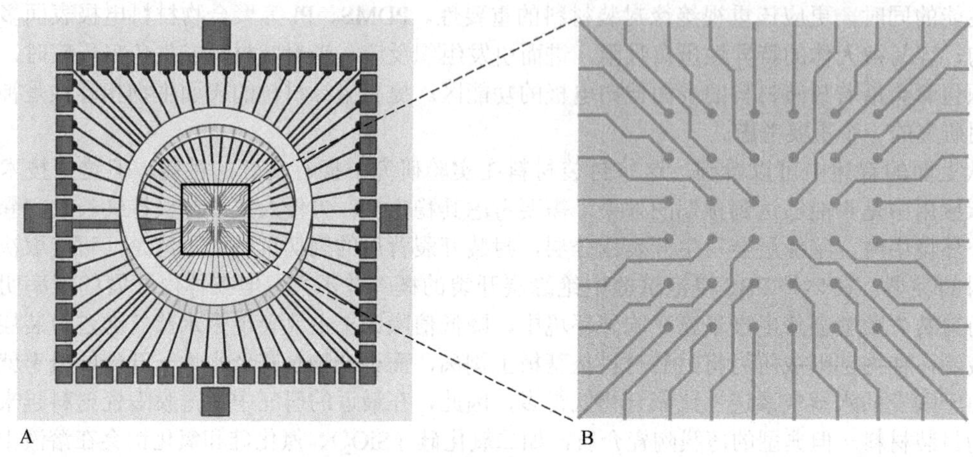

图 3-2-4 刚性微电极阵列示意图

A. 微电极阵列全景图；B. 电极区域局部放大图

（一）电极的电化学修饰

在前面的讨论中，我们了解到传统的贵金属电极材料无法提供较大电荷注入能力，因此，研究人员常常通过对电极进行电化学修饰提高电极的电化学性能。常见的电化学修饰途径包括以下两种。

1. 常用的修饰策略 是将电极粗糙化、多孔化处理，在有限的几何面积上增大电极与电解质的接触面积。更大的电极双电层面积意味着更大的双电层电容与法拉第反应面积，这有利于提高电极界面电荷的传输能力。在新型的人工耳蜗研究中，就采用了多孔铂的技术增强电极的安全电荷注入能力。在近些年电极修饰研究中，报道了很多粗糙化电极的新方法，包括一种溅射氧化银的修饰方法，以及利用反相胶束溶液或超声沉积纳米多孔铂的修饰方法。这些修饰结果都能显著增大电极的有效电化学活性面积，降低电极的界面阻抗，起到抗极化的作用，同时增大了电极的电荷储量。

2. 提高电极电化学性能 方法是在电极导体的基底上沉积修饰一层具有更优异性能的新材料。铱/氧化铱、导电聚合物、碳纳米管、石墨烯等由于自身的独特的性能和结构，展示了极其优异的电化学性能，也是目前神经电极研究领域主要研究的几种新材料，受到人们的广泛关注。关于神经电极领域主要导体材料所具有的最大安全注入电荷量不仅与材料有关，还与修饰的方法和工艺有关。

（二）电板表面的生物相容性修饰

无论是神经电极的导体材料，还是封装的绝缘材料，其生物相容性都至关重要。人体免疫反应产生的组织包囊直接影响了电极的工作性能，提高神经电极材料生物相容性，特别是与人体神经组织有更大接触面的非导体区的生物相容性，是神经电极研究中不可忽视的一个关键部分。研究人员提高电极材料生物相容性的途径主要有以下两个方面。

1. 表面涂层 电极表面多为疏水性表面，易于被组织中的特异性蛋白吸附，进而引发人体的特异性组织反应。水凝胶的表面涂层是提高电极表面亲和性的一个重要方法水凝胶是一种优异的亲水性植入材料，它能减少植入手术引起的创伤，减少特异性蛋白吸附，进而减轻组织反应。利用水凝胶涂层载药缓释更可以进一步控制炎性反应，提高电极的植入效果。

在此方面，研究人员合成的聚乙烯醇/聚丙烯酸（PVA/PAA）水凝胶具有互穿网络结构，涂覆在 PDMS 基底上的水凝胶涂层相较 PDMS 具有更好的诱导神经元生长与分化能力，且动物实验结果显示该涂层具有更好的细胞相容性，涂层中的神经胶质纤维酸性蛋白（GFAP）表达比没有涂层的 PDMS 基底显著降低，这种结果也反映了免疫反应有所降低。基于此，有研究人员进一步合成了聚氨酯/聚乙二醇（PU/PEG）的水凝胶涂层，减少蛋白吸附（下降 93%）的效果更加显著，相较 PDMS 同样具有更优异的细胞相容性与植入效果。

然而，水凝胶涂层还有一些关键技术需要解决。由于水凝胶材料具有一定的吸水溶胀性，而且机械性能不好、容易破损，这影响了涂层与基底间长期紧密结合，在长期植入实验中可能容易脱离。

2. 接枝生物分子与药物缓释　通过接枝生物活性分子和药物，增强电极的生物相容性与组织的界面特性也是加强植入电极生物相容性的一个主要研究方向。常用的生物掺杂物有氨基酸序列、层粘连蛋白、透明质酸、血清蛋白、神经生长因子等。固定生物成分在电极上的方法很多：有的将带有电荷极性的生物分子或药物成分作为聚合物的掺杂剂，这样形成的聚合物的分子中带有生物活性成分；也可以在聚合物分子形成后，通过修饰电极表面固定生物活性分子，如层层组装技术、共价接枝的方法；另外，生物分子或药物还可以通过包埋、载药的形式固定在涂层内进行缓释，这些生物成分可以增强生物相容性，能够让神经电极形成一个更加亲和的表面。

二、刚性主动微电极阵列

基于 CMOS 的微电极阵列的电极和间距进一步缩小，采用铂黑为接触材料可以制备 64 × 64 = 4096 个通道的电极阵列，见图 3-2-5。电极大小为 10.5 μm × 10.5 μm，电极间距为 20 μm，与大鼠皮层神经元尺寸相当。基于这种改进的微电极阵列，可以在体外同时获得数千个神经元的电位信息。研究人员利用该阵列在体外不同药物环境下记录了数千个神经元的动作电位和突触后电位，研究药物对离子通道电流的影响。这种电极还支持连续记录研究，可以对来自约 1700 个神经元的 300 多个兴奋性和抑制性突触连接持续记录了 19 min。

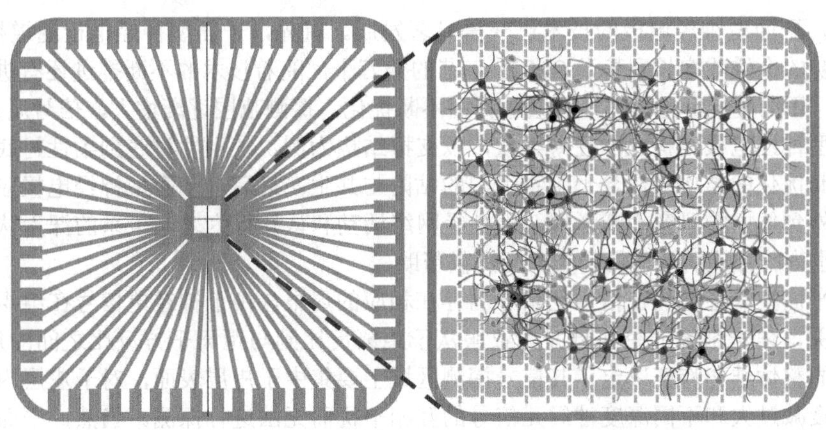

图 3-2-5　基于 CMOS 技术的 64 × 64 通道阵列电极示意图

利用 CMOS 工艺，还可以制备电极数超多的微电极阵列，电极之间的间距为 25.5 μm，总的通道数高达 65 536 个。这种超高通道数的微电极阵列，使用一种高达 1 GB/s 的数据速率、高性能数据处理线路，可将电位记录噪声的均方根值约束在 10 μV 附近。为了在如此多的信号通道中提取数据，这种微电极阵列器件系统没有使用常用的滤波器，而是使用压缩感知的概念来替代常用的滤波器，避免信号的混叠。此外，这种超高通道数的微电极阵列可以在任意数量的电极上加载电刺激，并观测所有微电极处神经元锋电位的变化情况。

三、柔性主动微电极阵列

位于细胞外的电极很难获得膜电位，通常只能记录由膜电位变化带来的场电势的改变。为了在细胞外实现对细胞膜电位的探测，研究者基于有机电化学晶体管的器件结构，制备了一种 4 × 4 通道的阵列器件，单元结构见图 3-2-6。在有机电化学晶体管器件中，电位由细胞从电解质向 PEDOT:PSS 导电沟道注入离子产生，从而实现细胞内动作电位的探测。该器件采用扫描线依次扫描、数据线同时读取的方式，获得阵列中有机电化学晶体管的电流情况。在有机电化学晶体管导电沟道位置上涂上纤连蛋白，可增加电极与检测细胞的连结性。使用人多能干细胞分化的心肌细胞验证这种器件检测动作电位的能力，实验结果显示，相比于普通电极，这种基于有机电化学晶体管的阵列可获得更强电位信号，并且便于多通道信号提取。

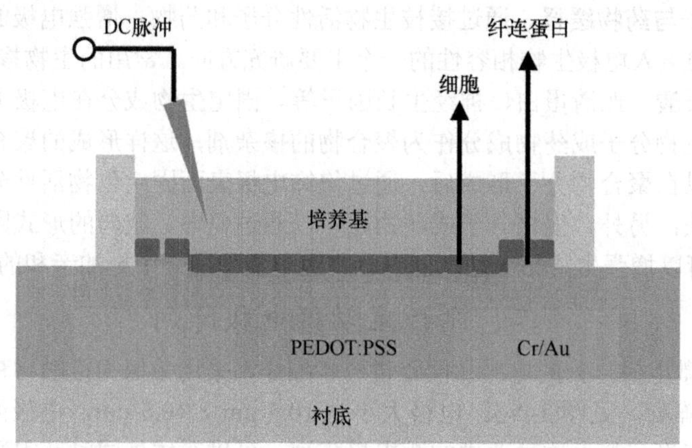

图 3-2-6 基于有机电化学晶体管的柔性主动微电极阵列单元结构

聚乙烯二氧噻吩:聚对苯乙烯磺酸（PEDOT:PSS）；铬/金（Cr/Au）；直流（DC）

四、平面型神经电极的前景与挑战

近年来，平面型神经电极的技术已获得显著发展。首先，平面型神经电极通道数持续增长，通道数从最初的个位数增长到基于 CMOS 工艺的数万个，随着技术的不断推进还有进一步提升的空间；其次，平面型神经电极大小和接触界面不断优化，探测范围逐渐增大，信号质量稳步提升；另外，平面型神经电极结构愈加轻薄柔软，以支撑结构为例，从刚性衬底到柔性衬底再到镂空支撑结构，不断优化的结构更适合于生物组织的贴附与共生；最后，平面型神经电极应用范围越来越广，从体外到体内的研究不断涌现，为神经网络活动和认知行为之间关系的深入认识提供技术支撑，同时也为脑部疾病病理机制的理解提供帮助。

然而，平面型神经电极在信号记录方面存在相应的局限。由于神经电信号在组织中的衰减与空间距离相关，信号强度的空间衰减大致服从于距离反比到与距离平方反比之间的规律。因此，平面型电极的整体结构特征决定了其信号探测区域主要集中于皮层表面，对于皮层内部的神经元活动会因为衰减过大和不同深度神经元信号的互相干扰而无法进行探测。当然，平面型神经电极的探测深度并非只能局限于皮层最表面部分，对于皮层下 1 mm 左右距离内的位点，仍可以借助人工智能等方法重现该浅层区域神经元的活动信号。

第三节 针状神经电极

针状电极常被应用于脑类器官信号检测，作为神经接口中与神经关联最密切的组成部分，需要植入脑类器官内部以获得精准检测，但这种方式会对脑类器官造成一定的伤害。为最小化植入电极所带来的伤害，同时优化电极对神经的电刺激与记录，要求电极尺寸应尽量小（微米乃至纳米尺寸）。受纳米技术和微电子技术的发展推动，植入式神经微电极逐渐为大众所熟知，目前已被广泛应用于神经生物学的基础研究中。尽管电极结构不同、应用各不相同，但其原理是相同的。从微观角度来看，电极作为导体，拥有能够自由移动的电子，而脑类器官和培养液中的电解质存在能够自由移动的离子，电信号的传递均通过电极中电子与生物电解质中离子的定向移动完成。电信号的传递是通过电极与神经组织接触，在两者之间形成电子导体与离子导体的界面，电信号以电荷的形式在这个界面上转化。

一、针状神经电极植入方法

植入方法由神经电极的特性决定。虽然刚性电极需要简单地插入就可以实现植入，但这种方法对柔性电极并不适用，必须探索替代的植入方法。目前，常用的片上脑针状神经电极植入方法有如下几种。

（一）直接插入法

直接插入法适合刚性针状电极，对于柔性电极很难实现有效植入。与刚性针状神经电极相比，柔性神经电极表现出更高的机械顺应性，并且具有良好的稳定性，能够长期使用。然而，柔性电极的主要缺点是具有一定的植入难度，为此，不同的小组已经提出并展示了许多克服技术。插入的可靠性是柔性探头的一个主要问题，并且由于它们的弹性模量比硅基探头（如犹他和密歇根电极）低得多，因此它们的硬度较低，刺穿脑组织的能力也较差，需要借助其他方法实现植入。

（二）通过插入杆植入

对于柔性神经电极，可以借助插入杆进行植入操作。首先确定好类器官的植入位置，将带有插入杆的柔性电极向下推入脑类器官，在推入过程中缠绕在插入杆上；然后，取出插入杆，柔性神经电极留在原位。虽然这样可以非常精确地放置柔性神经电极，但也有一些缺点，如移除插入杆会造成进一步的创伤，可能会观察到植入病灶和进一步的胶质层等。

（三）生物可溶解涂层

为了暂时增强柔性电极的硬度，研究人员对各种生物可吸收涂层的硬度、生物相容性和溶解所需的时间进行了研究，寻找能在短期内影响探针机械特性的涂层材料体系。例如，PVA/PLGA 混合涂层，电极主体涂有 PVA，电极尖端涂有 PLGA。虽然这两种聚合物都可生物溶解，但易于溶解的聚乙烯醇（PVA）与更硬的 PLGA 配对，可以在植入过程中保持必要刚性和探针尖锐度，有利于针状神经电极的有效植入。

二、针状神经电极制备流程

应用于脑类器官的针状电极与在体的侵入式神经电极具有类似的结构，需要植入类器官，与目标神经组织直接接触，产生电信号的交换。常见的可用于脑类器官的神经电极有微丝电极、密歇根电极、犹他电极等。根据电极功能的不同，电极可分为记录电极与刺激电极，记录神经电极用于获得神经电生理信号，刺激电极用于发放电刺激信号，有些电极同时具有刺激与记录功能。

（一）微丝神经电极

制备金属微丝电极的一般工艺流程如下。

1. 选择材料　选择适当的金属材料，通常使用金（Au）、银（Ag）、铜（Cu）、铂（Pt）等。选择的金属应具有良好的导电性、生物相容性和化学稳定性，以适应特定的应用需求。

2. 拉丝或电化学成形　通过拉丝工艺将金属线或丝制成所需直径。这通常需要使用专门的拉丝设备，以控制线的直径和长度；或者通过在电化学溶液中生长金属微丝，这种方法可以在基板上定向生长金属微丝，可以更容易地控制微丝的形状和尺寸。

3. 切割　切割金属微丝，以获得所需的长度。切割通常使用精密的切割工具或设备进行。

4. 清洗和处理 清洗金属微丝，以去除表面的杂质和污垢。这通常包括用溶剂清洗或超声波清洗等步骤。如果需要，可以对金属微丝进行表面处理，如电化学氧化或涂覆以增强其性能或稳定性。

5. 封装 可以将金属微丝安装到支持材料（通常是绝缘材料）上，以保护和稳定微丝。如果需要，可以添加电缆和连接器，以便将金属微丝连接到数据采集系统。

6. 测试和校准 在制备完成后，对金属微丝电极进行测试和校准，以确保其性能和可靠性，测试通常包括电极阻抗的测量和响应的校准。

7. 清洁和消毒 在使用前，需要对金属微丝电极进行清洁和消毒，以确保其在生物实验中的安全性。

制备金属微丝电极需要精密的技术和设备，以确保微丝的尺寸和性能满足特定的应用需求。这些微丝电极可以用于记录电信号或进行电刺激，广泛应用于神经科学、生物传感、脑机接口等领域。制备过程的细节可能会因材料和应用而异。

（二）密歇根神经电极

密歇根电极的一般工艺过程分为以下几个步骤。

1. 基板准备 首先，选择一块适当材料的基板，常用的材料包括硅（Si）或二氧化硅（SiO_2）。清洗基板以去除尘埃、杂质和油脂，通常使用酸、溶剂或等离子清洗来实现。

2. 光刻工艺 使用光刻工艺在基板表面涂覆光刻胶。利用掩膜或掩模板，在光刻胶上照射紫外光，然后显影以形成所需的图案。这些图案将定义密歇根电极的形状和位置。

3. 干法刻蚀 使用干法刻蚀工艺，如等离子刻蚀，来去除未被光刻胶保护的部分基板材料。这将形成密歇根电极的凹槽或沟槽。

4. 去除光刻胶 用适当的溶剂或化学方法去除剩余的光刻胶，以暴露干法刻蚀后的电极结构。

5. 电极材料沉积 在暴露的基板表面沉积电极材料，通常使用金属或半导体材料，如铝、铜或多晶硅。

6. 电极模具制备 如果需要，可以使用光刻和干法刻蚀等技术定义电极的最终形状，如导线连接部分。

7. 电极制备完成 进行最后的清洗和检查，确保电极结构的质量和准确性。

密歇根电极的结构特点是许多记录点排列在同一个电极针体上，通过组装可实现通道数的扩展，有利于实现高密度高通量记录，在植入体内的过程中，组织创伤非常小。可用于记录大脑活动，用于脑机接口研究和控制外部设备；也可用于研究神经元活动，探索神经网络的功能和机制。

（三）犹他神经电极

犹他电极的制备工艺与密歇根电极类似，包括基板准备、光刻、刻蚀、电极沉积和封装。然而，通常情况下，犹他电极的工艺可能需要更多的微纳加工步骤，因为它具有更多的电极通道。这类电极阵列只在尖端有记录点，电极体的长度在 1 mm 左右，暴露长度为 35～75 μm，记录点位于电极的尖端，尖端的形状是通过化学腐蚀的方法得到的。其余部分用 PI 绝缘。这类电极阵列是在体硅材料上，通过机械切割结合化学腐蚀的方法加工出针体，针体之间的绝缘和隔离通过半导体正型-负型结（PN 结）或玻璃实现。

硅基半导体技术的发展推动着第三次工业革命日益深化，基于硅的微纳加工技术能实现当前最高的精度和复杂度。因此，基于硅加工工艺对微电极阵列进行特定设计，能够便捷地实现电极通道数和加工精度提升。首次集成电路与微电极的融合集成研究出现于 2017 年，借助互补金属氧化物半导体（CMOS）集成电路工艺，成功构建了一种全电子化的高保真电生理成像器件，通道数达到 1024 个，可同时满足生物信号读取和电刺激。这种电生理成像系统在几毫米边长的方形区域内集成了 32×32 个电极阵列，电极之间的间距为 126 μm，每个通道下集成了一个放大器、一个刺激器和一个存储单元，分别用于记录电生理事件、操纵膜电位和对通道进行记录与刺激功能的切换，见图 3-2-7。其中，电成像器件与生物组织的接触连接依靠金属微平台实现。为了提升接触的质量，金属微平台上加工了带有 Ti/Pt 涂层的氧化硅微针，并通过对 9 个 Ti/Pt 微针进行电学并联来降低总体接触阻抗。这些微针可穿透细胞膜，因此能获得细胞内电位信息。整个电生理成像器件采用控制阵列操作的电路和模拟多路复用器对 1024 个位点的电信号读取，采样频率达 9.75 kHz，可以实现几乎同时读出所有位点的信号。

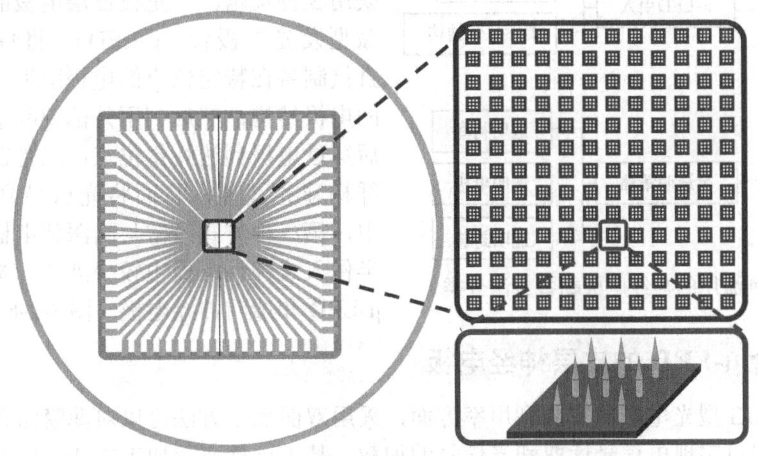

图 3-2-7　基于 CMOS 技术的 32 × 32 通道微针阵列电极示意图

第四节　刺激融合的神经电极

随着神经科学的不断发展，人们对神经元、组织或器官具有时间和空间分辨能力的记录和刺激的需求日益增长。除了记录神经活动中的电信号，对特定位点加载外场刺激也可以通过神经电极实现。常见的外场刺激有电场、光场、机械场、磁场等形式。结合皮层神经电极贴附或略微侵入皮层浅表层的特点，这一节我们聚焦电刺激和光刺激两方面对皮层神经电极与外场刺激融合的器件进行介绍。

一、电　刺　激

神经电信号行为与细胞膜内外离子浓度变化有关，涉及离子的运动与迁移，而影响离子运动与迁移状态最直接的途径是加载电场。电刺激效应是神经科学研究较多的领域，主要包括膜极化效应、突触可塑性、感应效应等。通过适当的电刺激，可以使神经元的激发阈值升高或降低、突触连接强度发生变化或与特定频率的神经振荡相互作用。

在之前小节中主要介绍的是神经信号记录电极，其中许多被动式记录电极都具有电刺激的功能，主动式电极因采用电容传感方式而很难实现有效刺激。与单纯用于信号记录的电极相比，可以用作电刺激的神经电极最大的区别是暴露位点的界面情况。电刺激电极的表面需要具有更高的电化学稳定性，通常选用惰性金属或合金与生物组织接触，部分还会修饰特定分子降低电刺激过程中电极或组织的损伤。

除了暴露位点电极材料的材料选择，电刺激时使用合适的脉冲对刺激系统的稳定性也非常重要。例如，惰性金属电极在动物大脑中施加电刺激时，会导致部分金属电极发生溶解，进而释放到电极附近的脑组织中。电极的溶解与水电解、电极/组织界面处的生理盐水氧化、金属溶解等不可逆的法拉第反应相关，具体溶解的严重程度则显著受到刺激脉冲的电荷密度和总电荷量的影响。其中，水的电解和生理盐水氧化可以通过加载双相平衡脉冲避免，但金属溶解问题相对更难克服。例如，对于惰性电极 Pt，在 50 Hz 平衡双相脉冲的刺激下，需要将每相电荷密度降低到低于 20 $\mu C/cm^2$ 时，Pt 电极的溶解程度才相对较轻；当使用水分解氢气、氧气的电位刺激时，平衡双相脉冲中每相脉冲宽度小于 0.2 ms 才相对安全。

二、光 刺 激

特定波长的光会对特定细胞、组织或器官的生长与神经行为产生影响。此外，光场通常情况与周围物质相互作用程度低，非常利于与其他场进行耦合。因此，与光场融合的皮层电极被广泛研究和应用。构建与光场融合的皮层电极一般采用 3 种策略，一是在皮层电极的空闲区域埋置微型发光二极管（μ-LED），将特定波长的光源直接制备在特定位点的电极附近；二是制备透明的电极结构，然后利用外部调制手段将光图案化后穿过电极到达特定位点；三是在电极上利用光纤构建光波导，从而将光引导到特定位点。其中，第三种方式经常与脑深部电极搭配使用，在半侵入式神经电极中较少涉及。本部分主要介绍 μ-LED 和透明神经电极（图 3-2-8）。

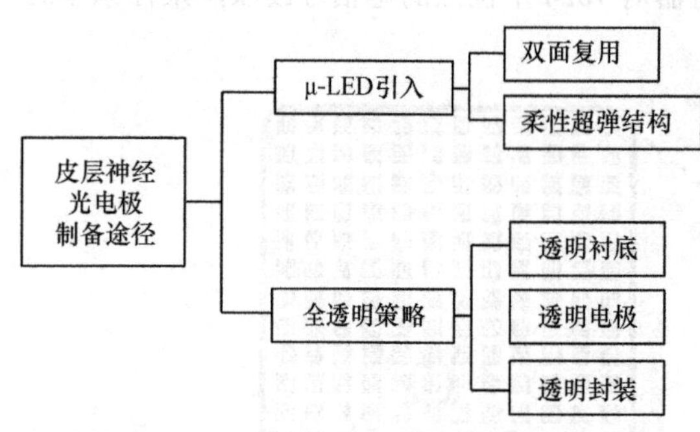

图 3-2-8 光刺激用的神经电极制备方法分类

（一）融合 μ-LED 的皮层神经电极

在提升 ECoG 型光电极的空间利用率方面，采用双面加工方法可以对薄膜面积进行复用，不额外增加面积即可实现电信号读取和光信号的加载。基于这种双面加工方法，研究人员制备了一种正反面分别为 4 × 4 的 μ-LED 发光阵列和电极阵列的 ECoG 型光电极。光电极阵列制备时采用聚酰亚胺为结构支撑材料，环氧树脂为 μ-LED 封装材料，整体尺寸（3.32 mm × 3.94 mm）可满足大鼠大脑半球的贴附；选用的 μ-LED 尺寸为 220 μm × 270 μm × 50 μm，可调整工艺进一步缩小尺寸；电信号读取部分采用氧化铱进行修饰，用来降低电极阻抗并提高可靠性。

上述双面加工方法制备的 ECoG 型光电极通过正反面复用节省了面积开销，但其中使用连续的支撑材料和刚性的引线封装材料，与生物组织的机械强度不匹配，容易造成光电极贴附不紧或对生物组织力学损害的不良情况。为了进一步提升 ECoG 型光电极的柔性，提高贴附性和降低对生物组织的损害，可以对电极支撑结构进行改进。有报道显示，通过制备蛇形弯曲的柔性结构，即可大幅改善 ECoG 型光电极的柔性，甚至具有一定可拉伸性。通过设计蛇形电极支撑结构，利用转移印刷法制备了超弹衬底的柔性 ECoG 型光电极阵列，实现了清醒状态下小鼠局域皮质区表达 ChR2 的体内光遗传学激活和脑电信息读取。当导体连线之间形成纵向堆叠时，线与线之间的电容相对较大，此时光电极由于需要以较大电流驱动二极管发光，容易对周围信号读取电极中的小信号产生明显的电磁干扰。通过引入 300 nm 厚接地的蛇形屏蔽金属层，可以降低驱动 μ-LED 发光带来的电磁干扰和周围环境的影响，在几乎不影响复合电极的可拉伸性的同时实现低噪声记录。

（二）全透明皮层神经电极

除了在神经电极上集成 μ-LED，制备兼容特定光波段的透明 ECoG 型电极阵列是神经电极与光场耦合的另一有效途径。相比于神经电极上集成 μ-LED 的复杂加工流程，人们可以更方便地通过调制手段精确控制光的位置、强度、脉冲频率等参数。微电极电刺激时的刺激电流会向周围组织中传递，很难实现细胞级的精确刺激。光遗传学是一种利用特定波长的光对基因遗传靶向的神经元活性操纵的技术，其刺激精度可达细胞尺度。然而，应用光遗传技术的神经电信号读取依然离不开高精度的微电极。ECoG 型电极阵列一般采用金属作为电极和电路连线，通常不透光或光能量损失严重，不利于外部光场的加载。与常规电极阵列相比，选用透明材料制备 ECoG 型电极阵列将允许更多光穿透，可满足光刺激电读取的需求。当前，已有报道基于透明材料制备全透明

ECoG 型电极阵列，可为其他光场刺激提供条件。这种全透明 ECoG 型电极阵列结合了神经生理学和光遗传学技术，在 parylene C 衬底上封装的聚乙烯二氧噻吩:聚对苯乙烯磺酸-氧化铟锡-银-氧化铟锡（PEDOT:PSS-ITO-Ag-ITO）组装体电极阵列在 350～650 nm 的宽波段范围内展现出优异的光通透性，同时具有良好的机械柔性、电传导性和生物相容性。尽管用到 PEDOT:PSS 和 ITO 两种半导体，但复合薄膜的电信号在 470 nm、550 nm 和 630 nm 波长区域附近表现出良好的抗干扰性，满足光照条件下神经电信号的高质量读取。

第五节　3D 网状神经电极

目前，脑类器官的尺寸通常在亚厘米量级，其表面呈现凹凸不平的复杂结构，并且在培养的过程中体积不断增长，这使得常用的平面型和针状神经电极的应用效果受到一定的限制。为了提升神经电极对脑类器官神经信号的探测和刺激效果，研究人员开发了 3D 网状神经电极。本节将聚焦已用于类器官的柔性电极和光电极器件，简要介绍其结构和神经信号转导情况。

一、类器官柔性电极阵列

人诱导性多能干细胞分化的脑类器官，对研究人类大脑发育和神经系统疾病具有重要参考价值。当前，对于脑类器官生物电信号的长期测量还缺少稳定的器件平台。基于此，研究人员设计了一种可拉伸网格电极阵列，其力学性质与脑类器官的机械特性相适应，可实现三维类器官与电极的共生长，见图 3-2-9。这种可拉伸网格电极采用弯曲的布线结构，布线之间是镂空的，当电极上存在应力时可以通过形状的改变将过大的应力去除，从而保持电极和布线的电学连通性。在可拉伸网格电极与人脑类器官样品的培养中，发现电极与神经元之间可形成无创耦合，并能够实现长期稳定、连续的信号记录。在神经元分化 3 个月后，可以检测到早期脑类器官发育过程中神经元的动作电位。通过对材料体系的进一步优化以获得更高的生物相容性，这种微电极阵列不仅可以应用于体外环境，也能够作为在体研究的平台。

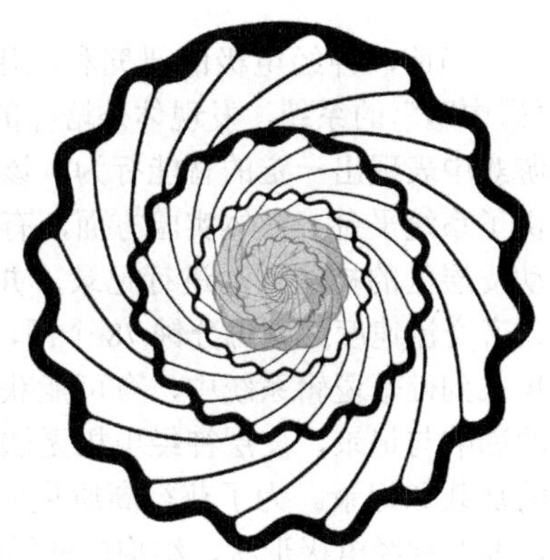

图 3-2-9　三维可拉伸电极阵列示意图

现有的技术无法在保证生物组织或类器官形态的前提下进行长期悬浮的电生理记录，为解决此问题，研究人员基于剪纸艺术，设计了一种三维可拉伸电极阵列，电极布线呈螺旋状，通过设计环形结构的参数，降低电极受到负载时的应力，实现神经类器官在电极阵列上的正常生长。类器官在电极上生长 2 个月后，尺寸明显增大，并且维持细胞的正常形态；3 个月后，可以检测到类器官自发的动作电位；之后将诱导分化的不同类器官进行组装并在电极上培养，通过荧光反应发现电极在不同的类器官中实现分别投射。此外，研究人员还在此电极阵列上集成其他功能，可对类器官进行光刺激和药物灌注。这种微电极阵列无须对类器官进行切片或解离，能够进行长期的培养基灌注和原位分析，实现对多细胞系统网络连接性的检测。

二、类器官柔性光电极

近年来，人工脑技术迅速发展，人们可以在体外利用多能干细胞诱导分化出脑类器官，这类脑类器官已成为研究神经发育和神经疾病的新型平台。当前，脑类器官大小一般在几毫米。常规 ECoG 型光电极主要针对从小鼠到灵长类动物的脑结构进行设计，与脑类器官的结构特征不相符，阻碍了光电极在脑类器官上的应用。为了适应脑类器官等较小尺寸神经球状体的刺激和电信号读取，研究人员提出了一种三维包裹式光电极阵列，见图 3-2-10。这种光电极阵列制备于镂空的衬底结构上，变形方式符合脑类器官的大小和几何形状，其支撑悬臂上集成了多种功能模块，能够实现光激发、温度探测、电信号读取等操作。基于这种包裹状的皮层光电极，可以实现对脑类器官神经电信号的获取，所测得的神经信号波形均匀稳定。这些波形的平均持续时间约为 0.5 ms，峰对峰振幅约为 15 μV，符合单个神经元动作电位的特征，表明这种皮层光电极具有探测脑类器官中单个神经元电学活动的能力。

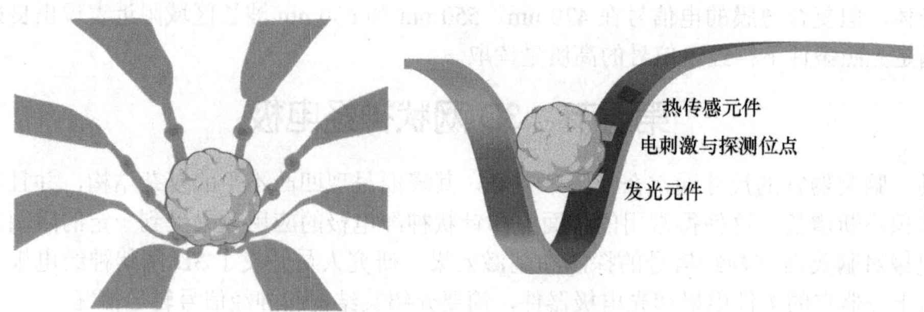

图 3-2-10　包裹式皮层光电极示意图

第六节　小　结

当前，神经电极的研究和应用正不断取得突破。体外试验方面，研究人员构建了一种称为“碟中脑”的系统，发现体外培养的皮层神经元网络结构可以进行自组织活动，并在模拟打乒乓球游戏中表现出一定的智能行为。该研究将加深人们对智能和意识的认识，也为意识控制的研究提供了系统平台。在体实验方面，有研究组在人脑中使用 ECoG 型电极，对口腔和面部肌肉控制运动皮层区的神经活动进行记录，并通过机器学习解码的辅助实现语音交流。阶段性的结果显示，语音交流速度达到每分钟 78 个词，而自然交流速度为每分钟 160 个词。这些研究表明，将神经元集成到硅基逻辑系统中，有可能获得单纯硅基系统无法实现的性能。对于脑较深区域神经元活动的影响与记录，皮层神经电极无法很好实现，需要借助侵入式电极深入组织内部完成相应电信号的加载和记录。为了获得高质量的电生理信息，同时也为了尽量避免侵入式电极对组织的损害，需要对神经电极形状、结构、材料体系生物相容性、植入方式、信号传输等方面作进一步优化。

神经电极无线系统的开发是前景广阔的方向。无线系统可以在一定程度上解决布线和电极支架带来的安全问题和移动性降低问题。微型电极植入引起的细胞和血管损伤会触发免疫反应，其中激活的小胶质细胞聚集到植入部位，这些被激活的小胶质细胞释放促炎性细胞因子，导致植入部位周围的神经退行性变。随着时间的推移，聚集到植入部位的反应性星形胶质细胞可以形成一个紧密的扩散屏障，通常被称为“胶质鞘”，这种胶质鞘将健康组织与电极分开，影响有效接触以进行测量或刺激。因此，在脑机接口的临床试验中可以引入无线电极。例如，带有射频无线收发器的犹他阵列通过消除经皮导线，有效规避了感染途径。有研究表明，无线植入物可以显著减少神经胶质瘤，并直接增加植入物周围的神经元活力。

机器学习与神经电极的结合将是未来的热点应用之一。传统的脑刺激系统是“开环”的，并根据手动确定的参数提供恒定的电刺激。随着神经电极技术的进步，“闭环”系统得以开发。由于闭环系统越来越依赖更大的特质数据集，可利用机器学习设计这些闭环系统。对数据集进行大量研究，以生成机器学习模型为个体定制脑刺激系统，从而提高安全性和有效性。

第三章 片上脑神经信号采集的前端电路

神经电极等效于导线，其感受到的信号/电压波动需要经过电路的滤波放大与模数信号转换等处理后才能被电脑有效地读取和分析。对于不同的神经信号来说，它们的频率、幅值差别较大，这对电路的设计提出了不同的要求。

本章中介绍了神经电路系统的整体框架，并着眼于其中最为关键的前端信号采样电路环节，分析了不同的滤波器、前置放大器、模数转换器的优缺点，以及如何将它们组合去探测不同类型的神经信号；最后，我们简单介绍了商用化的前端信号采样芯片。

第一节 神经电信号采样电路与性能要求

一、神经电路系统的整体框架

经典的神经系统可以参考图 3-3-1，神经电极捕获来自神经元的电信号，通过前端采样电路对获得的信号进行放大、滤波，以及数字化，之后传递到数字模块。信号经数字模块简单处理后以有线/无线的方式传输到电脑上，通过相应的软件分析处理后再发送对应的控制指令到电极电路系统，刺激模块接受指令后对相应部位的神经元进行调控。在整个系统中，前端采样电路是对神经电极所采集到的信号进行处理的第一个环节，其输出结果的准确性将直接影响整个系统工作的正确性。

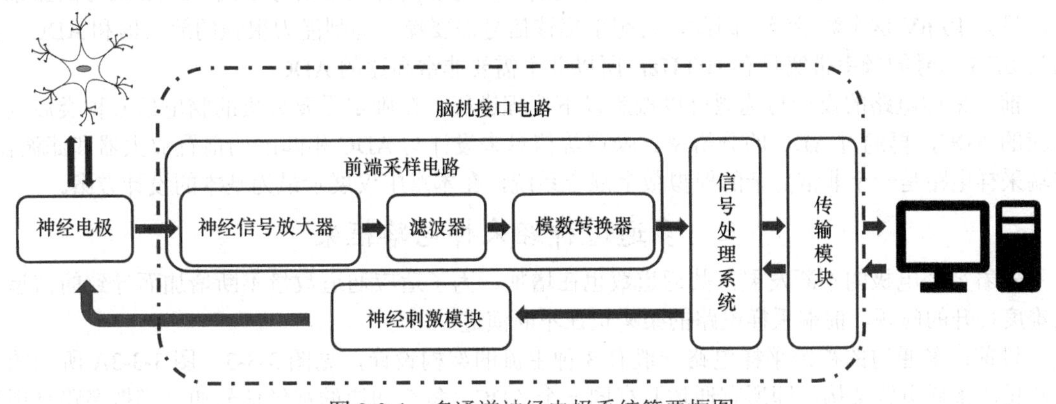

图 3-3-1 多通道神经电极系统简要框图

前端采样电路部分主要包含神经信号放大器、带通滤波器和模数转换电路三大模块。在设计电路时，除了要根据采集脑电信号的种类来选取不同的模块外，还要考虑到神经电极本身的噪声影响。

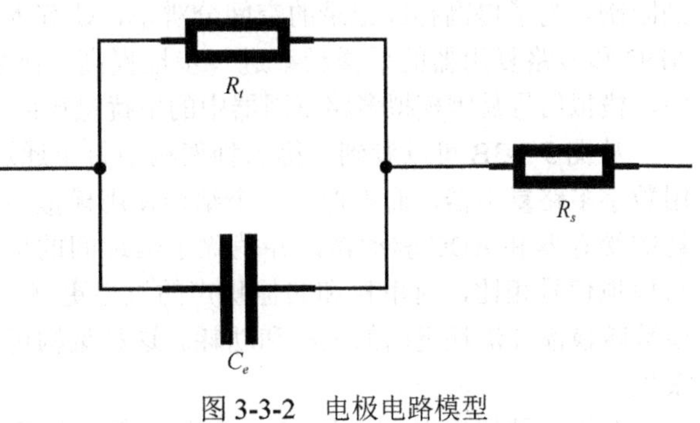

图 3-3-2 电极电路模型

神经电极等效电路见图 3-3-2。C_e 为总电极电容，R_t 表示平衡条件下电极上发生的氧化和还原反应导致的电荷转移效应，R_s 是由电解液电阻引起的扩散电阻，该电阻与神经电极的大小和形状有关。较小的电极通常具有较高的阻抗，在 1 kHz 频率下，神经电极阻抗范围为几 kΩ 到几十 MΩ。

根据奈奎斯特公式，电极自身的热噪声可以表述为：

$$V_{RMS} = \sqrt{4k_B TR\Delta f} \qquad \text{（公式 3-3-1）}$$

其中，k_B 为玻尔兹曼常数，T 为温度，R 为电极电阻，f 是带宽。假设电极电阻为 1 MΩ、温度为 300 K（26.85℃）、频率为 7 kHz［参考神经元锋电位（spike）信号峰值频率］，那么电极本身的热噪声由计算得到的值为 11 μVrms。对于神经电极前端采样电路，其输入参考噪声应该低于背景噪声，一般应控制在 10 μVrms 以内。

二、神经电信号与对应前端采样电路的匹配

目前，通过神经电极采集到的神经信号主要有 EEG、LFP 信号，以及单个神经元发出的动作电位（action potential，AP）信号。

由侵入式或者半侵入式电极记录到的神经信号为 AP 和 LFP 两种。这两种神经信号在信号带宽、幅度和功能上存在一定的差异。AP 是由于离子通道上的电压变化而产生的一系列脉冲，其迅速通过轴突，并激活附近的神经元。神经元中的 AP 也被称为“尖峰”。记录 AP 的方法分为两种，即细胞内记录和细胞外记录。细胞内记录指的是在细胞内插入一个电极来检测神经信号，用这种方法可以检测到 40 mV 的动作电位。通过在神经元附近放置电极进行细胞外记录，可以检测到的神经信号的峰值振幅为 10～100 μV，带宽为 0.2～5 kHz。与 AP 不同，LFP 是一种电生理信号，由一定体积组织内附近所有树突突触活动产生的电流叠加形成。LFP 的幅值在 0.1～50 mV 之间，可能包含低于 1 Hz 频率的信号，其频率上限在 200 Hz 左右。一般 AP 和 LFP 能被同时采集，这要求前端采样电路中的放大器和模数转换器（analog-to-digital converter，ADC）有足够大的动态范围和高采样频率（一般为最大采样频率的 4 倍，即 30 kHz）。

EEG 信号是脑细胞群自发性、节律性的电活动。与前两种脑电信号不同，EEG 信号的振幅很小，只有 10 μV 这个数量级，因此，要想采集该信号需要噪声抑制能力很强的放大器和 ADC。但因为 EEG 信号的频率带宽只有 100 Hz，所以并不需要非常高速的 ADC。

前端采样电路的设计与选型可以按照以下流程进行：在确定需要采集的脑电信号种类后选择相应的 ADC，再通过 ADC 的分辨率、噪声等信息来设计与 ADC 相匹配的前置放大器和滤波器。前端采样电路是一个非常复杂的模拟数字混合系统，在本章中仅展示最为基本的设计方案。

三、多通道神经采样电路框架

随着神经电极的不断发展，其通道数也在增加，为了适应通道数量不断增加而导致的信息获取难度提升的问题，前端采样电路的架构也在不断演进。

目前，多通道的神经采样电路一般有 3 种主流的架构设计，见图 3-3-3。图 3-3-3A 所示的是最常见的采样电路架构，即所有通道共享同一个 ADC。每个通道的神经信号通过模拟多路复用器传递给 ADC。这种复用方法在模拟域也被称为时分复用，但当通道数量急剧增加时，其性能会受到限制。为了提高神经记录的空间分辨率，研究人员在不断提升前端采样电极的通道数，这要求 ADC 和多路复用器的采样频率进一步地提高。高采样频率增加了整体电路的功耗。在这种架构中，模拟信号易因模拟多路复用器中的串扰噪声而失真，因此设计过程更加复杂。

从图 3-3-3B 可以看到，第二种架构中每个通道都使用一个独立的 ADC。在这个结构中，使用数字多路复用器，而不像上一个结构使用模拟多路复用器。数字多路复用器的引入避免了高功耗的缓存器和 ADC 驱动器，并消除了信道间的串扰噪声。这是因为数字信号具有高噪声裕度，与模拟信号相比，对串扰和其他噪声的抗性更好。然而，这种架构需要更多的 ADC 数量，会在模数转换部分消耗更高的面积和功耗。这种架构可以满足通道数目不是特别多情况下的神经信号采集。

在第三种架构中，一个 ADC 在多个通道之间共享，图 3-3-3C 显示了该架构的框图。该架构

中，通过模拟多路复用器为每列分配一个 ADC，每列有 *m* 行，共有 *n* 列。通过减少每个 ADC 所负担的通道数，这些模拟多路复用器相较于第一种更小，更容易在设计的时候避免信号间的串扰。除此之外，由于 ADC 的数量取决于列数 *n*，因此通过选择合适的 *n*、*m* 数值组合可以使整体电路的功耗和面积最小，特别是在通道总数非常高的情况下。

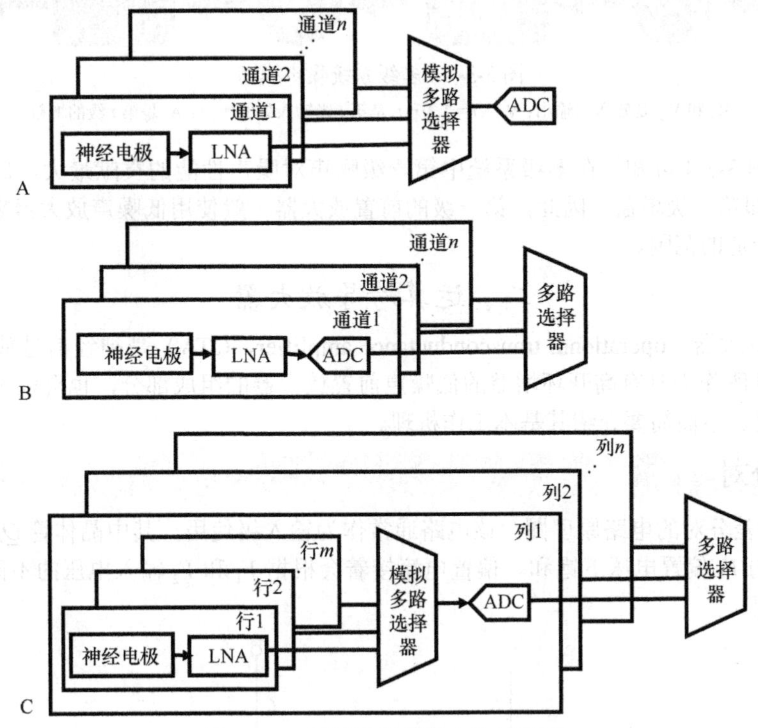

图 3-3-3 不同前端采样电路框架图

A. 所有通道使用同一个 ADC；B. 每一个通道都使用一个 ADC；C. 在同一列的所有通道共用一个 ADC
低噪声放大器（LNA）；模数转换器（ADC）

第二节 神经信号放大器

神经信号具有非常小的幅度和带宽，在通过 ADC 转换为数字信号之前需要进行放大才容易被 ADC 所识别。由于神经电极会与组织界面产生电化学反应，在不同电极上可能产生不同的直流偏置电压，这些电压从 1～50 mV 不等。通道偏置电压相对于神经信号的幅值非常高，容易使神经放大器饱和，在设计时需要考虑对这些失调电压的滤除。不同的噪声源也给神经信号放大器的设计带来了挑战，由于神经放大器的带宽很低，噪声的主要来源是神经放大器的闪烁噪声（氧化层与 Si 晶体的界面处会有悬空的键位，载流子流经这些悬空的键位时会被随机捕获和释放而产生频率低于 500 Hz 的闪烁噪声）和热噪声，这些噪声降低了放大器输出的信噪比。

通常，在设计神经放大器时，为了获得较好的信号图形，需要考虑多个因素。这些因素包括合适的增益、适当的带宽、高共模抑制比（common mode rejection ratio，CMRR）、低功耗和低芯片面积等。

一、神经信号放大器的组成

神经信号放大器一般由一级或者两级放大器组成。对于两级放大器，第一级是前置放大器，作为神经记录微电极和神经记录接口电路之间的直接接口，提供增益和滤波功能。第二级是增益放大器，提供附加增益并进一步提升 CMRR。为了满足前文所述对整体输入参考噪声的要求，有必要对多级系统的噪声组成进行分析。多级系统的噪声模型见图 3-3-4。

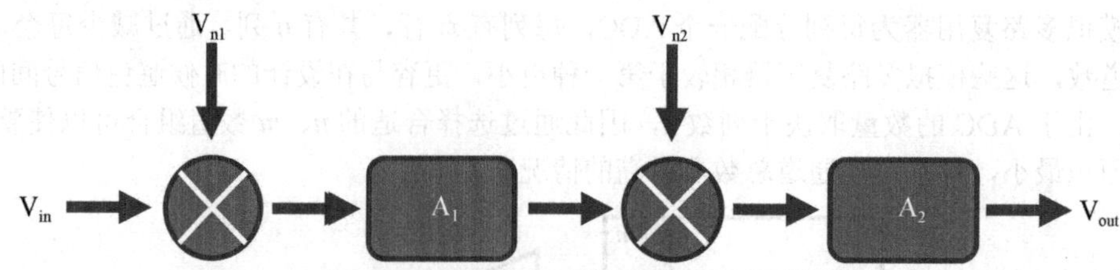

图 3-3-4 多级系统噪声模型

V_{in} 和 V_{out} 是输入和输出；V_{ni}（$i=1,2\cdots$）是第 i 级输入处的噪声；A_i 是第 i 级的增益

由上面框图 3-3-4 可知，在多级系统中第一级噪声对噪声性能的贡献最大，后一级噪声的衰减系数为 A_1，即第一级增益。因此，第一级的前置放大器一般使用低噪声放大器来保证整体的输入参考噪声在合适的范围。

二、运算跨导放大器

运算跨导放大器（operational transconductance amplifier，OTA）是神经信号放大器中最重要的组成部分，其既作为具有高开环增益的低噪声前置放大器的组成部分，也会以不同的扩展形式在滤波器中使用。下面简要介绍其基本工作机理。

（一）差分对

图 3-3-5 是差分对的电路原理图。该电路通常作为输入级使用，其中晶体管 Q_b 是电流源，其电流 I_b 会在高的 V_b 偏置电压下饱和。偏置电流接着会根据 V_1 和 V_2 输入电压的不同而在 Q_1 和 Q_2 之间成比例分配。

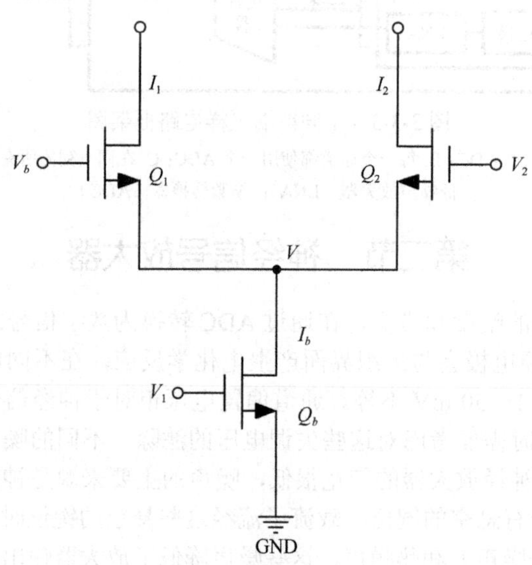

图 3-3-5 差分输入级原理图

接地（GND）

漏极饱和电流可以通过公式 3-3-2 进行表示：

$$I_{sat} = I_o e^{\kappa V_g - V_s} \qquad \text{（公式 3-3-2）}$$

其中，κ 和 I_o 是常数。如果对节点 V 列基尔霍夫电流定律，可以得到：

$$I_b = I_1 + I_2 = I_o e^{-V} (e^{\kappa V_1} + e^{\kappa V_2}) \qquad \text{（公式 3-3-3）}$$

由上面两式可以得到 I_1 和 I_2 的电流表示，如下：

$$I_1 = I_b \frac{e^{\kappa V_1}}{e^{\kappa V_1} + e^{\kappa V_2}} \qquad \text{（公式 3-3-4）}$$

$$I_2 = I_b \frac{e^{\kappa V_2}}{e^{\kappa V_1} + e^{\kappa V_2}} \qquad \text{（公式 3-3-5）}$$

根据上面的公式，I_1 和 I_2 的电流与输入两端电压差（$V_1 - V_2$）的关系见图 3-3-6。由于半导体工艺所带来的偏差，两个管子的参数不会完全相同，因此 I_1、I_2 相等时的电压差不为 0。

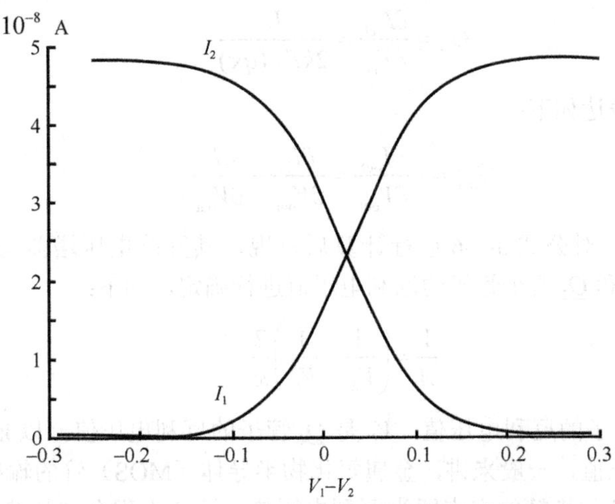

图 3-3-6　差分对电流输出与输入电压差的特性曲线

（二）跨导放大器的机制

图 3-3-7 是一个简单的跨导放大器，电路可以看作是差分对和一个电流镜组合而成。电流镜的作用是将 I_1 的电流镜像到 I_4 上，这样根据基尔霍夫电流定律，输出电流 I_{out} 表示为：

$$I_1 - I_2 = I_b \tanh \frac{\kappa(V_1 - V_2)}{2} \qquad \text{（公式 3-3-6）}$$

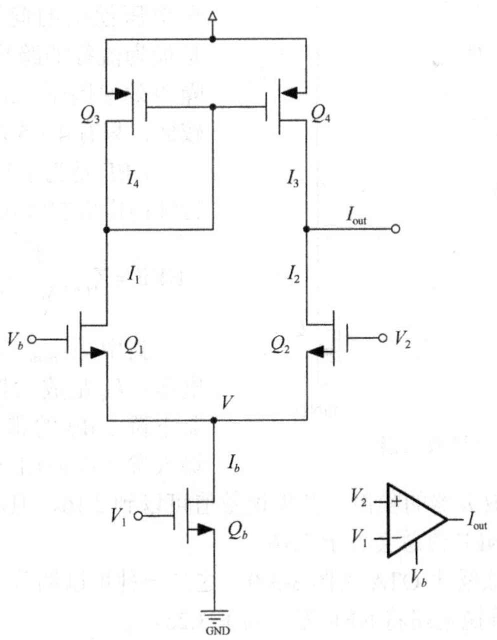

图 3-3-7　跨导放大器电路图

对于放大器而言，其开路电压增益是一个必须要考虑的性能指标，开路电压增益 A 可以通过下式计算：

$$A=\frac{G_m}{G_{\text{out}}}$$（公共 3-3-7）

其中，G_m 为放大器的跨导，G_{out} 是放大器的输出跨导。放大器的跨导 G_m 定义为输出电流方程中 tanh 函数在原点处的斜率，即

$$G_m=\frac{\partial I_{\text{out}}}{\partial V_{\text{in}}}=\frac{I_b}{2kT/(q\kappa)}$$（公式 3-3-8）

输出跨导 G_{out} 的表达如下：

$$G_{\text{out}}=-\frac{\partial I_{\text{out}}}{\partial V_{\text{out}}}=\frac{\partial I_2}{\partial V_{\text{out}}}-\frac{\partial I_4}{\partial V_{\text{out}}}$$（公式 3-3-9）

对于跨导放大器，对公式 3-3-6 进行计算后发现，其开路电压增益与输入电压/偏置电流无关，可以直接通过 Q_4 和 Q_2 两个管子的厄利电压值进行确定，如下：

$$\frac{1}{A}=\left(\frac{1}{V_N}+\frac{1}{V_P}\right)\frac{2}{\kappa}$$（公式 3-3-10）

其中，V_N 是 Q_2 管子的厄利电压值，V_P 是 Q_4 管子的厄利电压值，以 kT/q 为单位。厄利电压是人为确定的一个电压值，一般来讲，金属氧化物半导体（MOS）管的输出特性曲线不饱和，将曲线做反向延长线，其与横轴的交点即为厄利电压值。这个方程允许计算任何由互补 PN 晶体管组成的输出级增益。由于厄利电压值与管子长度成正比，因此，可以通过增加输出晶体管长度来让放大器的增益增加，但需要注意的是，这样做会让芯片的面积增大。

（三）改进型跨导放大器

上述的简单跨导放大器的输出电压无法做到全输出电压摆幅，通过增加两个额外的电流镜模块组成的一级跨导放大器可以解决全电压摆幅的问题。见图 3-3-8，这种结构是最为流行的跨导放大器架构之一，但是其噪声效率因子（noise efficiency factor，NEF）较低，只有 4～5 左右。

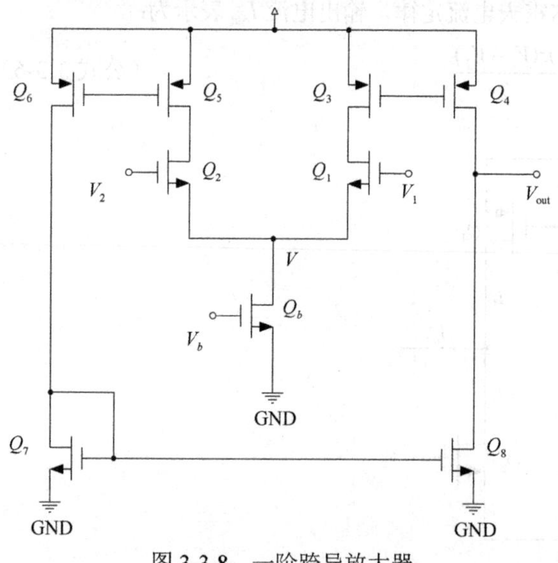

图 3-3-8　一阶跨导放大器

NEF 是为了对比不同前置放大器的噪声特性而提出的概念，其由下式表示：

$$\text{NEF}=V_{ni,rms}\sqrt{\frac{2I_{\text{tot}}}{\pi\cdot U_T\cdot 4kT\cdot BW}}$$（公式 3-3-11）

其中，$V_{ni,rms}$ 是放大器总的输入噪声参考电压，I_{tot} 是放大器总电流，BW 是放大器增益下降 3 dB 的带宽。这个定义将 OTA 的总输入参考噪声归一化为具有相同带宽和供电电流的单个双极性晶体管放大器的噪声，其理论数值可以到 2.16，但由于闪烁噪声和额外偏置电路的功耗，实际设计中的 NEF 值总会大于 2.16。

两级米勒运放结构的低噪声 OTA 见图 3-3-9，这是一种可以调节带宽的前置放大器，具有宽输出摆幅和大增益。通过推挽电路将 NEF 提升到了 3.26。

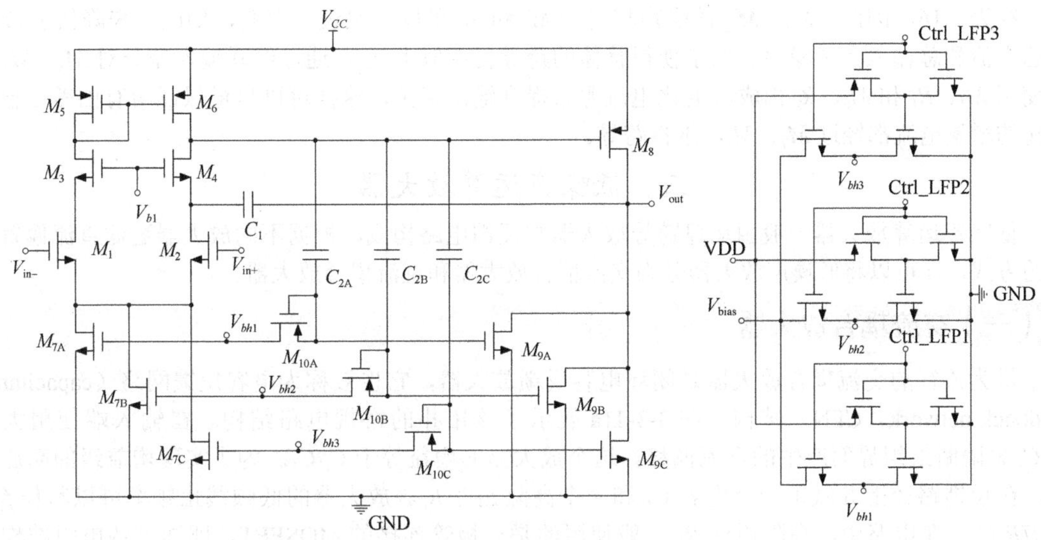

图 3-3-9　米勒运放结构的低噪声 OTA

C 为电容；M 为晶体管；下标为序数

这里的推挽输出是通过 M_{10} 和 C_2 实现的，M_{10} 工作在深三极管区域，形成的伪电阻具有极大的电阻值，整体电路的转换速率不受到 OTA 静态电流的限制，大大提升 OTA 的驱动能力。

相比前两者，折叠级联 OTA 的方式可以接近理论 NEF 的极限数值，并且能在一级电路中实现良好的输入共模范围和相当高的开环增益。图 3-3-10 展示了折叠级联 OTA 的一种形式，可以获得 2.67 的 NEF 值。折叠分支电路中 M_7～M_{12} 的电流只占输入差分对 M_1、M_2 电流的很小一部

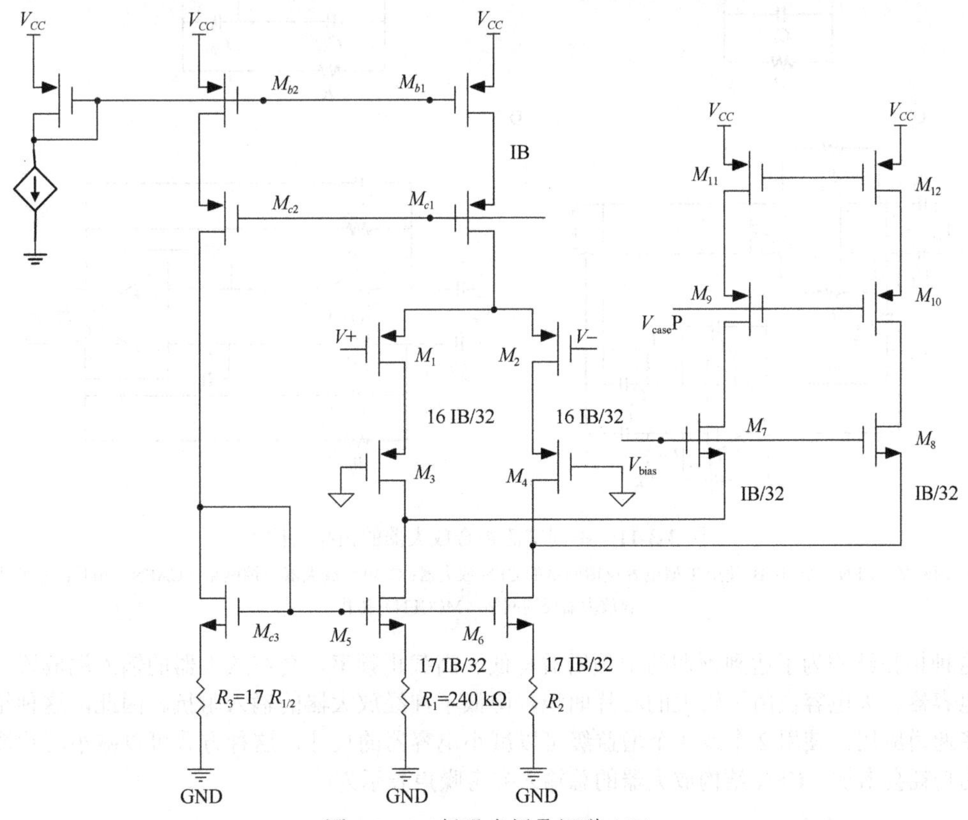

图 3-3-10　低噪声折叠级联 OTA

V 为电压；M 为晶体管；V_{bias} 为偏压；数字为序数

分，约为 1/16，因此，M_7～M_{12} 的噪声相对于 M_1 和 M_2 的噪声来说可忽略，如此一来降低了 OTA 的总电流和总输入参考噪声。为了使得整体的跨导仍近似于 g_{m_1}，通过级联输入差分对 M_3、M_4 以及使用 M_5、R_1 和 M_6、R_2 构成源退化电流源来提升输出阻抗，这样可以尽量保证所有由差分输入引起的增量电流都经过 M_7、M_8，维持跨导。

三、低噪声运算放大器

低噪声运算放大器一般由运算跨导放大器与反馈电路构成，根据不同放大器过滤直流偏置电流的方式，还可以将低噪声放大器分为交流耦合放大器和直流耦合放大器。

（一）交流耦合放大器

最为流行的交流耦合放大器是闭环电容反馈放大器，它也被称为电容反馈网络（capacitance feedback network，CFN）结构。图 3-3-11a 展示了该拓扑的常规电路结构。在输入端使用大电容 C_I 来隔断组织界面产生的直流偏移。这个放大器的增益等于 C_I/C_F。为了实现增益级的高通特性，在反馈路径上并联了一个电容 C_F 和一个高阻元件 R_F。放大器的低频截止频率可以写作 $f_L = 1/2\Pi R_F C_F$。在电路中，高阻原件 R_F 一般使用的是二极管连接的 MOSFET，即通过伪电阻结构替换集成电路中无法实现的大电阻元件。

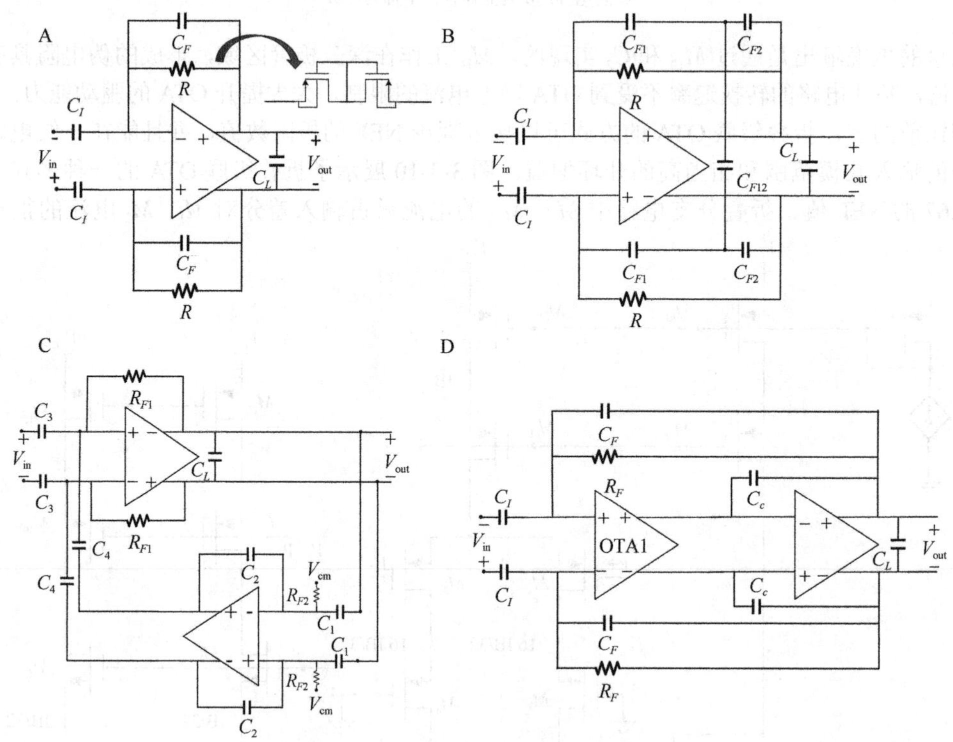

图 3-3-11 不同交流耦合放大器的拓扑结构

A. 电容反馈网络（CFN）结构；B. 使用 T 型电容反馈网络的 CFN 放大器；C. 电容放大器反馈网络（CAFN）拓扑；D. 米勒补偿电容放大器反馈网络（MCCFN）拓扑

这种拓扑结构为了达到预期的中频增益与低、高截止频率，会在放大器的输入端放置一个巨大的电容器。大电容占用了较大的芯片面积，降低了神经放大器的输入阻抗。因此，这种结构不适合多通道应用。使用 2 个或 3 个增益级可以减小电容器的尺寸，这种方式可以减小芯片面积但整体的功耗会增加。CFN 结构放大器的总输入参考噪声表示为：

$$\overline{v_{ni,amp}^2} = \left(\frac{C_I + C_F + C_{in}}{C_I}\right)^2 \cdot \overline{v_{ni}^2} \qquad \text{（公式 3-3-12）}$$

其中，C_F 为反馈电容，C_I 为输入电容，C_{in} 为 OTA 输入端电容。$\overline{v_{ni}^2}$ 为 OTA 输入参考噪声功率，$\overline{v_{ni,amp}^2}$ 为整个神经放大器的输入参考噪声功率。在反馈电容恒定的情况下，可以通过增加输入电容来降低整体的输入参考噪声（input referrence noise，IRN）。

通过将图 3-3-11A 中的反馈电容换为图 3-3-11B 中的 T 型电容拓扑网络，降低总的等效反馈电容，可以在保证增益近似的情况下减小 C_I 电容，但有效反馈电容的减小增加了低频的截止频率。若想保证低频的截止频率，只能通过增加反馈电阻而损失整个神经放大器的输入参考噪声。

电容放大器反馈网络（capacitance amplifier feedback network，CAFN）结构使用耦合电容消除电压偏移，其结构示意图见图 3-3-11A，其中频增益 $A_M = C_2C_3/C_1C_4$，低频截止频率 $f_L = C_2/R_{F1}C_1C_4$。按照之前的介绍，为了降低输入参考噪声，C_3 需要尽可能大。对于给定的增益，提升 C_3/C_4、减小 C_2/C_1 可以使得输入参考噪声接近 CFN 拓扑。这种结构虽然增加了复杂性，但对电路性能并没有明显提升。

CFN 结构的另一种扩展是米勒补偿电容放大器反馈网络（Miller compensation capacitance feedback network，MCCFN）架构，见图 3-3-11D，电路使用了两个串联的 OTA。在设计具有高增益的单级神经放大器时，这种拓扑结构可以在输出摆幅、直流增益、噪声和功耗之间提供平衡。这是通过后一个 OTA 增加电路整体的开环增益实现的，同时，如果将后一个 OTA 设计为高摆幅 OTA，可以增加整体的输出摆幅。

（二）直流耦合放大器

图 3-3-12 所示的是使用低通滤波器构建的神经放大器，该结构的高截止频率是通过 OTA1 的频率响应实现的，其中频增益由 OTA1 的直流增益获得。由于这一特点，实现高中频增益并不需要很大的电容比，但这种结构容易受到工艺偏差的影响。因为米勒效应，回路中有源滤波器所使用的电容比无源滤波器所需要的要小，可以节约芯片面积。同时，由于 OTA2 电路消耗了整个电路大部分的功率，让整体电路的 NEF 降低。但相较于全差分输入，这种放大器的共模抑制比较低。

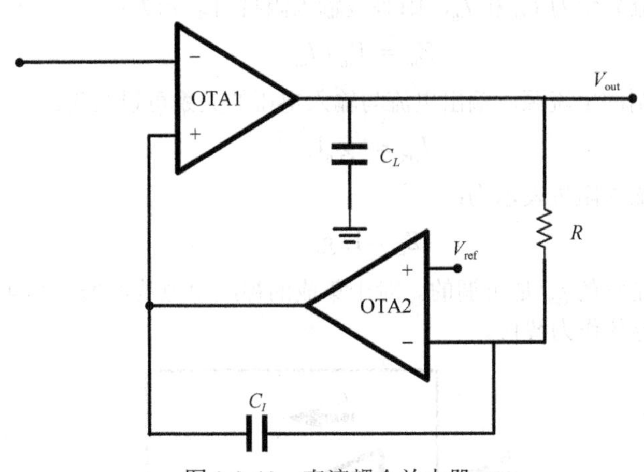

图 3-3-12　直流耦合放大器

四、可编程增益放大器

可编程增益放大器（programmable gain amplifier，PGA）一般用于神经放大器的第二级，提供额外的增益和带通滤波范围。通过图 3-3-13 中的开关来调节 PGA 的反馈因子，进而调整 PGA 电路的电压增益。然而，当 C_x 的电抗与相应控制开关的关态电阻相当时，这种方式在极低的频率下会导致信号失真。

为了消除这种低频失真的问题，可以引入反转电容式的电路结构。在图 3-3-14 中，反转电容

C_x 由电路中两个控制开关 S_x 和 $\overline{S}_x$ 控制，并且两个开关的工作状态一直是互补的，即一个开另一个必定为关。根据两个开关的状态，C_x 既是输入电容的一部分，也是反馈电容的一部分。通过这样的设计，开关关态电阻被排除在反馈环路外，对系统的频率响应不造成影响。

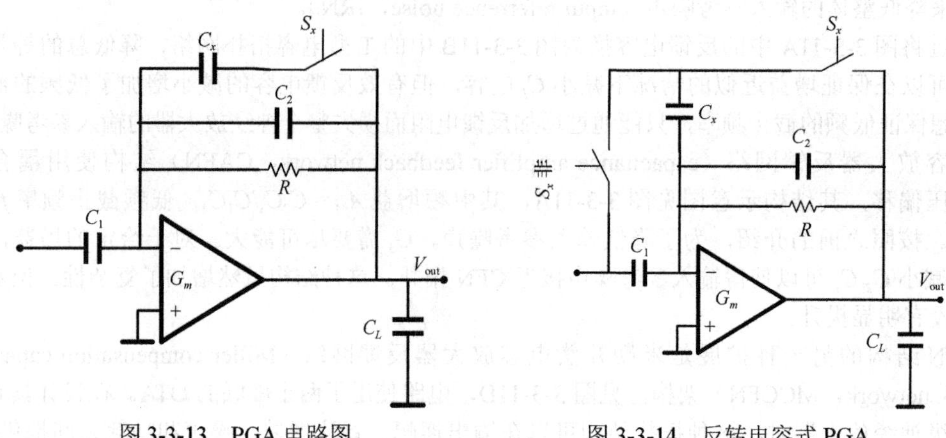

图 3-3-13　PGA 电路图　　　　图 3-3-14　反转电容式 PGA

第三节　模拟滤波器

模拟滤波器可分为两类，即开关电容滤波器和连续时间滤波器。为了避免信号混叠，开关电容滤波器必须以高于奈奎斯特频率的频率对输入信号进行采样，这导致 OTA 具有更高的增益带宽积（gain-bandwidth product，GBP），在相同的信号带宽下，其功耗比连续时间滤波器更高。由于脑机接口芯片对于器件低功耗的要求，一般在前端采样电路中只会选择连续时间滤波器。

一、一阶滤波器

图 3-3-15 展示了一个二极管连接的跨导器，它是一阶高通/低通 g_m-C 滤波器的构建模块。假设输入电压和输入电流分别为 V_{in} 和 I_{in}，则等效输入阻抗可表示为：

$$Z_{\text{in}} = V_{\text{in}} / I_{\text{in}} \qquad \text{（公式 3-3-13）}$$

跨导器是电压控制的电流源，输出电流与输入电压的关系可以写为：

$$I_{\text{out}} = -g_{\text{m}} V_{\text{in}} \qquad \text{（公式 3-3-14）}$$

因此，该结构的输入阻抗表示为：

$$Z_{\text{in}} = 1 / g_m \qquad \text{（公式 3-3-15）}$$

这种结构的优点是它的 g_m 是可调的。对于集成的神经模拟滤波器，当实际电阻不够大时，可以使用跨导极小的跨导体作为替代。

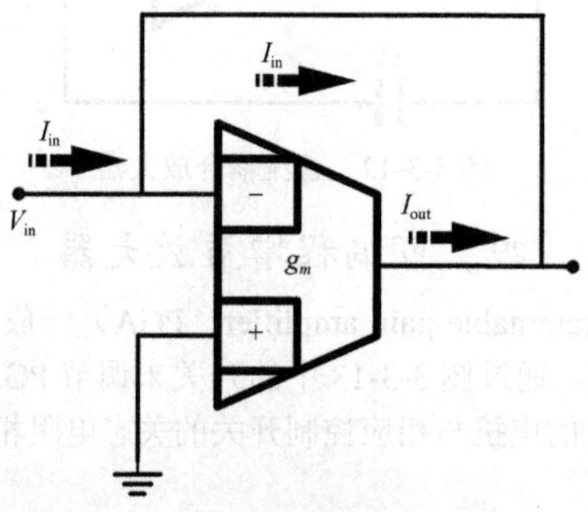

图 3-3-15　二极管连接跨导器

图 3-3-16 展示了用上述二极管连接的跨导器代替实际电阻实现的一阶低通滤波器（图 3-3-16A）和一阶高通滤波器（图 3-3-16B）的结构。两个滤波器的传递函数都可以用分压法求得。低通滤波器的传递函数为：

$$\frac{V_{\text{out}}}{V_{\text{in}}}=\frac{g_m}{sC+g_m}\qquad\text{（公式 3-3-16）}$$

其中，s 是拉普拉斯变换，$s=\sigma+j\omega$。

高通滤波器的传递函数为：

$$\frac{V_{\text{out}}}{V_{\text{in}}}=\frac{sC}{sC+g_m}\qquad\text{（公式 3-3-17）}$$

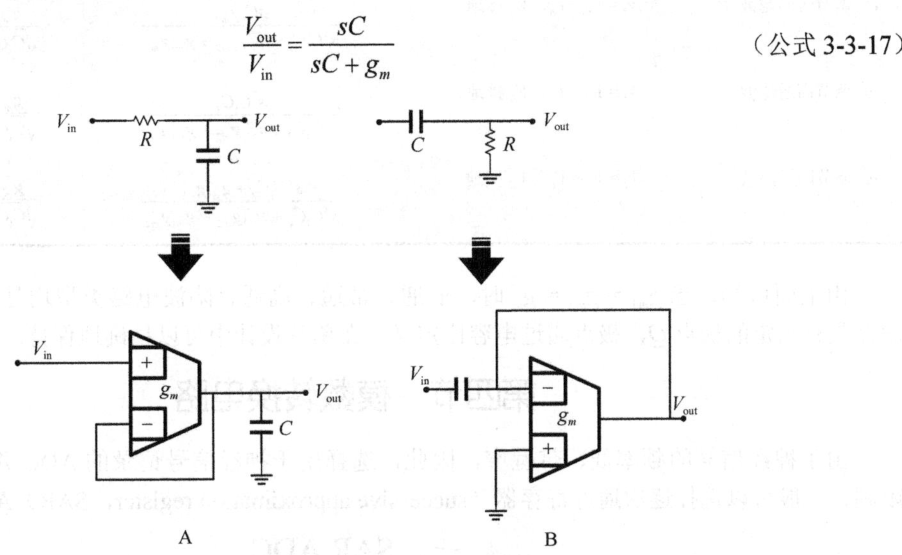

图 3-3-16　常用滤波器电路图

A. g_m-C 低通滤波器；B. g_m-C 高通滤波器

传递函数可以表达滤波器的性能参数。将传递函数写成实部加虚部的形式，对于奇数阶滤波器，特征频率是使得传递函数分母的实部等于虚部的点，而对于偶数阶滤波器，特征频率是传递函数分母的实部为 0 的点。滤波器一般级联在神经信号放大器后，可以忽略其噪声影响。

二、二阶滤波器

二阶滤波器相较于一阶滤波器的过渡带更窄，干扰噪声衰减得更快。一个简单二阶滤波器的电路图见图 3-3-17，通过两个跨导器和两个电容的组合来得到二阶传递函数。输出电压 V_{ol} 可以表示为：

$$V_{ol}=\frac{s^2C_1C_2V_C+sC_1g_{m2}V_B+g_{m1}g_{m2}V_A}{s^2C_1C_2+sC_1g_{m2}+g_{m1}g_{m2}}\qquad\text{（公式 3-3-18）}$$

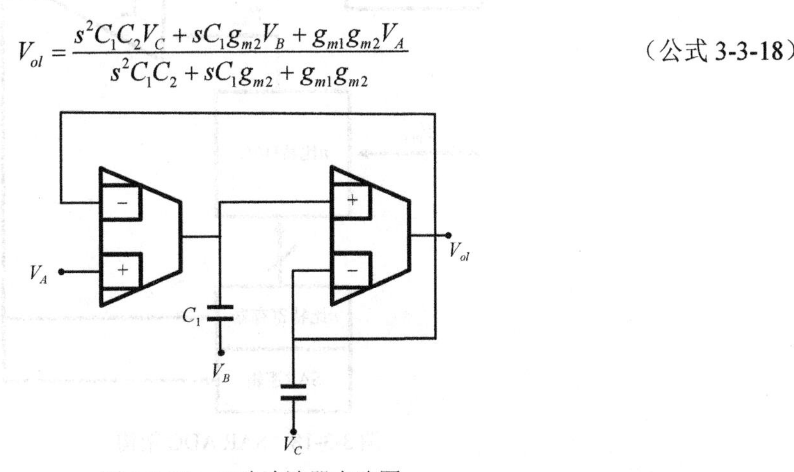

图 3-3-17　二阶滤波器电路图

对于不同的连接方式，电路的类型和传递函数见表 3-3-1。

表 3-3-1　不同电路类型的传递函数

电路类型	输入信号条件	传递函数	当 $g_{m1}=g_{m2}=g_m$	
			ω_0	Q
ω_0 调节低通滤波	$V_i=V_A$　V_B、V_C 接地	$\dfrac{g_{m1}g_{m2}}{s^2C_1C_2+sC_1g_{m2}+g_{m1}g_{m2}}$	$\dfrac{g_m}{\sqrt{C_1C_2}}$	$\dfrac{C_2}{C_1}$
ω_0 调节带通滤波	$V_i=V_B$　V_A、V_C 接地	$\dfrac{sC_1g_{m2}}{s^2C_1C_2+sC_1g_{m2}+g_{m1}g_{m2}}$	$\dfrac{g_m}{\sqrt{C_1C_2}}$	$\dfrac{C_2}{C_1}$
ω_0 调节高通滤波	$V_i=V_C$　V_A、V_B 接地	$\dfrac{s^2C_1C_2}{s^2C_1C_2+sC_1g_{m2}+g_{m1}g_{m2}}$	$\dfrac{g_m}{\sqrt{C_1C_2}}$	$\dfrac{C_2}{C_1}$
ω_0 调节陷通滤波	$V_i=V_A=V_C$　V_B 接地	$\dfrac{s^2C_1C_2+g_{m1}g_{m2}}{s^2C_1C_2+sC_1g_{m2}+g_{m1}g_{m2}}$	$\dfrac{g_m}{\sqrt{C_1C_2}}$	$\dfrac{C_2}{C_1}$

由上面可知，当 $g_{m1}=g_{m2}=g_m$ 时，低通、带通、高通、陷波电路类型均是 ω_0 可调电路。滤波器具有固定的极点 Q，极点通过电容比定义，在单片设计中可以精确地保持。

第四节　模数转换电路

由于神经信号的频率低、带宽窄，因此，选择用于神经信号记录的 ADC 并没有非常严格的限制，一般可以选择逐次逼近寄存器（successive approximation register，SAR）ADC 和 Δ-ΣADC。

一、SAR ADC

SAR ADC 通常是采样速率低于 5 Msps 的中高分辨率应用的首选架构，其常见的分辨率范围为 8～16 位，一般由采样保持电路、比较器、数模转换器和 SAR 寄存器共同组成。

（一）SAR ADC 架构

尽管 SAR ADC 有许多的构型，但基本架构可以参考图 3-3-18。模拟输入电压（V_{IN}）通过采样保持电路传输到比较器的一个输入端上。为了实现二进制搜索算法，首先会将 n 位寄存器设置到中间量程，其中最高有效位（most significant bit，MSB）设置为 1。这会强制 n 位 DAC 输出

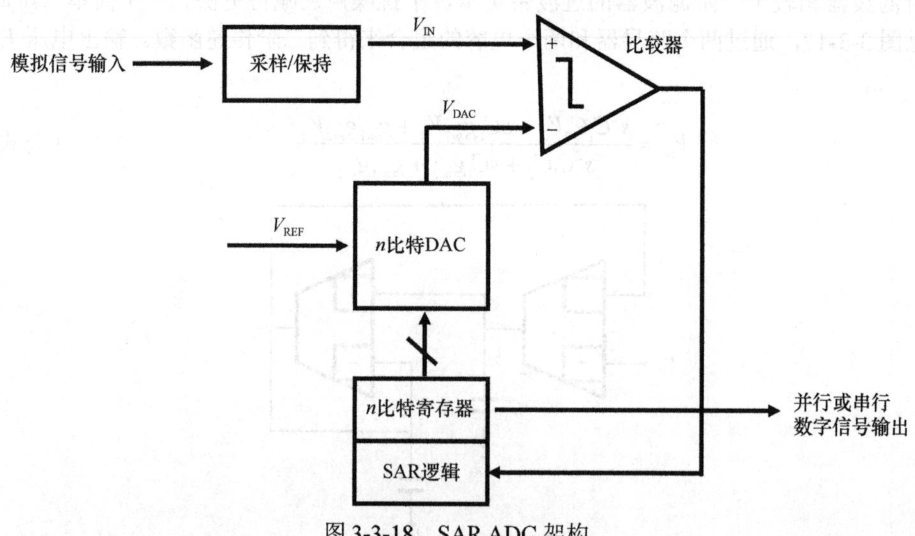

图 3-3-18　SAR ADC 架构

（V_{DAC}）为 $V_{REF}/2$，这里 V_{REF} 是提供给 ADC 的参考电压。V_{DAC} 和 V_{IN} 会在比较器中进行比较。如果 V_{IN} 大于 V_{DAC}，比较器输出为逻辑高电平 1，并且 *n* 位寄存器的 MSB 保持为 1。相反，如果 V_{IN} 小于 V_{DAC}，比较器输出为逻辑低电平 0，寄存器的 MSB 被设置为逻辑 0。SAR 逻辑控制 *n* 位寄存器移动到下一个位，并强制该位高，进行下一次比较。这个循环一直延续，直到 *n* 位寄存器移动到最低有效位（least significant bit，LSB）完成整个比较过程。

接下来会逐一介绍 SAR ADC 中的各个部位电路。

（二）采样/保持电路

单个 N 型金属-氧化物-半导体场效应晶体管（N-channel metal oxide semiconductor field effect transistor，NMOS）和电容器即可以作为采样/保持电路，通过将漏极电源电压（voltage drain drain，VDD）应用于该晶体管的栅极，NMOS 开关打开。由于 NMOS 的源漏电阻与 V_{GS} 有关，高输入电压摆幅会显著改变 V_{GS} 量，并导致较大的非线性电阻状态。为了克服这个问题，引入了自举开关电路。NMOS 的 V_{GS} 值通过自举开关固定在 VDD。在这种情况下，导通电阻较小且恒定，有助于改善开关的线性度。

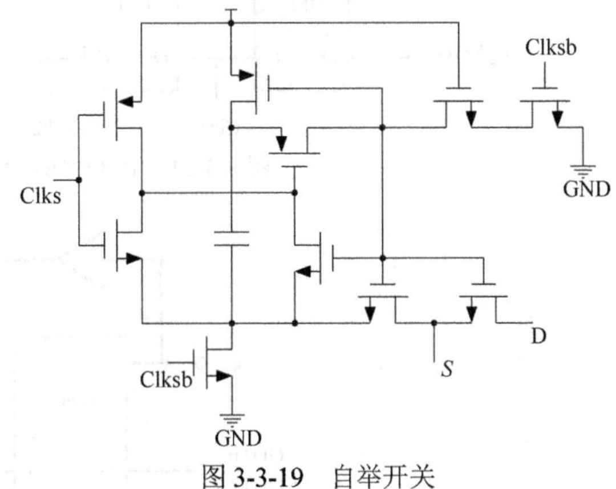

图 3-3-19　自举开关

图 3-3-19 展示了自举开关，它由一个单相的时钟 Clks 控制，该时钟负责打开和关闭自引导开关。在采样阶段，Clks 高，电容 C_S 充电并连接到自举开关的栅级和源级。在保持阶段，Clks 低，Clksb 高，电容 C_S 从自举开关断开，连接到 VDD 和地，同时自举开关的门接地，自举开关断开。

（三）动态比较器

比较器是整个 SAR ADC 的核心。比较器的电路见图 3-3-20，输入共模电压从 $V_{ref}/2$ 扫描到地。当比较器时钟 Clkc 为高电平时，比较器输出 OUTp 和 OUTn 为高电平，Valid 信号下拉到地。当 Clkc 改变并转到低电平时，M_5 和 M_6 断开，M_7 作为开关打开，比较器比较两个输入电压。M_3 和 M_4 的锁存开关强制一个输出为低，另一个输出为高。

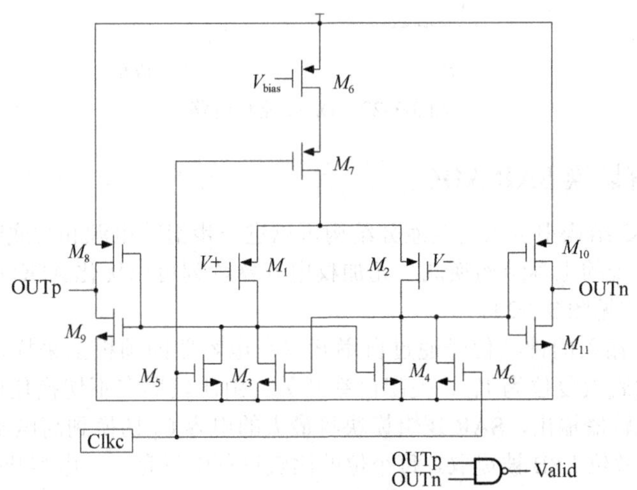

图 3-3-20　动态比较器电路图

（四）SAR 异步控制逻辑

ADC 采用异步控制电路，以避免使用高频时钟发生器并降低功耗。异步控制电路见图 3-3-21，前文的比较器生成 Valid 信号，Clks 为采样信号，当其为高时打开自举开关，反之亦然。采样相位时间约为时钟周期的 20%。比较器的控制信号为 Clkc。Valid 信号上升沿到来时使能异步控制时钟。Clk1 到 Clk10 是为了采集比较器相应的数字输出码以及控制 DAC 开关。DAC 控制逻辑原理见图 3-3-22，静态 DFF 在 Clki 上升沿采样输出信号。如果 OUTp 为低，则对应的电容开关仍然连接到参考电压位点（V_{ref}）；当 OUTp 为高，电容接到地。

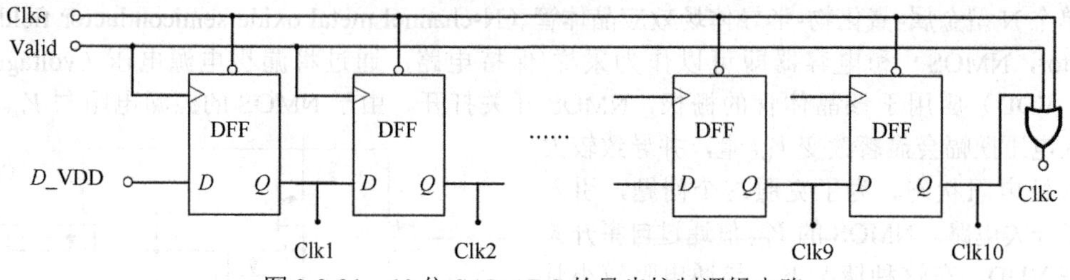

图 3-3-21　10 位 SAR ADC 的异步控制逻辑电路

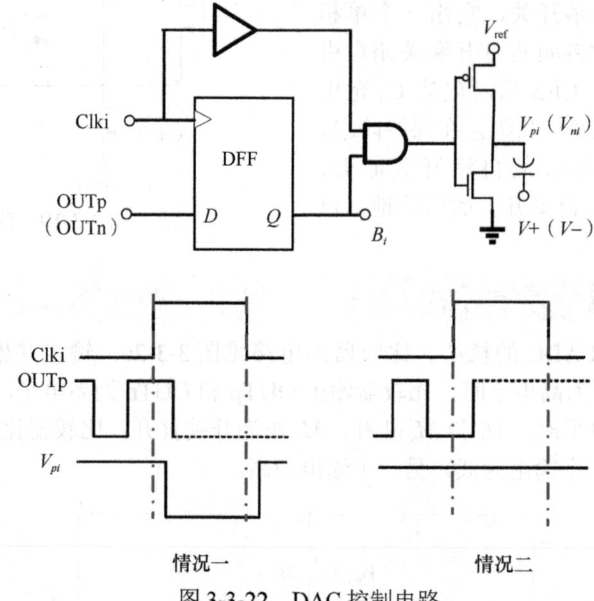

图 3-3-22　DAC 控制电路

（五）单调电容切换 SAR ADC

在传统 SAR ADC 结构中引入完全差分结构可以进一步消除电源和衬底噪声，并提供适当的共模噪声抑制。将传统的电容结构换成二元加权电容器阵列可以优化 ADC 的线性度。基于上述改进的 SAR ADC 架构见图 3-3-23。

在这个电路中，输入的神经信号通过自举开关在电容器的顶板上采样，以获得适当的线性度。同时，电容器的底板复位为 V_{ref}。关闭自举开关，由比较器在不切换任何电容的情况下进行第一次比较。基于比较器输出，SAR 逻辑模块将最大的电容 C_1 切换到高电压。ADC 会一直重复此过程，直到最低有效位 LSB 被提取。每个位的比较过程中只有一个电容开关工作，减少了电容 DAC 网络中的电荷转移和 SAR 逻辑电路的过渡，使得整体功耗更低，与传统的 SAR ADC 相比，这种电路的动态平均开关功率和总电容会降低约 81% 和 50%。

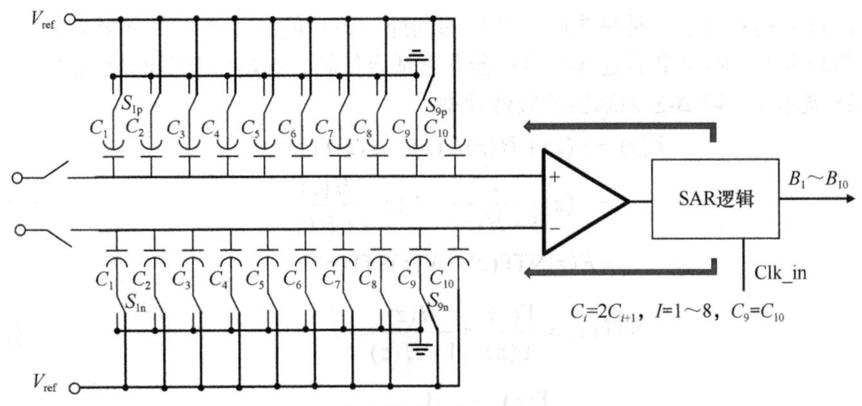

图 3-3-23 完全差分加权电容式 SAR ADC

二、Δ-Σ ADC

SAR ADC 在神经传感领域得到了广泛的应用，主要是因为其在 kHz 采样频率范围内的功耗较低。然而，SAR ADC 一般只能做到比特数小于 10 的中低分辨率，这是因为单位电容器的数量会随着 ADC 位数增加呈指数增长。最小单元电容器尺寸通常会受到布局规则、kT/C 噪声，以及由于单元尺寸减小而导致的电容阵列畸变等因素的限制。由于最小电容的大小不能无限缩减，指数增长的电容器数目将占用大量面积，不符合神经接口电路对面积的要求，而 Δ-Σ ADC 没有最小单位电容约束。通过采样技术，Δ-Σ ADC 不需要 SAR ADC 通常需要的抗混叠滤波器，可以实现高分辨率（$n \geqslant 12$）。但由于 Δ-Σ ADC 反映的是一段时间内信号的“平均”特性，因此会损失时间上的精度，不利于反映 spike 信号的波形。

（一）Δ-Σ ADC 架构

Δ-Σ 转换器是 1 比特（bit）的采样系统，要求进入调制器的模拟信号频率较低，这样调制器才能对其进行多次采样，这种技术称为过采样。ADC 采样频率比输出端口的数字信号频率高数百倍。采样的样本随着时间的推移而积累，并通过降采样滤波器与其他输入信号样本取“平均”。

Δ-Σ 转换器的内部单元主要是 Δ-Σ 调制器和降采样滤波器，图 3-3-24 所示为一阶 Δ-Σ ADC 框架。ADC 内部的 Δ-Σ 调制器以非常高的速率将输入信号粗采样到 1 bit 流中。然后，降采样滤波器将这些采样数据转换为高分辨率、频率较低的数字代码。

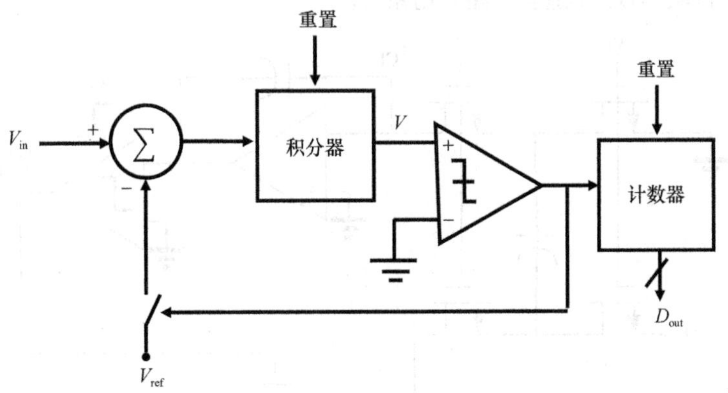

图 3-3-24 一阶 Δ-Σ ADC

（二）Δ-Σ 调制器

Δ-Σ 调制器是 Δ-Σ ADC 的核心，它负责将模拟输入信号数字化，并在较低频率处降低噪声。

在这一阶段，该架构实现了一种称为噪声整形的功能，该功能将低频噪声推至高频，使其不再出现在感兴趣的频带内。噪声整形是 Δ-Σ 转换器非常适合低频、高精度测量的原因之一。

图 3-3-25 展示了一阶 Δ-Σ 调制器的线性模型：

$$\begin{aligned} Y(z) &= E(z) + H(z)X(z) - H(z)Y(z) \\ &= E(z)\frac{1}{1+H(z)} + X(z)\frac{H(z)}{1+H(z)} \\ &= E(z)\mathrm{NTF}(z) + X(z)\mathrm{STF}(z) \end{aligned} \quad \text{（公式 3-3-19）}$$

$$\mathrm{STF}(z) = \frac{Y(z)}{X(z)} = \frac{H(z)}{1+H(z)} = Z^{-1} \quad \text{（公式 3-3-20）}$$

$$\mathrm{NTF}(z) = \frac{Y(z)}{E(z)} = \frac{1}{1+H(z)} = 1 - Z^{-1} \quad \text{（公式 3-3-21）}$$

其中，函数 $H(z)$ 表示环路滤波器的函数，其定义了噪声和信号传递函数。$H(z)$ 是一个低通滤波器函数，在低频范围具有非常高的增益，同时衰减高频信号。环路滤波器可以通过一个简单的积分器或者一个级联积分器实现。函数 $E(z)$ 表示量化噪声。函数 $X(z)$ 和 $Y(z)$ 是输入和输出信号的模型。STF 为信号传递函数，NTF 为噪声传递函数。

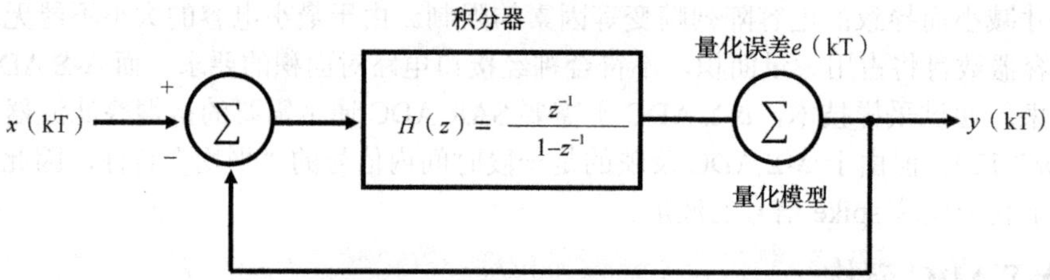

图 3-3-25 Δ-Σ 调制器原理图

信号传递函数作为低通滤波器工作，在感兴趣的带宽中增益为 1。噪声传递函数是一个高通滤波函数，提供噪声整形。在直流附近的低频处对量化噪声有较强的抑制作用，在高频处外量化噪声信号增加。对于一阶调制，噪声以大约 20 dB/decade 的速率增加。

图 3-3-26 为一阶 Δ-Σ 调制器的开关电容实现方式，其中反馈回路包含一个一位量化器。由于 ADC 完成一次转换后积分器没有复位信号，积分器中的积分电容（CI）会包含其他信道的信息，因此，这种传统的 Δ-Σ ADC 不适合多路复用系统。

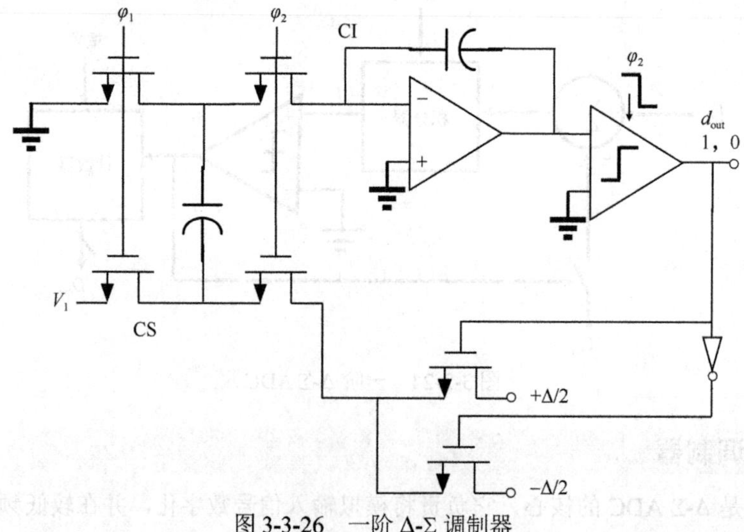

图 3-3-26 一阶 Δ-Σ 调制器

（三）增量 Δ-Σ ADC

图 3-3-27 是增量 Δ-Σ ADC 的原理框架，在 ADC 开始新的转换的时候，会重置积分器和计数器，以适用于多路复用体系。当比较器的输入（V）超过 0 时，其输出（D_i）变为 1，积分器的输入减去 V_{ref}。经过 n 个循环后，积分器的输出为：

$$V = nV_{in} - NV_{ref} \qquad \text{（公式 3-3-22）}$$

其中，N 是系统中由于反馈引起的时钟周期数。将上式改写为：

$$N = n\left(\frac{V_{in}}{V_{ref}}\right) + \frac{V}{V_{ref}} = n\left(\frac{V_{in}}{V_{ref}}\right) + \varepsilon \qquad \text{（公式 3-3-23）}$$

其中，$\varepsilon \in [-1,1]$。这样通过调制器输出端的计数器输出的 N 即可评估输入信号。

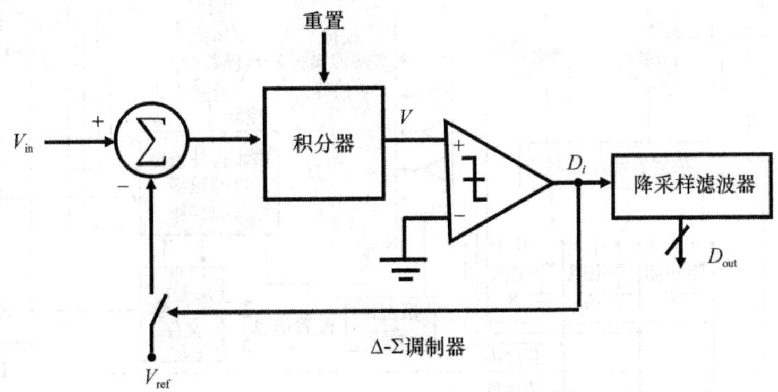

图 3-3-27　增量 Δ-Σ ADC

第五节　商用化神经电极前端采样芯片

商用化神经电极前端采样芯片公司主要有 Intan、Neuropixel、TEXAS Instruments 和 Neurlink。下面以 Intan RHD2164 和 TI 公司的 ADS1299 作为商用化神经电极前端采样芯片的代表来进行分析，两者主攻的方向不同。Intan RHD2164 芯片主要面对的是体内电生理信号的采集，重点在于采集动作电位和局部场电位；ADS1299 芯片则更注重采集体表的 EEG 和 ECG 信号。

一、RHD2164 架构

RHD2164 包含 64 个放大器阵列，见图 3-3-28，每个 RHD2164 包含 2 个并行工作的 32 通道模块，每个模块都有自己的模拟多路复用器和 16 位 SAR ADC。这里使用 SAR ADC 是为了保证在精确采集动作电位波形的同时可以采用多路复用技术来增加采样的通道数（应用 Δ-Σ ADC 需要为每一个通道配置一个 ADC）。16 位 SAR ADC 的工作频率在 2.1 Msps，支持对每个放大通道以 30 Ksps 进行采样。

A 模块由放大通道 0～31 组成，B 模块由放大通道 32～63 组成。A 和 B 模块从主输出从输入（MOSI）线接收相同的命令。如果发送命令转换放大器通道为 X，则 A 模块转换放大器通道为 X，B 模块同时转换放大器通道为 $X + 32$。来自 2 个 ADC［在主输入从输出（MISO）A 和 MISO B 线上串行传输］的 16 位结果通过双倍数据速率（double data rate，DDR）多路复用器组合成单个 MISO 信号。

Intan 采用 16 位 SAR ADC 的 LSB 在 37 μV 左右，必须加上放大倍数较高的前置放大器才能满足信号分辨率的要求，由于体内电生理系统对 CMRR 的要求并不高，因此，Intan 采用的是两级放大器架构来实现。

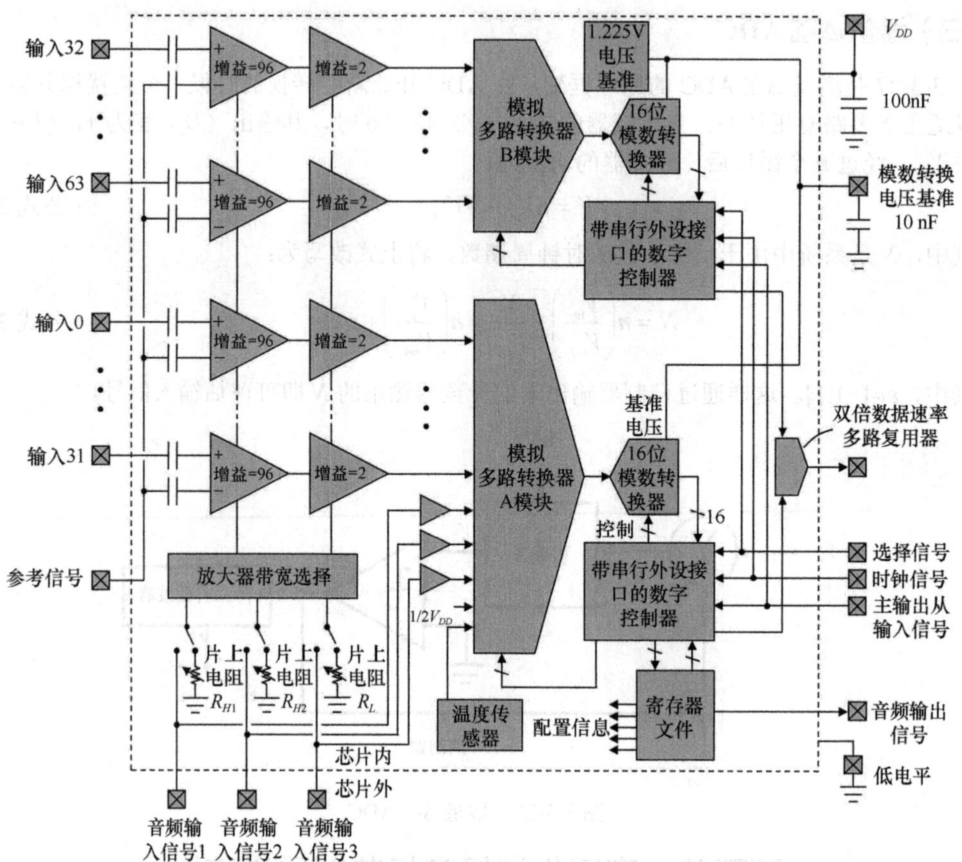

图 3-3-28　RHD2164 芯片框图

图 3-3-29 展示了 RHD2164 芯片中增益为 96 的前置放大器中第一级 OTA 的电路图，放大器跨导 G_m 由晶体管 M_B 的偏置电流控制。采用片外电阻的偏置电路可以在 20 nA 到 40 μA 的范围调整整体的偏置电流。差分对 M_1 和 M_2 的宽长比大于 500 保证其工作在弱反型区，电流镜 M_3～M_6 及 M_7、M_8 的宽长比小于 1 来保持强反型工作。这种设计可以使得在给定偏置电流下的输入参考噪声最小化。共模反馈（common mode feedback，CMFB）电路维持数字地（V_{SS}）和数字电源（V_{DD}）之间两个输出节点的直流电平。

基于上述的 OTA，整体前置两级放大器的电路见图 3-3-30，第一级使用传统电容反馈式拓扑

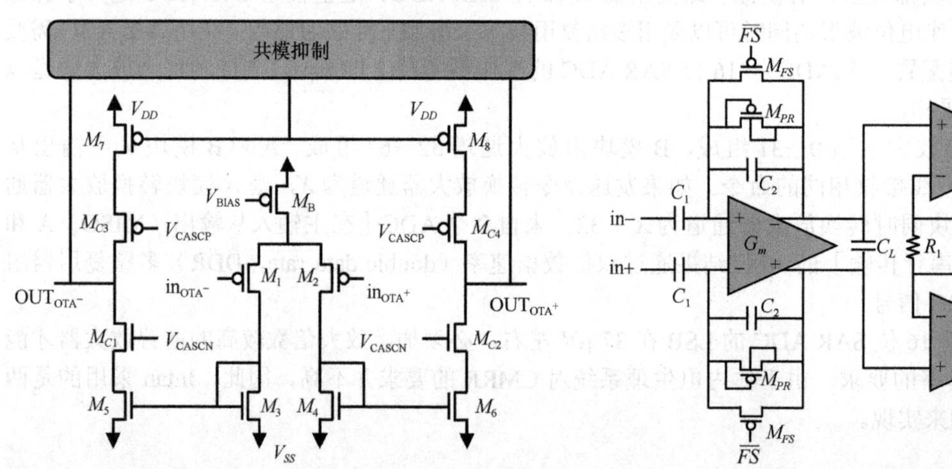

图 3-3-29　RHD2164 前置放大器第一级 OTA 电路设计　　图 3-3-30　RHD2164 前置两级放大器框图

架构，中频增益由 C_1/C_2 确定，其低频截止频率可以从 0.1 Hz 到 500 Hz 调节。第一级放大器的高频带宽由 G_m 和负载电容 C_L 确定，可以通过改变 OTA 偏置电流大小（从 100 Hz 调节到 20 kHz）调谐第一级放大器的带宽。

第二级是标准仪表放大器拓扑结构，具有电阻反馈，其增益为 $1 + 2R_2/R_1$。此阶段运算放大器的单位增益频率也由可调偏置电流控制。具体来说，电路带宽可以使用片外电阻作为偏置产生电路的一部分来进行控制。仪表放大器同时可以提升前置放大器的 CMRR 特性。

二、ADS1299 芯片架构

ADS1299 芯片主要用于对 EEG\ECG 信号进行采集，这类信号的频率不高，幅值较小，因此，对放大器和 ADC 的噪声抑制能力要求更高，但对于 ADC 的带宽和采样频率要求不大。该芯片的架构见图 3-3-31。

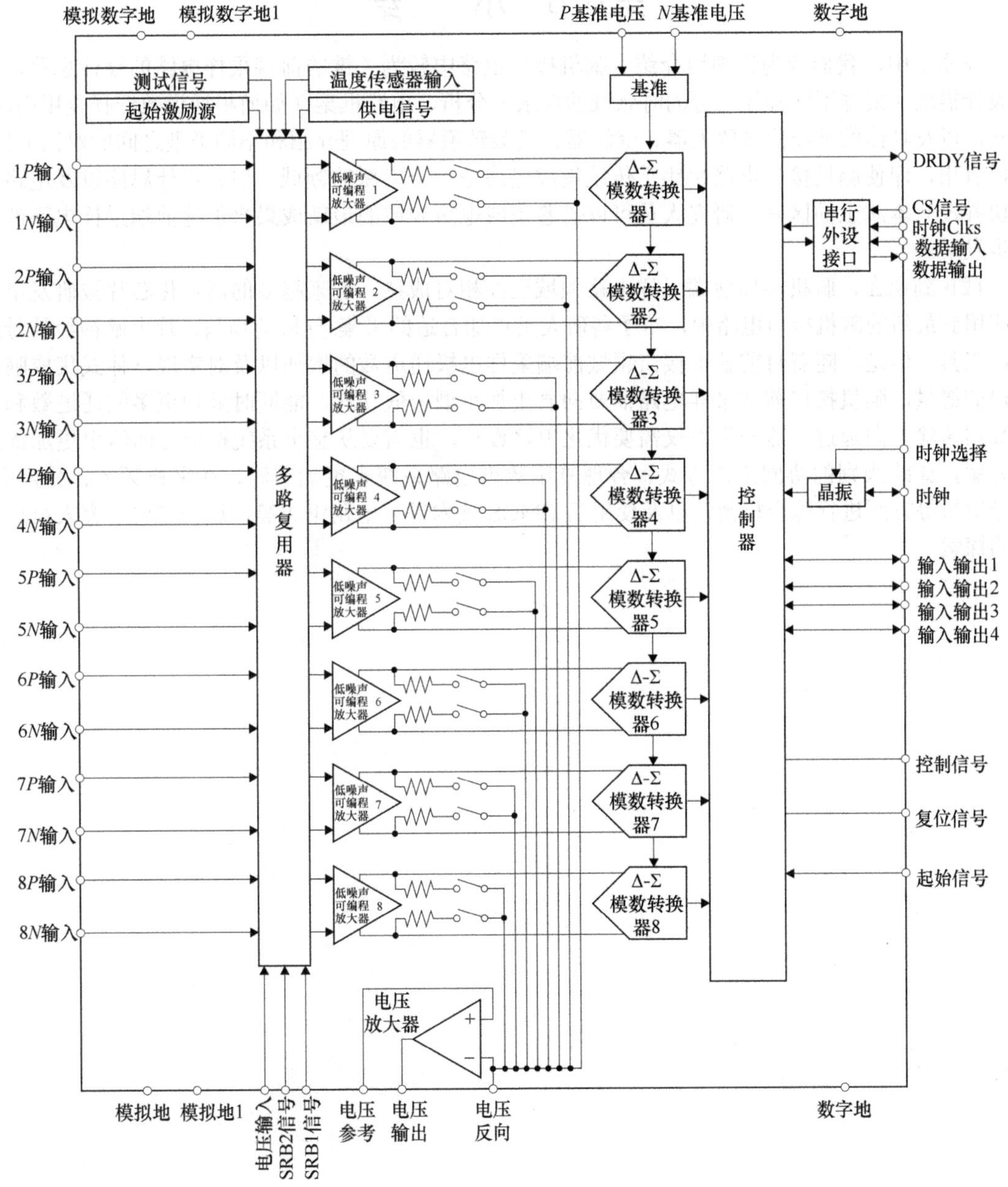

图 3-3-31 ADS1299 芯片架构图

该芯片采用的 Δ-Σ ADC 可以有效控制信号噪声，根据手册，当其在 500 Hz 采样、24 倍放大增益的情况下，输入噪声可以控制在 0.2 μVrms。在该电路框架下，由于使用的是 Δ-Σ ADC，需要为每一个通道配备一个 ADC 对信号进行转换。

由于 ADS1299 采用的是高精度、高位数的 ADC，因此对前端放大器的电压增益要求不高，但要求前置放大器有足够的共模抑制比 CMRR。一般使用 Intan 芯片的差动、仪表放大器来抑制共模噪声。

综上所述，神经前端采样电路的设计十分复杂，涉及整个模拟电路中核心的 OTA、模拟滤波器和高精度 ADC 等的设计。开发人员应结合想要采集的目标脑电信号，根据目标所需要达到的性能（噪声、共模抑制比、功耗、面积）等，特异化地选取适合的电路模块以保证对目标信号的精确降噪采集。

第六节 小 结

在本章中，我们较为详细地介绍了脑机接口电路中较为关键的前端采样电路的设计思路，包括设计需求（采样不同神经信号的时频域的要求）分析、电路框架（如何根通道数选择复用电路）搭建，以及具体的神经信号放大器、滤波器、模数转换器的原理介绍和不同类型之间的对比分析。可以看出，即使脑机接口电路相比于传统集成电路是一个崭新的领域，但其设计思路以及电路的模块并没有本质上的区别，研究人员可以借鉴集成电路领域的最新成果来加速前端采样电路的进一步发展。

截止到现在，脑机接口前端采样电路领域已经相对成熟，越来越多的商业化芯片被研发出来并应用到最新的脑机接口电路中，给予科研人员更加合适的采集/分析动物脑、片上脑神经信号的接口工具。但是，随着目前脑机接口领域前端采样电极通道数的增加以及对实现一体式集成脑机接口的愿景，脑机接口前端采样电路需要向着更加小型、低功耗、能同时处理更多的通道数和无线数据传输方向迈进。这一步不仅需要优化电路设计，也需要从整个系统框架方面给出更加优选的方案，如跨级别的协同工作方式、合理复用数模电路系统来更加节源，在采样频率、分辨率、信号质量等方面进行综合权衡，以及使用后 CMOS 技术进行电路集成等，这仍需要研究人员进一步的探索。

第四篇　片上脑机接口

片上脑机接口是一种结合了生物学、神经科学和微电子技术的创新研究领域。它的主要目标是利用微电子芯片和生物技术，在体外模拟和培养大脑神经网络，将生物神经元与电子设备相结合，以创建一个能够模拟大脑功能的生物电子混合系统。片上脑机接口系统通过片上脑的信号采集及解码技术实现对外部电子设备的控制，同时可通过编码技术实现对片上脑的环境信息输入及反馈信号刺激，最终实现离体片上脑与外界的“沟通”。片上脑机接口系统的组成主要包括离体生物神经网络与电极耦合形成的片上脑、片上脑信号采集、片上脑信号处理与解码、外部设备控制系统，以及反馈编码系统。不同离体神经网络结构以及多类型电极形式的组合形成了多种不同特性的片上脑，同时决定了采集到的电信号的时空特性以及稳定性、灵敏度等。基于电信号解码技术的开发是“读懂”片上脑的关键，通过在网络尺度上进行的神经信号特征解析及网络动力学分析，可实现对片上脑电活动信息的输出。与此相对应的是，利用电刺激、光刺激及化学刺激等方式可实现对片上脑的信息输入。最终在建立片上脑与外界实现信息交互的前提下，可实现对外部设备的控制及特定任务的完成。片上培养生物脑机接口的应用前景广泛，包括但不限于基础神经科学领域、脑启发、混合智能等领域，是一种具有巨大潜力的新兴技术，它将为未来的信息技术与生物技术的融合发展注入新的活力。

第一章　片上脑构建

片上脑的构建是一种结合生物学、材料科学、电子工程和生物医学工程的前沿技术，其利用微电极芯片作为基础平台，集成生物材料和神经元，以实现脑机接口的功能。由于与真实大脑相比，体外培养的片上生物脑缺乏外部信息输入和电生理信号输出的功能。因此，与具有电生理信号采集和信号输入的电极耦合是片上脑机接口中十分重要的一环。根据片上脑信号检测和收集的类型，可以将记录信号所用的电极分为基于平面 MEA 的片上脑和基于立体信号检测的片上脑。平面 MEA 按照电极个数可以进一步分为低密度 MEA 和高密度 MEA，预处理后可直接与构建的 2D 神经网络或脑类器官相结合，实现较长时间的电生理信号检测以及电刺激信号输入。3D 脑类器官片上大脑由于其立体结构，在模拟真实大脑的结构和功能方面具有显著优势，因而使用脑类器官构建片上脑具有更高的立体信号采集需求。立体检测电极则主要分为三维 MEA、植入式电极、共生式电极和包裹式电极四大类。基于不同的电极类型以及不同的耦合方式构建的片上脑具有其独特的信号采集和输入特征，本章将分别对不同片上脑类型进行构建方式以及功能特性的介绍。

第一节　基于平面 MEA 的片上脑

一、2D 神经网络片上脑

（一）同质化片上脑

同质化（homogeneous）片上脑主要是指利用大鼠胚胎原代神经元或从人胚胎干细胞和诱导性多能干细胞分化神经元直接与平面微电极阵列（microelectrode array，MEA）耦合构建的片上脑，见图 4-1-1。可以利用 MEA 对神经元膜外锋电位进行检测记录。MEA 可大致分为低密度 MEA 和高密度 MEA，其中低密度 MEA 包含 64～256 个电极，每个电极可记录周围多个神经元的电生理活动；高密度 MEA 最高可达到约 26 000 个电极，可实现单个电极对应单个神经元记录。采用 MEA 可检测神经元网络的锋电位和爆发活动，以及局部场电位和振荡活动。

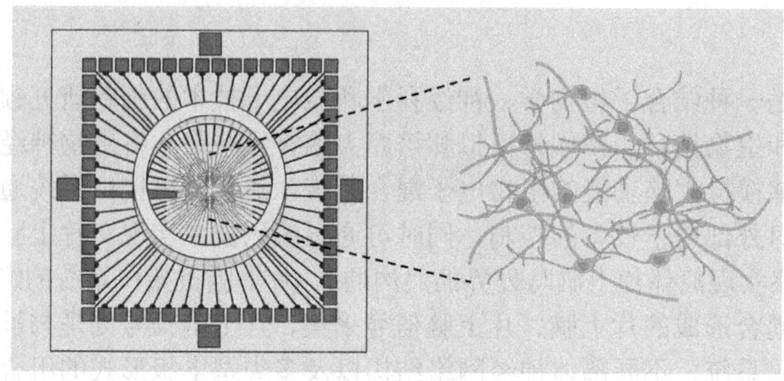

图 4-1-1　同质化片上脑

在构建同质化片上脑之前，需要对 MEA 的表面进行预处理：①亲水表面处理。新的或长期未使用的 MEA 表面是疏水的，阻止细胞的贴附和生长。因此，在使用 MEA 前，要确保表面是亲水。将一小滴水放在 MEA 上，如果水滴没有浸湿表面，则需要进行亲水处理。将 PBS 填满培养室，浸泡 MEA，放在 ±30℃加热板上至少 5 h。②灭菌消毒。根据芯片的材质，可选用不同的灭菌方式，包括 70% 乙醇冲洗浸泡和紫外线杀菌。防止后续培养过程中出现细菌或真菌等污染。③包被。为了提高细胞黏附效率，使用单层或双层方法包被 MEA 芯片。首先用一滴浓度为 0.1 mg/ml 的多聚赖氨酸涂敷在 MEA 芯片表面，在 37℃二氧化碳培养箱中过夜，然后用无酶无菌水冲洗三遍去除未贴附的有毒物质后进行晾干。双层包被是在上述单层包被的基础上，将层粘连蛋白使用无菌蒸馏水溶解到 0.1 mg/ml 滴加到 MEA 芯片上，维持 3～5 h 后吸出溶液无须清洗，可直接将神经元种植到 MEA 芯片中。

由于该类片上脑由神经元单细胞悬液直接种植到 MEA 上构成，因此，神经元之间完全以随机的方式进行连接，所形成的神经元网络具有非结构化的特点，表现出同步网络爆发的放电模式，预示着同质化神经网络的高度连通性和广泛的连接性。

（二）区域化片上脑

区域化片上脑主要采用聚二甲基硅氧烷（polydimethylsiloxane，PDMS）膜将培养室划分为多个区域，区域之间通过微通道连通以构建区域化片上脑，见图 4-1-2。PDMS 具有良好的生物相容性，可以设计成多个培养室，培养室之间带有微通道，微通道的宽度一般为 10 μm，高度为 3 μm。根据微电极阵列的尺寸，长度一般为几百微米，只允许轴突生长通过，而胞体不能通过微通道。微通道可以分为无向微通道和有向微通道，无向微通道允许通道两层神经元轴突生长通过，而有向微通道利用非对称结构只允许单侧神经元轴突通过。无论有向还是无向微通道，区域之间的神经元可形成突触连接，建立区域化片上脑，可以采集其神经电生理活动，包括锋电位、局部场电位等。

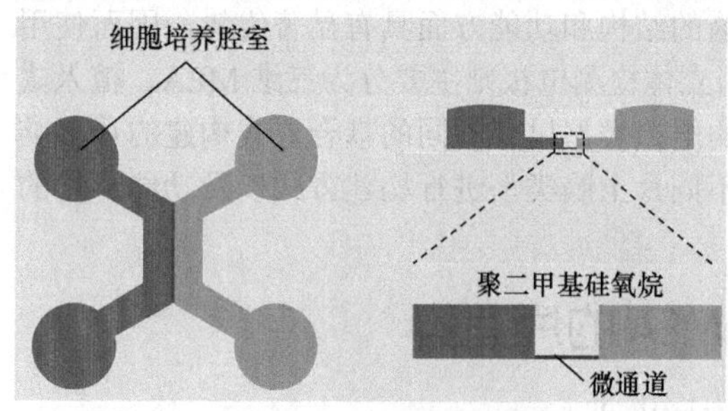

图 4-1-2　区域化片上脑

区域化片上脑的 MEA 预处理与同质化片上脑处理一致，包括亲水化、消毒处理和包被等。PDMS 膜使用前先用 70% 乙醇冲洗，再用无菌蒸馏水冲洗数次，然后进行烘干。将烘干的 PDMS 膜与 MEA 电极对准，在 PDMS 膜和 MEA 之间施加压力来创建密封环境。密封失败会导致培养室之间明显且快速的介质流动，而密封成功的装置只允许缓慢的介质流动。

由于区域化片上脑具有多个区域，各区域之间通过微通道进行连接，相对于同质化片上脑，区域化片上脑具有定向结构连接，通过在不同区域种植不同脑区神经元，如皮质和海马神经元，或不同海马亚区神经元（如齿状回、CA1、CA3 等），可以在体外构建具有定向结构连接的多脑区融合脑，对于探究脑区之间信息交互具有重要意义与应用前景。

（三）图案化片上脑

大脑结构本质上是模块化的，包含许多嵌入在全局网络中的局部网络，这些局部网络之间采用稀疏连接。一些致力于阐明神经生理机制的研究基于同质化片上脑，但这种 2D 神经元模型系统有很大的局限性，因为它们表征体内大脑系统特征的能力有限。这种神经网络与真实的大脑结构相距甚远，神经元属于同一种群并随机连接，且大多数连接较短，信息传输的路径不明确。而区域化片上脑虽然区域之间具有定向结构连接，但其模块化程度还是相对较低，为了接近和模仿大脑中的自然组合，并表征模块化网络中的活动动态，需要设计特定图案化片上脑，迫使神经元遵循预先定义的图案结构生长，可以为细胞间通信和网络动力学以及拓扑结构提供有价值的见解。通过 MEA 将微模式技术与细胞外记录相结合，将神经元排列到微电极上，使用微加工或图案化来设计网络结构，构建具有高度模块化的图案化片上脑，见图 4-1-3。

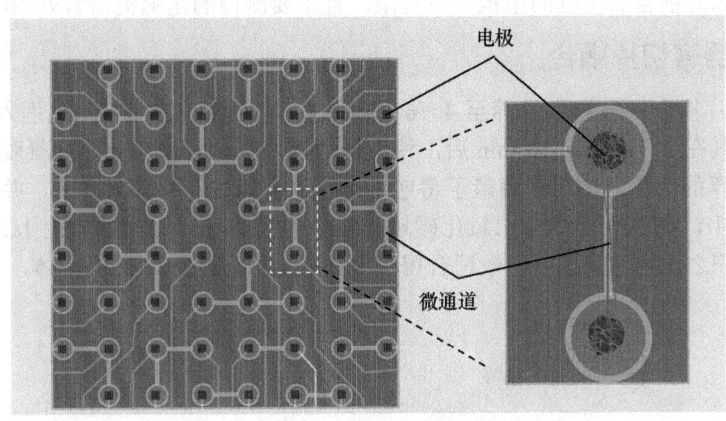

图 4-1-3　图案化片上脑

构建图案化片上脑的方法主要有两种：①采用自动微滴输送技术，可以设计和实现空间分布的神经元亚群，通过在 MEA 表面沉积亚纳升体积的黏附分子，每个神经元亚群被种植在单个电极上，神经元能够在上面生长发育并相互连接。通过自发和诱发电生理测试表明，图案化片上脑可以获得功能上相互连接的神经元亚群。②通过使用琼脂糖排斥层结合黏附促进剂进行包被处理，具体过程为先采用琼脂糖对 MEA 芯片进行包被，采用 PDMS 膜设计图案，将 PDMS 浸泡在含有细胞外基质和多聚赖氨酸的包被液中，之后将 PDMS 膜放在 MEA 芯片上对其进行黏附性包被。将神经元种植到 MEA 芯片上，在体外实现神经元的图案化生长。

区域化和图案化片上脑相对于同质化片上脑模块化程度更高，更能接近真实大脑的功能结构，可以用于探究大脑的模式整合与模式分离功能。相关研究表明，具有高模块化的片上脑其网络动力学更丰富，诱发响应的稳健性（鲁棒性）更强，同时储层计算能力更强，但其制备加工方式往往比较复杂，需要微加工和显微操作等。

二、脑类器官片上脑

（一）脑类器官整体耦合

为了对脑类器官进行长时间培养和电生理活动记录，平面 MEA 系统可以非侵入性地同时记录和刺激多个位点的电生理活动，见图 4-1-4。构建脑类器官片上脑，关键在于 MEA 芯片预处理，具体步骤与上述相同，包括亲水化处理、消毒处理和包被等。

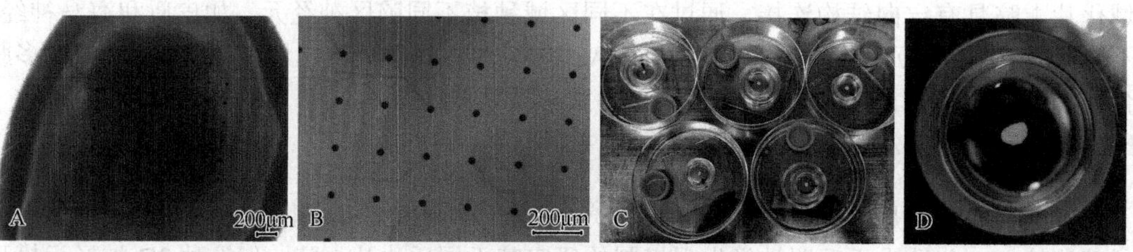

图 4-1-4 脑类器官与 MEA 耦合

A. 与 MEA 耦合的脑类器官底部视图；B. 未结合脑类器官的 MEA 表面；C. 多个耦合培养的脑类器官实物图；D. 脑类器官在 MEA 上耦合的局部放大实物图

在预处理完成后，可将脑类器官放置在 MEA 芯片表面，每 2～3 d 换液一次，维持细胞的生长条件。与 MEA 芯片耦合后的脑类器官属于静止培养，与旋转式培养相比，脑类器官的营养提供和内部物质交换都不够充分，容易出现内部细胞坏死等严重的问题，影响脑类器官及信号采集质量，因此，脑类器官在芯片上的贴壁培养时间不宜过长。由于脑类器官是三维结构，而 MEA 芯片是平面的，因此耦合后接触的电极数量有限，且主要测得的是脑类器官外围的电信号。

（二）脑类器官切片耦合

脑类器官切片耦合一般选取培养至 4～6 个月的脑类器官，在 40℃下包埋入 10%（*W*/*V*）低熔点琼脂糖。使其在 2℃下冷却 10 min 后，使用振动切片机将包埋在琼脂糖凝胶中的类器官处理成 300～500 μm 厚的切片。使用无菌镊子将连续堆叠的类器官切片分离开来，并立即转移至含有缓冲液的培养基中，在 37℃的 5% 二氧化碳培养箱中恢复 24 h。脑类器官上 1/3 和下 1/3 部位的切片表面积与体积之比相对较佳，一般适合用于 MEA 电生理记录，见图 4-1-5。

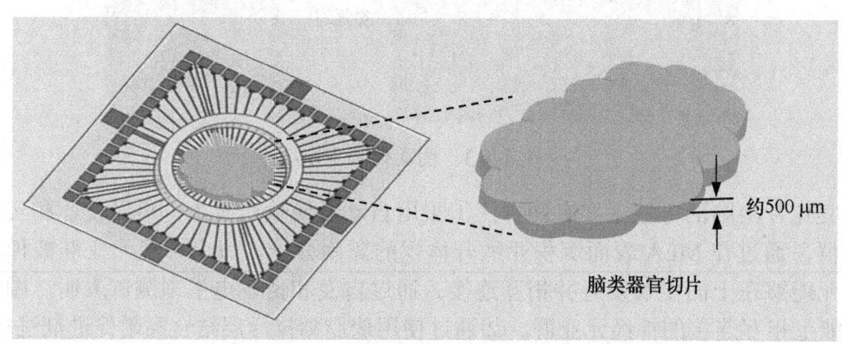

图 4-1-5 脑类器官切片与 MEA 耦合示意图

脑类器官切片与 MEA 耦合需要经过与上述相似的芯片预处理步骤。电生理信号一般出现于切片接种完成后 2 周，6 个月时同步爆发显著增加，在 7 个月左右到达高峰。虽然在结构上能够缓解中心部分细胞易坏死的情况，在长期观察时，切片脑类器官所采集的电信号同样具有周围信号强度高于中心部分信号强度的特点，这是由于培养时脑类器官外围细胞与培养基物质交换更充足导致电生理更成熟。但是，在切片过程中会一定程度损坏原本脑类器官的 3D 结构，这也是切片脑类器官的局限性之一。

三、组织工程类脑片上脑

（一）细胞外基质支架

细胞外基质（extracellular matrix，ECM）主要由 5 类物质组成，即胶原蛋白、非胶原蛋白、弹性蛋白、蛋白聚糖与氨基聚糖，是多细胞有机体中细胞外环境的重要组成部分。目前，多数评估体外存活、神经突生长、网络形成、突触功能的研究都是在缺乏大量ECM的平面培养物中进行的。实验证明，基于细胞外基质支架构建组织工程类脑片上脑是一种有效、可控的方式，该模型由500～600 μm厚度的细胞外基质和水凝胶支架以及分布在其中的神经元和神经胶质细胞组成，在细胞形态和密度上与真实大脑的结构更为相似，理论上比平面培养的片上脑更能有效地模拟体内神经元的活动状态，在神经生物学和电生理学研究方面具有独特的优势，见图4-1-6。

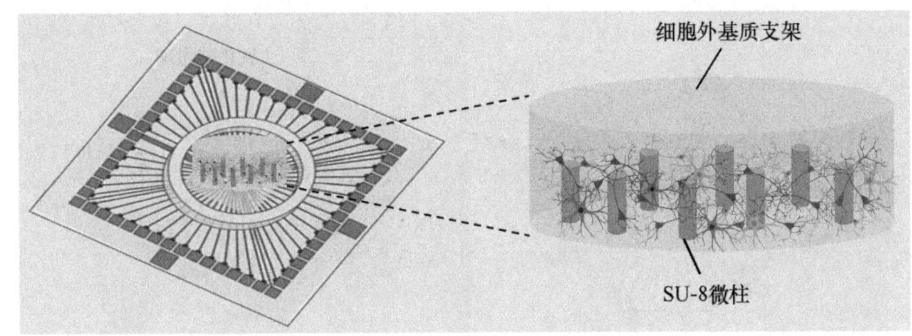

图4-1-6　与承载微柱的MEA芯片耦合的细胞外基质支架片上脑示意图

基于细胞外基质支架培养的3D片上脑与2D培养的片上脑有着明显差异，可将其总结为以下几个方面。

1. 整体结构　3D培养的神经元在各个方向上都有所延展，而2D培养的神经元几乎保持平面。

2. 神经突生长　与2D培养相比，3D培养神经元的神经突平均数量没有明显差异；同时，两种培养方法生长出的树突形态相近，但3D培养的神经元轴突直径和长度均有所增强。

3. 神经元形态　3D培养的神经元呈球状形态，在所有空间方向上都有细胞间接触，而2D培养的神经元形态较为平坦，细胞结构也更为受限。

4. 细胞存活率与细胞密度　基于细胞密度的细胞存活率分析表明，3D培养的神经元存活率和细胞密度存在明显的抛物线关系，≤2500个/mm^{3}或≥6250个/mm^{3}的细胞密度均会导致较差的细胞存活率（＜50%），高密度神经元死亡率高的原因可能是营养物质交换不够充分，而低密度神经元的高死亡率成因尚不明确。其中3750～5000个/mm^{3}密度的神经元存活率最佳（＞90%），这种密度培养的神经元生长活跃，神经突发育也更良好。总体而言，3D培养神经元的活力高度依赖于细胞密度。

在电生理方面，基于细胞外基质支架建立的神经网络可以与MEA芯片耦合，从而对构建的复合体进行长期的电生理活动监测。在培养过程中，采用MEA芯片作为细胞外基质支架（＞500 μm）的基底，在芯片上承载250 μm高、200 μm直径的塔状微柱（SU-8光刻胶材质）为细胞提供依附，并在其上正常接种神经元和神经胶质细胞，即可实现3D神经网络与MEA电极的耦合。实验证明，这样构建的3D神经网络复合体可以在3周内保持较高活力，并且随着时间推移，神经元与微柱以及底板芯片的接触面积不断增大。这意味着与MEA系统的耦合可以在不对细胞外基质支架培养的3D神经网络活性产生明显影响的情况下进行电生理活动检测，同时也为之后该神经网络与表面承载突出电极的MEA结合，从而获取更丰富的神经组织内部信息打下基础。

总之，3D细胞质基质支架培养的神经元呈现出复杂的3D形态，具有丰富的神经突树状结构和清晰的网络连接，与2D培养的神经元在细胞形态活力和细胞间相互作用方面均有较为明显的差异，但在神经元/胶质细胞组成比例上没有显著差异。这种设计增强了体外培养神经网络模拟体内神经组织的能力，同时保留了传统体外平面培养神经网络的所有优点。值得注意的是，无论是2D还是3D细胞质基质支架培养，由于体外培养物质交换不够充分等因素，所得的神经元密度与真实脑组织的相比仍有较大差距。

（二）微球支架

通过一定直径的二氧化硅（SiO_2）微球支架对离散神经元进行培养，同样是一种构建3D神经网络片上脑的可靠方法。其基本依据是二氧化硅微球可以为神经元提供足够大的生长表面，允许神经元黏附、生长、成熟并产生突触。这种技术的优点在于微球支架可以移动、传递和培养高度分化的神经元，而不会破坏其黏附和生长过程，使得整个培养过程具有高度的自由性，见图4-1-7。

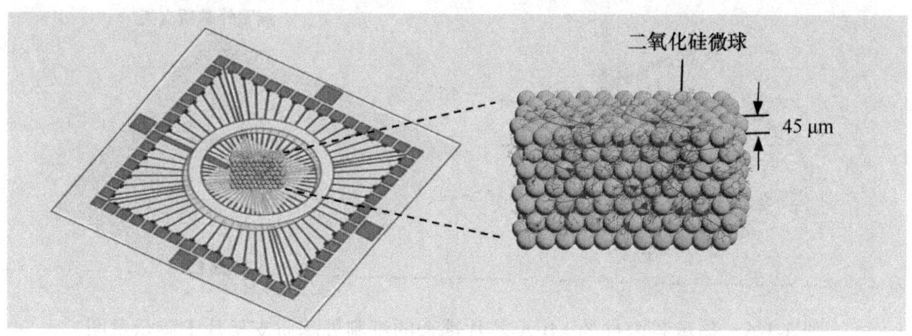

图4-1-7　微球支架构建片上脑耦合示意图

目前的实验证明，直径大于45 μm的二氧化硅微球可以为神经元提供有效且足够的生长表面，通过多聚赖氨酸进行表面修饰可以进一步增强细胞黏附并促进神经元成熟。构建3D神经网络首先使用多聚赖氨酸对二氧化硅微球进行包被修饰表面，其次收集离散神经元以及神经胶质细胞并将其以合适的数量培养在微球上，之后将附有细胞的微球滴加至含有传统2D神经元培养物的培养基上，等待神经元成熟。最后，在神经元成熟后使用移液器将携带细胞的微球移至目标平面上，微球在重力作用下将会沉积并自发组成对称六边形阵列。当第一层完全堆积并形成六边形阵列后，继续向其上添加微珠，重复这一步骤即可得到多个具有相同六边形阵列的微球神经元层，由于微球的几何结构，这些层将会自发结合并最终形成所需要的3D神经网络结构。通过在部分微球上添加化学诱导剂可以促进轴突定向生长并促进不同微球层间功能性神经元连接。

基于微球支架构建的3D神经网络的特点主要可概括为以下几个方面。

（1）神经功能连接：在完成3D六边形阵列组装的3周内，神经突在不同微球间生长，形成毫米级大小的高度互联的网络，不同层的神经元之间存在功能性突触连接，每层支架间都可观测到神经胶质细胞。

（2）神经元形态：与先前所述的细胞外基质支架培养相似，神经元呈球状形态，在所有空间方向上都有细胞间接触。

（3）细胞存活率与细胞密度：微球之间的空隙和其上附着的神经胶质细胞能够良好地保障神经元生长，每个微球上的细胞数量和神经突数量在所有层中都近似。实验数据显示，使用直径为45 μm的微球支架最高可以实现75 000个/mm^3的细胞密度，这一数值已较为接近小鼠大脑皮层中的91 000个/mm^3。

在电生理方面，使用聚二甲基硅氧烷（PDMS）对已经建立好的多层微球支架神经网络结构进行限制性包被，并将其放置在MEA芯片的活性探测区域，即可完成构建神经网络与MEA芯片的耦合。

总而言之，基于微球支架进行3D神经网络片上脑构建具有操作自由度高、原理简单、细胞密度较高等优点，与传统的2D神经网络培养相比，基于微球支架的培养保留了其优点，并在模拟体内微环境和细胞密度等方面作出了提升，其最优细胞密度已经相当接近体内脑组织的细胞密度。

四、基于鼠脑切片的片上脑

大脑切片能够保留大脑中细胞的结构，可用于长期的培养和监测，因此，被越来越多地用作大脑突触模型，并结合分子生物学、电生理学和免疫组织化学等技术来研究大脑生理或病理的过程。大脑切片分为急性切片和器官型切片，急性切片主要适用于可在数小时内完成的短时间实验，而器官型切片可用于长期培养。急性切片是将离体脑片置于人工脑脊液（artificial cerebrospinal fluid，ACSF）中培养，提供与在体相似的离子浓度和渗透压环境，使脑片神经元维持短期稳定存活。急性脑片具有良好的机械稳定性和条件可控性，是在体电生理学研究的替代工具，也适用于精细研究神经元细胞膜特征、神经递质作用和突触机制。目前，最常用的器官型大脑切片培养技术主要有两种，第一种为转管培养法（roller tube culture），该种方法使大脑切片变薄为单层细胞；第二种为膜界面培养法（membrane interface culture），该种方法切片薄至5～8层细胞，但制备和设备更简单。器官型切片在体外培养1周后，切片表面的大多数细胞都是健康的，可以从完整的轴突接收和发送信息。神经元的整个树突位于距离表面几十微米的范围内，可以对树突和突触结构进行高分辨率成像，也可以进行免疫染色和病毒感染。器官型切片相对于急性切片的优势在于：①大多数死细胞和切片过程中产生的组织碎片在体外2周后消失；②切片有时间从组织切割释放的酶和离子引起的代谢状态改变中恢复过来。此外，有研究表明，器官型切片可在体外培养存活超过20周，这为随着时间的推移开展各种研究提供了可能性，如神经发生、突触发生、再生研究、病毒载体的蛋白质表达、缺血模拟和细菌损伤等。

大脑切片片上脑是指将大脑切片与MEA进行耦合，一般是急性切片，可以实现对脑片中多个神经元电生理活动的长期记录，见图4-1-8。对于急性大脑切片，在与MEA进行耦合之前，不需要对MEA进行包被处理，只需要对MEA电极表面进行灭菌清理，干燥大约45 min后，用移液管将制备好的大脑切片转移至MEA中，吸出多余液体，以确保切片与记录电极接触。之后需要采用蠕动泵不断向脑片中灌注含氧记录溶液，以维持脑片的活性，等待约45 min后，切片沉降到MEA底部与电极充分耦合，便可以开始记录与刺激相关实验。MEA可以对大脑切片的电生理活动进行检测记录，包括局部场电位和锋电位活动，同时可以采用高低频电刺激、药物刺激等探究癫痫等疾病的发病机制和治疗策略，并对突触可塑性、突触后抑制等方面进行研究。

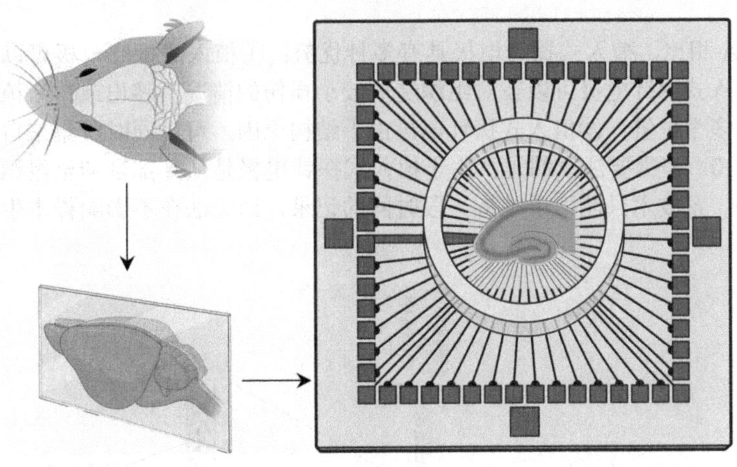

图4-1-8 大脑切片片上脑

大脑切片相对于解离后的神经元网络，能够保留大脑原始的神经回路结构，可以用于功能回路的研究，但急性大脑切片不利于长期培养，需要进行灌注以保持细胞的活性，且制备过程相对烦琐、制备难度更高。因此，需要根据具体研究内容选取合适的片上脑。

第二节 基于立体信号检测的片上脑

脑类器官的三维立体结构和复杂的神经网络，是其模拟大脑的优势所在。基于脑类器官构建片上脑具有立体信号采集的需求。对于脑类器官而言，传统的平面信号检测往往只能检测到接触表面附近区域的信号，无法检测到内部乃至顶部的信号。使用整颗脑类器官与平面 MEA 耦合，具有采集内部信号能力较弱、长期培养稳定性难以保证等诸多限制。为了满足脑类器官片上脑对立体信号的采集需求，同时克服平面信号检测的诸多弊端，开发能够与脑类器官长期耦合的立体信号检测装置十分必要。现有的立体电极检测装置主要分为基于三维 MEA、植入式电极、共生式电极和包裹式电极四大类。下面我们将依次对现有的脑类器官立体信号检测手段进行介绍。

一、基于三维 MEA 的片上脑

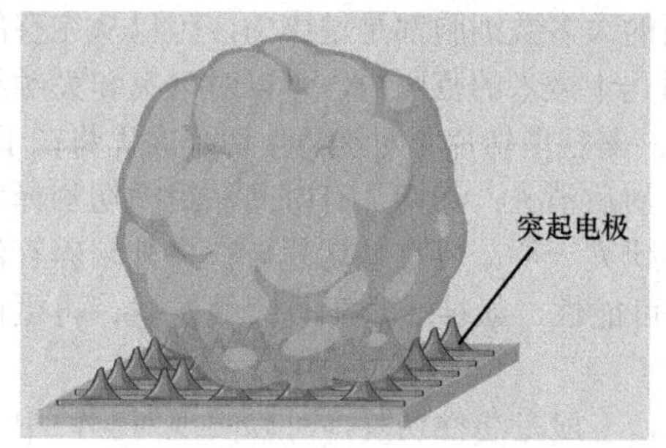

图 4-1-9 三维 MEA 芯片与脑类器官耦合示意图

三维 MEA 一般是指承载针状电极的三维 MEA 芯片。为了克服传统平面 MEA 系统对内部信号采集不够充分的缺点，除了上文介绍的与平面 MEA 相耦合的方法，还可以将脑类器官与三维 MEA 芯片相结合。这种 MEA 的特点是芯片表面附有小型针状突起的电极，与传统的平面耦合相比，由于凸起电极的存在，三维 MEA 芯片不仅可以采集到外层的表面信号，还可以采集到部分内部浅层的信号，见图 4-1-9。

二、基于植入式电极的片上脑

植入式电极，一般指植入式硅探针（silicon probes），属于微加工电极阵列，可分为有源和无源两大类。硅探针阵列一般由单个或多个平面电极填充的植入式柄组成，这种设计旨在最大限度地增加记录位点的数量，同时最大限度地减少电极插入对脑组织的损伤。植入式探针电极最初设计是用于植入式测量脑部信号，但随着时间发展，也逐渐用于脑类器官的电生理信号测量。植入式探针电极的使用前准备主要包括灭菌和浸润操作，目的是尽可能减少电极植入对脑类器官的损伤。

与平面 MEA 相比，植入式探针电极具有多种优势：①植入式探针电极可以深入组织内部的目标位置；②植入式探针电极可以在对组织造成较小损伤的情况下移出或重新植入，从而允许探测同一样本内的多个位置；③植入式探针电极由于结构原因，可以同时收集来自多个记录位点的信号，见图 4-1-10。但需要注意的是，由于植入式探针电极是从外部延伸至组织内部，无法长时间保证无菌条件，该技术只能用于维持一段时间的记录，而无法在不影响样本生长的情况下进行长时间观察记录。

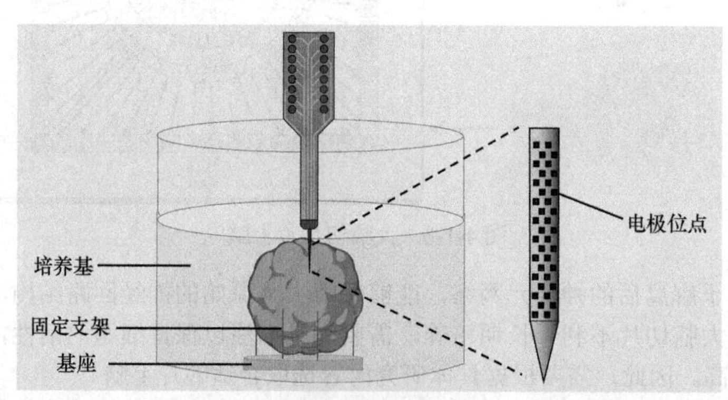

图 4-1-10 植入式探针电极与脑类器官耦合示意图

植入式探针电极的通道数量以及形态参数多种多样，技术也相对成熟，研究人员可以根据实验需要定制或购买市场上已经有的植入式电极来进行脑类器官的电信号检测。因此，植入式探针电极的探测性能也各不相同，一般认在厚度 20 μm 左右的探针，其宽度超过 60 μm 时信号质量显著下降。植入式探针电极的主要任务是记录神经元的动作电位以及局部场电位（local field potential，LFP）。考虑到脑类器官的尺寸，想要获得损伤更小、精度更高的植入式刚性探针尚需进一步的研发。目前的研究表明，采用聚对二甲苯等材料对电极进行修饰或许可以增强电极的顺应性，并减少脑类器官的炎症。

除此之外，植入式柔性电极也逐渐应用到脑类器官片上脑的构建中。柔性电极的植入一般需要借助高硬度的器件。柔性电极的柔韧性与生物组织更为匹配，能够使电极与脑类器官高度融合，相比传统的硅基电极，更不容易发生脆断，这有助于减小对脑类器官的损伤，可用于对脑类器官片上脑的长期电生理活动的检测。

三、基于共生式电极的片上脑

共生式电极基于其结构和材料特性可分为刚性共生电极和柔性共生电极两种，可以与脑类器官长期耦合，并以非侵入性地收集脑类器官的电生理活动为主要特征。总体而言，刚性共生电极主要指一种包含 61 个低阻抗氮化钛（TiN）微电极的刚性网格电极。将脑类器官放置在刚性网格电极上后，脑类器官会慢慢吞噬细丝并继续生长。柔性共生电极是一种柔性、可拉伸的网格状纳米电极，与刚性共生电极不同，这种柔性共生电极可以在脑类器官完全成形之前与之结合，并在共生长过程中始终存在。得益于其可伸展的柔性结构，柔性网格电极可以伸展或弯曲来更好地适应脑类器官的生长和发育。以下将详细介绍共生式片上脑的种类、特点，以及如何应用于脑类器官片上脑的构建。

（一）基于刚性共生电极的片上脑

刚性共生电极的本质是一种网状微电极阵列，可以用于结合类器官单体进行物理悬浮培养，使其远离基底面，不受限制地自由生长，并长期跟踪记录其电生理活动。在脑类器官与电极的耦合方面，网格电极在使用前需要进行 70% 乙醇消毒、空气等离子体处理、1 mg/ml 聚 D-赖氨酸浸泡 1 h，然后用生理盐水冲洗 3 次，这样做可以保证脑类器官不会在与电极结合的过程中受到损害，并增强电极对脑类器官的亲和力。通过移液法将单个脑类器官转移到网格电极，并将其保持在气液界面上。放置在网格电极上后，脑类器官将包裹细丝并继续生长。

在设计中，每个类器官都会生长并包裹住含有 61 个低阻抗 TiN 微电极的聚酰亚胺网络。通过这种方法，研究人员可以用非侵入的方式对神经类器官内部以及整体的自发动作电位进行电生理学研究，且对类器官的生长发育干扰较小。

目前，较为成熟的刚性网格电极，其每个网格电极的直径为 2 mm，支撑细丝厚 12 μm，宽 20 μm，包含 61 个直径为 30 μm 的 TiN 微电极，可用于低噪声记录和电刺激。与易受干扰且氧气供应不足的在 2D MEA 上培养的类器官不同，直径为 2 mm 的圆形网格的 85% 是开放性空间，允许脑类器官向各个方向生长，悬浮式培养减少了对固体表面的黏附，同时增加了氧气和营养物质的供应。每个电极的有效记录范围大约几十微米，两个电极间的距离为 200 μm，保证了每个电极对独立的区域进行记录，防止信号串扰。目前，网格电极使用 TiN 微电极进行电刺激诱发动作电位的能力还未经过实验证实，但相同尺寸的 TiN 微电极已经证明可以激活视网膜网络诱发动作电位。同时，已有的实验证明脑类器官可以在网格电极上培养长达 1 年时间并保持稳定性，这意味着在未来的实验中可以利用该设备的刺激和非侵入性记录功能来研究类器官的长期电生理活动，见图 4-1-11。

在信号采集方面，多通道放大器以 40 kHz 的采样频率记录自发电活动，对电信号进行高通滤波（200 Hz 二阶 Butterworth 滤波），并通过阈值检测来识别动作电位。直径为 30 μm 的 TiN 微电极在 1 kHz 下的阻抗幅度低于 100 kΩ，功能电极的产率＞95%。最终可以有效地进行动作电位信号的低噪声记录。

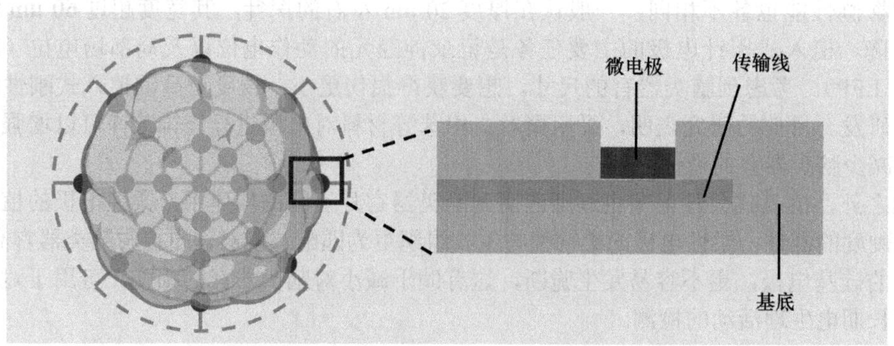

图 4-1-11 刚性网格电极与脑类器官耦合示意图

（二）基于柔性共生电极的片上脑

与刚性网格电极相类似，柔性网格电极同样是一种网状微电极阵列，可以用于结合脑类器官进行培养。与刚性网格电极不同的是，柔性网格电极可以在脑类器官尚未成型时结合，并在其生长过程中始终存在。在使用前的准备阶段，其操作步骤与之前所提到的刚性网格电极基本一致，需要经过消毒、灭菌及清洗步骤，并且在使用时设备须浸泡在 PBS 溶液中，以保证结合的脑类器官的正常发育。见图 4-1-12，在脑类器官与柔性网格电极的耦合方面，目前主要的途径如下。

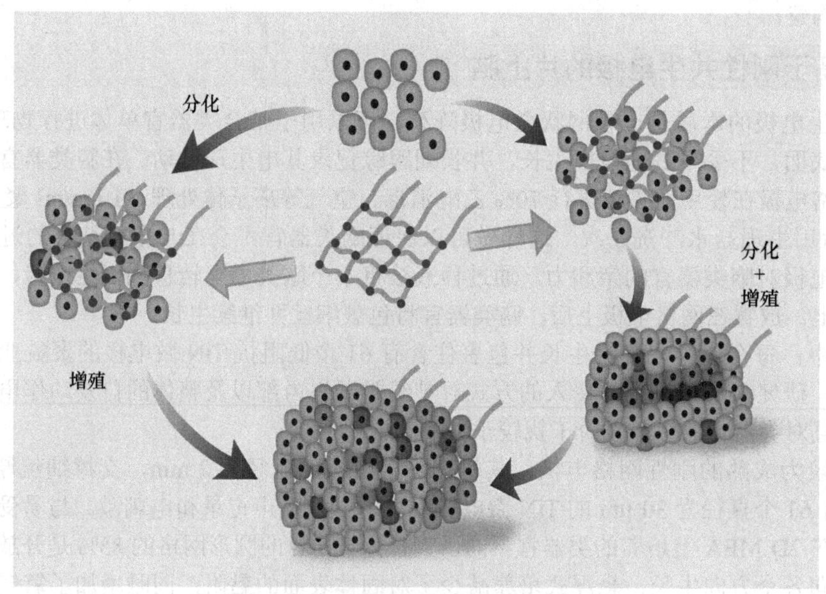

图 4-1-12 柔性网格电极与脑类器官耦合示意图

第一步：用含有基质胶的干细胞板接种人诱导性多能干细胞（human-induced pluripotent stem cell，hiPSC），诱导其分化为神经元。

第二步：分为两种方案。

（1）用 2D 微电极阵列检测 hiPSC 来源的神经元自发动作电位，确保分化成功，并将细胞分离，与网状纳米电极整合，诱导细胞自组织形成 3D 结构。

（2）在细胞分化之前将网格电极层叠在 hiPSC 上形成复合体，待 hiPSC 在网格电极/干细胞板结合体上形成三维结构，再诱导其分化为神经元。

第三步：在有机体发育过程中，从2D到3D的重组将2D干细胞板/网格电极组合体折叠成为3D结构，网络电极与脑有机体无缝结合，将埋置的电极与信号放大和数据采集系统相连接，即可连续监测来自神经前体细胞和神经元的电信号。

这样的结合可以使电极和神经元之间无创、无缝耦合，实现长期、稳定的电生理记录，并捕获大脑类器官发育早期出现的单细胞动作电位。

目前，较为成熟的柔性网格电极采用仿生的蛇形布局，总体填充率＜7%，平面拉伸性可以达到30%。这种设计允许网格电极拉伸或屈曲，以便更好地适应、结合脑类器官的生长发育状况，如压缩、折叠和扩张等。网状条带宽度/厚度为（5.625/0.8）μm，有效抗弯刚度为0.090 N/m。为了实现有效的单细胞动作电位记录，电极的直径为25 μm，使用50 nm铂黑涂层修饰。电极排布一般为4 × 4的16电极阵列，电化学阻抗在1 kHz频率下的初始平均阻抗模量为（1.40 ± 0.50）× 10^5 Ω［平均值 ± 标准差（S.D.），n = 16］。实验表明，组织范围内的分布式电极能够记录来自3D脑类器官中不同神经元的信号，而不是通过多个电极记录相同的神经元信号。

电极阵列可记录的信号包括局部场电位和单细胞动作电位（single-cell action potential）。通过100～3000 Hz带通滤波器（4阶Butterworth滤波）对信号进行滤波，可以提取到20～100 μV左右的动作电位，在100～6000 Hz之间噪声低于15～20 μV。由于每个通道可以检测到多个神经元的放电活动，可利用动作电位分类算法获得单个神经元的放电活动。在6个月的长期记录实验中，单个神经元记录的长期稳定性进一步表明，在脑类器官的培养过程中，嵌入的可拉伸网状纳米电极对组织范围内的神经元活动干扰最小。

四、基于包裹式电极的片上脑

包裹式电极与先前所述的长期嵌入脑类器官并进行电生理探测的植入式电极或共生式电极不同，其灵感来源于EEG脑电帽，这种电极的设计理念在于构造一个柔软的3D外壳，可以在包裹脑类器官的同时集成微电极探测功能进行电生理测量。目前较为成熟的壳装电极可分为两种，以下对其分别进行介绍。

第一种包裹式电极被称为壳状电极，主要由光学透明带有导电聚合物涂层金属电极的自折叠聚合物小叶组成，见图4-1-13。这种壳状电极采用具有3个小叶的3D外壳，每个小叶上均有一个电极，可以立体地采集脑类器官表面不同位置的信号。除此之外，基于自折叠负性光刻胶聚合物SU-8材料的光学透明外壳也使其能够通过光学手段调控脑类器官的生理活动。由力学模拟引导的微型聚合物小叶的可调谐折叠，使其能够对不同尺寸的类器官进行多功能记录。实验证明，这种壳状电极对于直径400～600 μm大小的脑类器官可以进行长达4周的高信噪比电生理学记录。在电极和脑类器官结合方面，对于折叠状态下的壳状电极，采用70%的乙醇对玻璃室和3D壳状电极进行灭菌处理。接下来先后使用1倍PBS缓冲液和细胞培养液进行冲洗，这些步骤和目的与之前叙述的电极预处理过程基本相同。随后，使用大口径移液管吸取类器官并将其放置在电

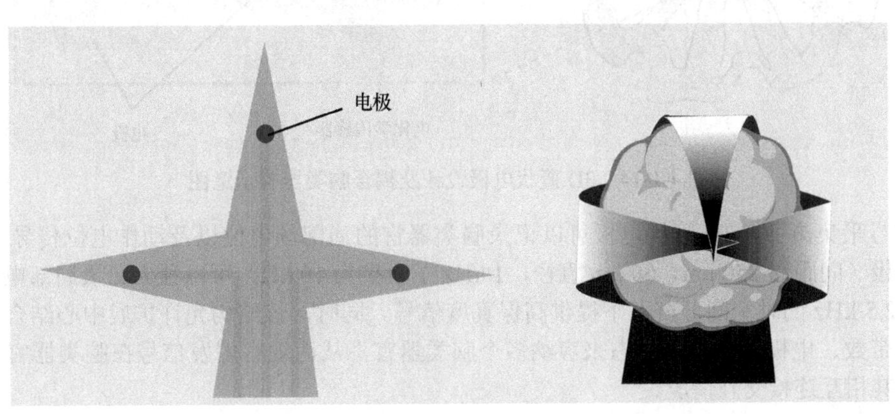

图4-1-13　壳状电极设计及耦合脑类器官示意图

极上，并使用移液管尖端从非小叶方向轻轻地将类器官移动到包裹区域中，即可完成脑类器官和电极的耦合。这种耦合方式与传统的2D MEA记录不同，不需要细胞黏附蛋白或基质胶涂层来增强附着并促进神经突从类器官生长到电极上，可以直接实现对脑类器官的电生理测量，同时防止脑类器官因与电极耦合导致的不规则生长。

一旦类器官与壳状电极良好结合，信号就可以同时通过折叠壳上的3个电极以及底部的额外电极进行记录，这样做与传统的2D MEA记录相比，可以显著增加动作电位记录数量以及有效性，并在编码动作电位产生的空间位置方面更具有潜力。一组3D壳状电极与2D MEA的对照实验证明，在相同的实验条件下，3D壳状电极在相同时间内检测到的动作电位信号明显多于底部的2D MEA，并且，对共同记录到的信号质量进行SNR分析，3D壳状电极通道的SNR显著高于2D通道（中位数增加42%，$P<0.005$）。在信号采集方面，使用20 kHz采样频率对信号进行采集，在原始信号预处理后，使用基于阈值的方法分别检测每个通道的动作电位。阈值自动设置为5 σ_n（σ_n = median（$|S_t|/0.674\ 5$），其中$|S_t|$是绝对信号幅度）。在经过动作电位分类和时间窗合并后，可有效得到脑类器官的动作电位信号，可以用于绘制脑类器官的脑电活动图。

第二种包裹式电极称为3D篮状电极，被开发者命名为Kirigami Electronics（KiriE）。这种3D篮状电极集成的功能较第一种更多，结构上也更为复杂，主要由8个径向对称的翼状集成条带以及与外围环状衬底组成（PDMS材质，1.5 mm厚）。翼状条带长度约2.62 mm，弯曲刚度为7.9×10^{-12} N/m^2，像圆的直径一般对称相交在中心脑类器官结合区域，末端与外围环状衬底相结合，见图4-1-14。从中心脑类器官结合区域起，宽度由74 μm逐渐增大至780 μm，直至与外围环状衬底相结合。翼状条带由两层4 μm聚酰亚胺（PI）修饰，中间层集成了铂黑修饰微电极（25个）、470 nm波长发光二极管、电化学氧传感器、热制动器，以及精密温度计。PDMS衬底使电极形似一个具有机械顺应性的“篮子”，可以容纳直径480～600 μm之间的脑类器官，并适应脑类器官生长过程中的形态变化。在电极预处理方面，除在灭菌环节增加了30 min紫外线照射，步骤与之前所述的壳状电极耦合方式一致。在结合时，从边缘拉伸PDMS衬底可打开3D电极，将脑类器官放置在中心区域后缓慢释放衬底使电极缓慢收缩包裹脑类器官即可完成耦合。实验证明，对于设计容积内的脑类器官，3D篮状电极的结合不会导致脑类器官的物理损伤、组织变形或造成生物毒性，脑类器官与电极之间的平均距离为125 μm，小于相邻电极平均距离的1/2。同时，电极的形变具有可逆性，在数百次脑类器官的植入和移除后，电极依然可用。

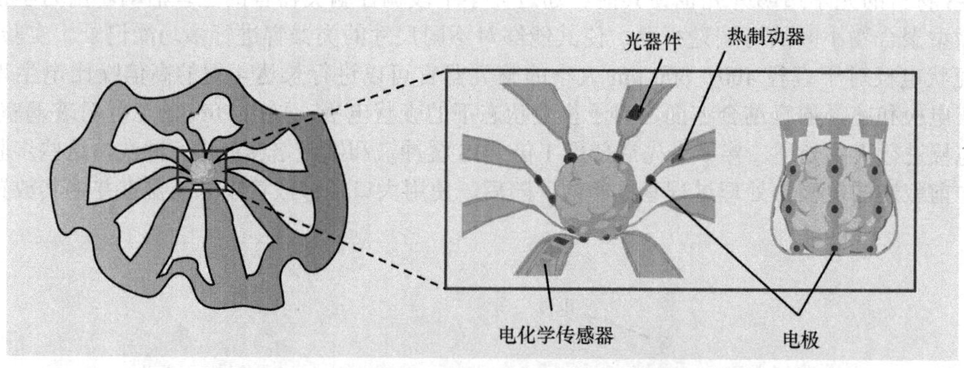

图4-1-14　3D篮状电极设计及耦合脑类器官示意图

在信号采集方面，3D篮状电极可以记录脑类器官的局部场电位以及动作电位传导。25个低阻抗微电极（间距约250 μm，50 μm直径，1 kHz下阻抗为10 kΩ）可以独立记录局部电位，并在200 μm/12.5 kHz的时空间分辨率下提供高保真度信号。同时，该结构允许扩展中心结合区域的尺寸改变条带数、电极数及整体形态来容纳多个脑类器官，从而观察爆发信号在脑类器官之间的传递，研究其相互连接交互情况。

值得一提的是，3D 篮状电极同时集成了多种其他类型元器件，可以进行多种信号记录以及研究。例如，以波长为 470 nm 的 μ-ILED 发光二极管作为光源，可以进行局部光遗传学神经刺激，产生的电生理结果可以通过微电极阵列收集。热制动器（3 μm × 200 nm 金线，电阻 300 Ω）可以对脑类器官进行受控的加热，从而研究温度对神经活动的促进或抑制作用，对温度的精准控制和记录可以通过集成的精密温度计实施。集成的电化学氧传感器则可以实时观测脑类器官的生命活动情况。综上所述，3D 篮状电极在保证了对脑类器官高保真度的电生理信号记录的同时，集成了多种其他元器件，具有广阔的研究前景。

第三节 小 结

为了实现对培养脑的外部信息输入和神经网络响应的记录，片上脑的构建主要有两种类型，即基于平面 MEA 的片上脑和基于立体电极的片上脑。前者主要采用 MEA 进行 2D 信号检测，能够非侵入性地记录多个神经元位点的膜外电生理活动，但对于 3D 结构的脑类器官而言，存在一定局限性。而后者则通过各种设计巧妙的立体电极进行 3D 片上脑的构建，主要包括 3D MEA、植入式电极、包裹式电极和共生式电极，这些立体电极可实现对脑类器官的立体信号采集，克服了平面检测的限制。这些创新性的 3D 电极为记录脑类器官电生理信号提供了多样性的选择，各自具有独特的优势。

第二章 片上脑信息交互

片上脑与计算机进行信息交互是一种创新的技术，其核心是利用神经元产生的电信号来实现信息传输和控制。如何针对片上脑进行编码和解码是实现信息交互的根本问题，是片上脑机接口的关键技术。目前，已有3种编码技术用于刺激或调节片上脑，包括电刺激、光刺激和化学刺激。通过施加电刺激可以模拟神经元的电信号活动；通过光遗传学技术可以实现对神经元活动的精确调控；通过化学物质可以调节神经元的兴奋性和抑制性等。电刺激通常用于固定位置的空间刺激，而光刺激允许更容易地修改空间模式，从而实现复杂的时空刺激。化学刺激可以改变网络的整体活动状态，但在针对局部进行特定调控方面有更高的挑战。通过对采集到的片上脑输出信号进行网络尺度的电活动特征解析以及网络动力学分析，可实现对片上脑的解码。通过对片上脑的编解码分析，离体神经网络展现出与大脑相似的神经可塑性。

第一节 片上脑信息编码

一、电刺激调控片上脑

电刺激作为一种能够直接、精确地调控神经元网络活动的方法，通过改变电刺激的参数，如频率、幅度和持续时间，不仅可以模拟、控制和研究神经元之间的相互作用，进而深入了解神经网络的功能和调控机制，还可以为神经退行性变性疾病的研究和治疗提供有效的解决方案。

（一）电刺激信号生成原理

微电极在电刺激信号的生成具有至关重要的作用，直接影响到神经网络的调控、参数优化等实验的可靠性、准确性，以及可重复性，为探究和挖掘神经系统的功能和调控机制提供了有力的工具，见图4-2-1。下面是微电极系统生成和输出电刺激信号的具体步骤。

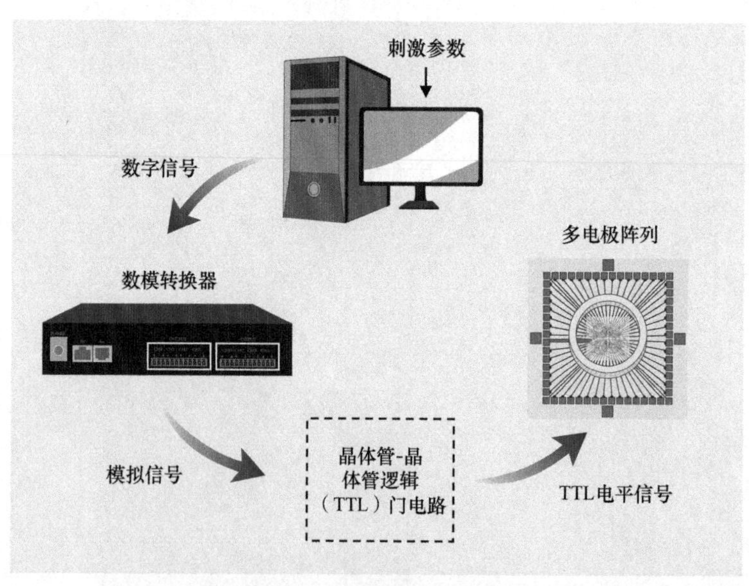

图4-2-1 电刺激信号生成原理图

1. 刺激参数输入 首先，通过计算机或其他控制设备的软件界面，用户可以输入刺激电信号

的参数，这些参数包括刺激波形（方波或正弦波）、幅值、频率和持续时间等。

2. 数字到模拟信号转换 软件中的刺激参数会以数字形式发送给电极接口板或器件。电极接口板负责将数字信号转换为模拟电压信号，使其适用于微电极阵列中的电极。电极接口板通常使用数模转换器（digital-to-analog converter，DAC）将数字信号转换为模拟电压信号。以下是数字信号到模拟信号转换的具体过程：①数字信号输入。从计算机或控制设备上的软件中获取刺激参数和波形数据。这些数字信号表示为二进制形式。②数字信号处理。接口板上的数字信号处理电路通过对数字信号进行处理和解码，将其转换为模拟电压信号。这包括数值调整、滤波和放大等操作，以确保输出的模拟信号符合所需的参数和波形。③数字到模拟信号转换。转换电路使用数字信号的离散值来生成连续的模拟电压信号。在内部电路中通过各种技术和电路根据数字信号的离散值生成相应的模拟电压。

3. 刺激电信号转导 转换后的模拟电压信号通过与晶体管-晶体管逻辑（transistor-transistor logic，TTL）门电路连接和控制，转换为TTL兼容的电平范围，刺激电信号通过刺激电极进入神经组织或培养的细胞。

4. 刺激电信号施加 刺激信号引起神经元的兴奋或抑制反应，从而产生电活动。这些电活动可以通过微电极阵列中的记录电极来检测和记录。

因此，通过数字到模拟转换器，电极接口板就可以实现将来自软件的数字信号转换为与微电极阵列相适应的模拟电压信号，刺激信号可以被准确地传输到神经组织或细胞上，实现刺激调控效果。此外，刺激电信号的传输和作用过程也会受到神经组织特性和实验条件的影响。因此，在实际应用中，需要根据具体情况调整参数和配置来实现有效的刺激和记录。

（二）电刺激编码对片上脑的影响

从神经信息学的角度来看，神经元电信号携带了丰富的神经编码信息，解析神经系统中编码规律对于揭示大脑功能具有重要价值。基于电刺激编码对大脑开展研究已成为一项引人注目的研究方向。通过精密的电刺激技术，研究人员能够模拟并操纵片上脑神经元的活动，从而深入了解脑功能、神经网络的运作机制以及开发前沿的脑机接口技术。

1. 频率、幅值编码 频率、幅值编码是重要的神经信息传递方式，其中信号的特定信息通过电信号的频率和幅值来编码。

（1）频率编码：由于刺激的频率可以对片上脑神经元的活动产生不同的影响，在不同频率的电刺激下可致神经元的不同兴奋状态。有研究指出，100 Hz的高频电刺激可引起神经元的兴奋，1～2 Hz的低频电刺激可导致神经元的抑制。利用这一特性，生物神经元的兴奋性和抑制性可以通过刺激的频率来编码，从而实现神经网络的信息传递和神经调控。

（2）幅值编码：电刺激的幅值（电流强度）也对片上脑的影响至关重要。一般情况下，刺激信号包含的信息与刺激的电信号幅值之间存在一定关系。在一项功能性电刺激的研究中，片上脑对于幅值1 mA与100 mA的电刺激展现出不同的反应。借助这一原理，用适当的幅值可以调节神经元的兴奋性和抑制性；运用合理的幅值编码，可以帮助实现对片上脑功能的精确控制。

实际上频率和幅值编码可以通过使用不同的频率和幅值组合来表示更多的信息，从而增加信息传输的密度，故在实际研究中这两种方法结合的编码方式较为常用。频率、幅值编码特点是一种直观且易于实现的编码方式，通过调节电刺激的频率和幅值，可以对体外芯片上的神经元进行调控，同时可实现传递多种信息。神经元不同的频率和幅值组合，可以表示不同的活动状态或功能，提高了信息传递的容量和多样性。但同时频率、幅值编码容易受到电路噪声等干扰因素的影响，可能会导致编码信息的失真。

在应用方面，研究人员可以利用频率、幅值编码来模拟不同类型的神经元活动，如兴奋性神经元和抑制性神经元，或者模拟不同频率的神经元放电模式。通过这种编码方式，可以探究体外芯片上神经元网络的同步性和异步性，以及对不同刺激响应的影响。这些研究有助于理解频率、幅值编码对神经元网络的调控效果，为脑机接口和神经疾病的治疗提供参考。

2. 空间刺激编码 在片上脑中，电极的位置和刺激位点的选择对于特定脑功能非常重要。可通过针对特定脑区域进行电刺激，也可选择性地激活或抑制该区域的神经元，从而产生特定的影响以探究具体的脑功能和相关机制等。空间刺激编码的主要特点是位点刺激编码允许在体外芯片上选择性地激活特定的神经元区域，实现对不同脑区功能的研究和调控，也可以模拟体外芯片上多个脑区之间的相互作用，研究神经元网络的功能和信息传递。但体外芯片上的神经元网络相对于真实的脑神经网络来说较简单，不能完全模拟复杂的脑网络。另外位点刺激编码需要准确地定位电刺激的位置，否则可能影响实验结果。

研究人员在体外芯片上培养了具有不同功能的神经元区网络，如运动神经元区域和视觉神经元区域。通过电刺激器对这两个区域分别施加电刺激，记录神经元活动的响应和信息传递情况，如是否出现交叉激活等。结果显示，不同区域的刺激可以导致相应区域的神经元活动增强或抑制，同时可能出现交叉区域的信息传递。这些研究有助于理解位点刺激编码对神经元区域选择性调控的效果，以及多个神经网络区域之间的相互作用机制。

在应用方面，研究人员可以探究植入电极的脑类器官中位点刺激编码对神经元区域的选择性调控效果，以及探究多个脑区之间的相互作用。例如，通过脑类器官建立的癫痫模型并可以用电刺激调控癫痫的发作；建立海马与皮质的多脑区模型探究学习记忆的相关机制等。

3. 时序刺激编码 时序刺激编码是指通过对目标神经元活动和网络响应的了解，确定特定时间模式的刺激序列，并应用于神经元或神经网络。电刺激的时序模式对于模拟和影响脑功能也非常关键，不同的时序模式可能会导致不同的神经元响应和网络活动。在时序刺激编码过程中，需注意一种现象——脑电耦合，即合理的时序刺激编码可以调节不同脑区之间的耦合效应，促进脑部不同区域之间的信息交流和协调。时序刺激编码通过模拟神经元之间复杂的时序交流，可以更深入地了解神经网络的功能和调控机制。通过模拟神经元之间的时序信息传递，可以更好地理解脑功能和信息处理的机制；另外，时序刺激编码可以促进对神经可塑性的研究，揭示神经网络在学习和记忆等过程中的时序调控机制。时序刺激编码的主要特点是可以模拟神经元之间复杂的时序信息传递，研究神经元的时序调控和突触可塑性等，有助于探究体外芯片上神经元的时间窗口和信息传递过程，深入理解神经网络的功能和信息处理。但是，时序刺激编码需要较复杂的数据处理和分析方法，对实验设计和数据质量要求较高，且通常需要较长时间的数据记录。

将不同时间间隔的时序刺激模式施加于片上脑的神经元，记录神经元活动的响应和信息传递情况，如是否出现突触后电位等。结果显示，不同时间间隔的刺激会导致神经元突触可塑性的不同变化，表现为长时程或短时程突触后电位的出现。这些研究有助于深入理解时序刺激编码对神经元时序信息传递的模拟效果，以及突触可塑性的时序调控机制。例如，模拟突触前和突触后神经元放电的特定时间间隔，探究这种时序刺激对神经元突触可塑性的影响。

3 种编码方式对体外芯片上的神经元研究都具有重要的应用价值。频率、幅值编码可以实现简单且多样化的调控，位点刺激编码可以模拟多个脑区相互作用，时序刺激编码可以模拟复杂的时序信息传递。图 4-2-2 展示了基于上述编码的示意图。结合不同的编码方式，研究人员可以从多个角度深入了解片上脑神经元的活动特性和神经网络功能。

二、光刺激调控片上脑

（一）光遗传技术概述

近年来，光刺激调控神经元逐渐成为神经科学领域备受关注的前沿研究方向。作为一种高效的神经调控手段，光刺激技术为研究大脑的神经回路和功能提供了新的突破口，在光刺激调控片上脑研究领域中光遗传技术尤其引人瞩目。光遗传技术是指结合光学与遗传学手段，精确控制特定神经元活动的技术。该技术利用分子生物学、病毒生物学等手段，将外源光感蛋白质基因导入

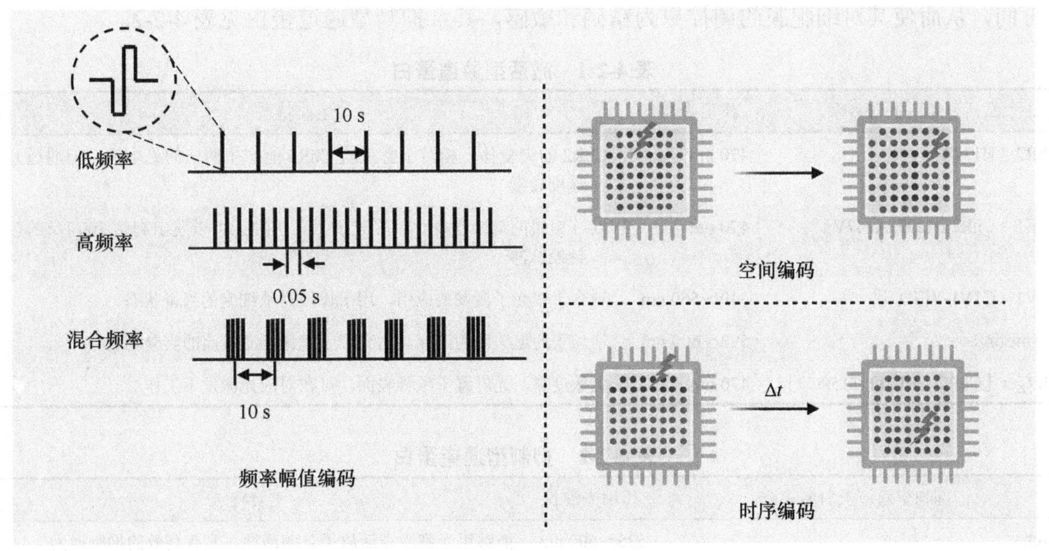

图 4-2-2 片上脑刺激编码示意图

活细胞中，在细胞膜结构上表达相应的光敏感通道蛋白；然后通过特定波长光的照射，控制细胞膜结构上光敏感通道蛋白的激活与关闭，进而改变细胞膜电压的变化，如膜的去极化与超极化。神经生物学家经常运用这种技术，通过光学方法无损伤或低损伤地控制特异神经元的活动，来研究该神经网络功能。

光敏蛋白可分为激活型和抑制型，光敏激活或抑制的原理在于不同通道对阳离子或阴离子的通透，ChR2 是最常用的激活型通道蛋白之一，是一种在藻类中发现的离子通道蛋白，它的主要作用是在光的作用下，使细胞膜产生电位变化，从而控制神经元的兴奋性，其余激活型通道蛋白见表 4-2-1。ChR2（ChR2 原理示意图见图 4-2-3 左图所示）的主要特点是光敏感性高、响应速度快，可以实时操纵神经元的活动。eNpHR3.0 是一种常用的抑制型通道蛋白，在 589 nm 黄光照射下 eNpHR3.0 会将氯离子传输到神经元内部，从而抑制神经元的活动。当 eNpHR3.0 的表达在哺乳动物脑内时，它会聚集在内质网上。研究人员将内质网输出元件、高尔基体输出元件，以及来自钾离子通道 Kir2.1 的上膜元件添加到 NpHR 基因序列后面，这样修改过的 NpHR（NpHR 原理示意图见图 4-2-3 右图所示）被称为 eNpHR3.0，具有更好的靶向性、持久的电流响应和较短的响

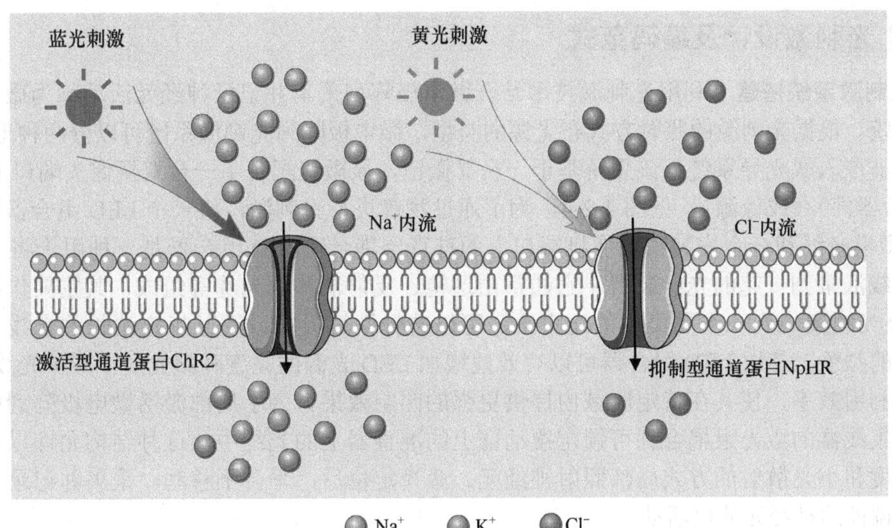

图 4-2-3 激活型和抑制型通道蛋白原理示意图

应时间，从而使其对细胞膜的调控更为精确和敏感，其余抑制型通道蛋白见表 4-2-2。

表 4-2-1 激活型通道蛋白

激活型通道蛋白名称	作用光波长	主要特点
ChR2（H134R）	470 nm	ChR2 的突变体，相对于野生型 ChR2 能产生两倍的光电流，但通道开关速度较慢
ChET（ChR2 E123T/A147V）	470 nm	具有更快的动力学变化，在光刺激下神经元可以发出高达 200 Hz 的频率神经脉冲
C1V1（C1V1-YFP）	540～560 nm	适合于双光子激发的应用，用于操控光敏细胞的兴奋状态
ChrimsonR	590～600 nm	增加了通道关闭的速度，适合用于刺激频率较高的实验场合
ChRger［ChR2（E123T/T159C）］	470 nm	灵敏度高，光纤置于颅骨表面，可在对应光激发下工作

表 4-2-2 抑制型通道蛋白

抑制型通道蛋白名称	作用光波长	主要特点
Arch（archaea-derived proton pump）	525～600 nm	能够用光刺激激活质子泵的活性，具有高效的抑制能力
Jaws（junctional adhesion molecule-A-associated protein with a sterile alpha motif）	290～600 nm	具有较高的光抑制效率和速度
ACR（anion channelrhodopsin）	540～560 nm	在光刺激下激活氯离子通道的活性，从而抑制细胞的活动
eGRAB（enhanced GRAB gene silencing by red-activatable CRISPR-Cas9）	630～660 nm	结合了 CRISPR-Cas9 和光遗传学技术，实现对细胞活性和基因的双重调控
BR（bacteriorhodopsin）	400～500 nm	具有长时间抑制状态稳态响应

这些激活型通道蛋白和抑制型通道蛋白在神经科学和细胞生物学研究中具有重要的意义，它们可以通过光的控制来实现对神经元活动的调控，从而研究神经元活动模式、神经网络的功能和相关疾病的机制等。同时，有助于科学家深入了解细胞的兴奋性和抑制性活动，并探索大脑功能和行为的机制。

（二）光刺激设计及编码范式

1. 光刺激系统搭建 利用光刺激技术结合微电极阵列采集并记录神经元活动称为微电极阵列光刺激系统。根据光刺激的照射方式和光源的类型，微电极阵列光刺激系统可以分两种形式。

（1）非嵌入式光导系统：该系统基于一台显微镜，显微镜配备了一台双摄像头端口上的 CCD（电荷耦合器件）（成像源），见图 4-2-4。为了通过物镜进行光刺激，将一个 LED 组合器通过一个 1 mm 的多模光纤和一个安装在摄像机端口上的准直器耦合。LED 组合器是一种用于将多个 LED 光源的光线汇聚到一起的光学装置。它通常由透镜、反射器和滤光片等组成，其主要作用是将散开的 LED 光线集中到一个更集中的光束上，可以选择性地吸收或透过特定波长的光线，从而改变输出光的颜色。使用 LED 组合器可以有效地增加 LED 光源的亮度和集光度，减少光线的损失，提高能量利用效率，使其在特定区域内提供更强的照明效果。为了局部激活微电极阵列中的神经元，将光集线器的激光束耦合到可锁定摆动臂上的准直器上的光纤中，这种结构允许以不同的角度、高强度和小光散射的方式局部照射神经元。激光定位后，平台不移动，采集并记录单个视场内光刺激调控的神经元放电活动。

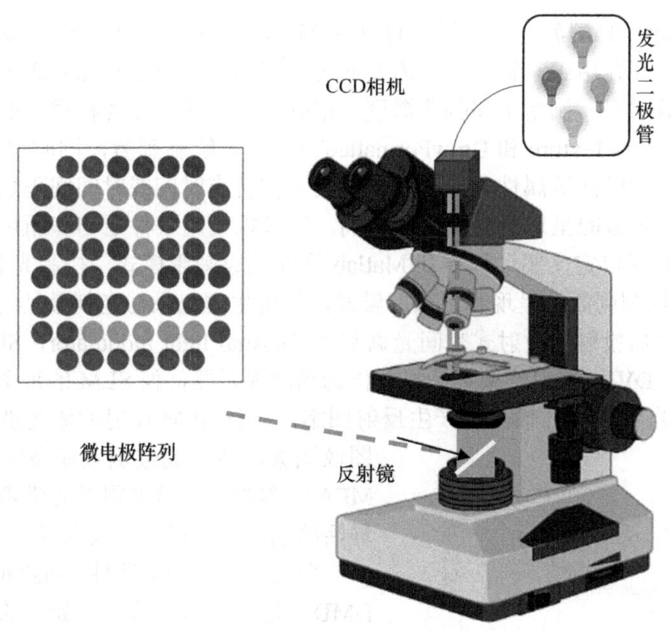

图 4-2-4　显微镜光成像

（2）嵌入式一体光导系统：另一种光刺激系统通常包含一个集成的光源，如激光二极管（LD）或发光二极管（LED）。这些光源能够产生特定波长的光，光源发出的光经过光导系统，如光纤或者波导，将光照射到微电极阵列上，见图 4-2-5。光导系统能够确保光线的有效传输和定向照射。微电极阵列内部的光刺激系统根据设计，能够将光束准确地分配给每个电极。由于光刺激系统配备了相应的控制电路和接口，能够对光刺激进行精细调控。通过控制电路，可以调整光源的光强、刺激时机和持续时间等参数。根据实验需求，可以支持不同的刺激模式，如连续光照、脉冲光刺激、频率调制等。这些刺激模式可以通过控制电路进行设定和调整。需要注意的是，每个微电极阵列的光刺激系统可能有所不同，具体的原理和操作方式可能会有区别。在使用微电极阵列自带的光刺激系统之前，建议仔细阅读相关设备的用户手册或者咨询厂商，以确保正确使用和最佳实验效果。

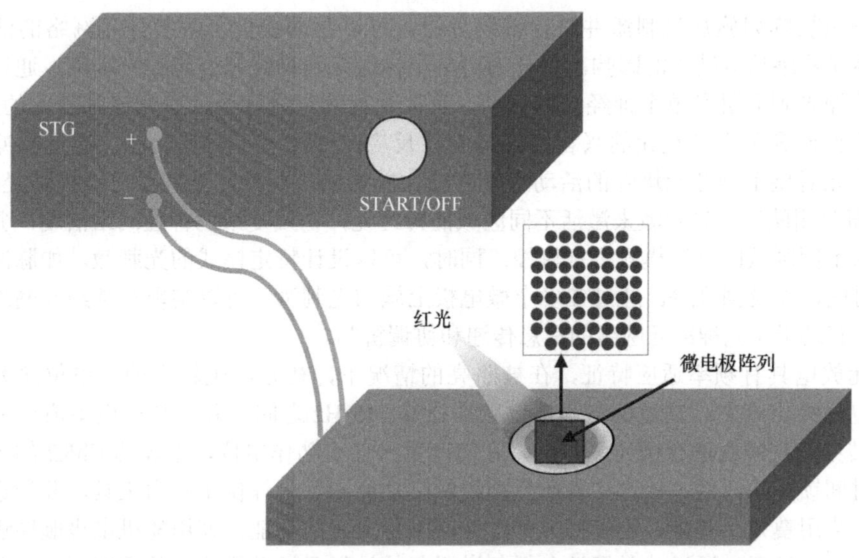

图 4-2-5　嵌入式一体光导系统

2. 图案编码设计 光刺激图案可以通过使用 Matlab 中的工具箱（http://psychtoolbox.org）编写和设计任意图案。在使用工具箱之前，需要通过设置屏幕参数来确保刺激图案在正确的屏幕上显示，包括屏幕的分辨率、刷新率和颜色深度。根据实验需求创建各种类型的刺激图案，可以使用函数如 FillRect、DrawTexture 和 DrawFormattedText 等来绘制刺激，同时可修改刺激图案的颜色、大小、位置和持续时间等属性。如果多个图案需按特定时间或时间间隔顺序呈现，可以使用 WaitSecs 函数来控制刺激的呈现时间和时间间隔，还可以使用条件语句和循环结构来实现更复杂的刺激呈现顺序。利用自定义驱动程序和 Matlab 软件生成刺激模式，控制光刺激的开始和偏移，并生成 TTL 脉冲来控制刺激的呈现和记录的触发，使电生理记录与光刺激呈现同步模式。不同波长的光束经光学扩展后投射到反射式空间光调制器（spatial light modulator，SLM）上，该调制器通过数字视频交互（DVI）端口连接到计算机作为辅助显示器，使 SLM 的每个像素都可以控制光反射。SLM 接收来自计算机的输入以产生反射图案，并且 SLM 反射的激光携带由计算机指示的图像图案，然后通过倒置显微镜的物镜将光投射到 MEA 培养物上，这使得对光学刺激的验证和对电生理活动通道的目视检查成为可能。

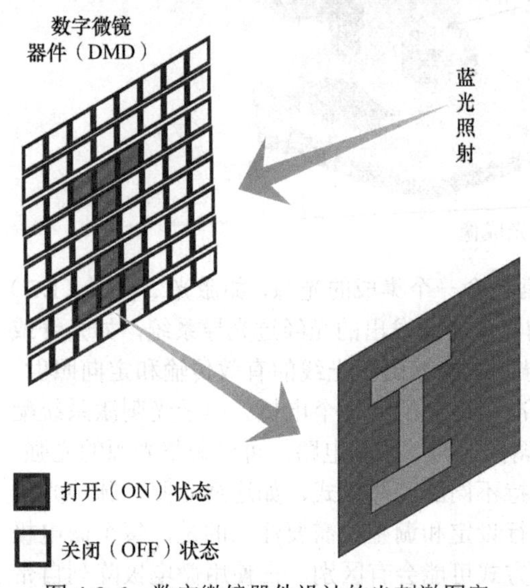

图 4-2-6 数字微镜器件设计的光刺激图案

此外，数字微镜器件（digital micromirror device，DMD）是一种用于数字光处理的微机电系统，由许多微镜构成，每个微镜都可以独立地进行倾斜，从而决定光的反射方向，见图 4-2-6。每个微镜都有两个状态，即打开（ON）和关闭（OFF）状态，分别表示微镜倾斜放置和垂直放置。在工作时，光束从光源发出并照射在 DMD 上，然后通过电子信号控制微镜的倾斜状态。如果一个微镜处于“ON”状态，它将倾斜，光束会被反射到特定的方向；如果一个微镜处于“OFF”状态，它则保持垂直放置，使得光束沿原路通过，不会被反射。通过精确地控制每个微镜的倾斜状态，可以形成复杂的光学图案。

（三）面向片上脑的光刺激编码

采用微电极阵列施加光刺激并进行编码分析，可以帮助我们了解神经元网络的活动以及光刺激对神经元网络功能结构的影响。可分为对单个神经元及神经元群施加光刺激。通过在特定的微电极上施加光刺激引发单个神经元的活动，可以观察到与光敏蛋白质相连神经元的活动响应。这有助于我们研究单个神经元的兴奋性或抑制性反应，并深入了解其功能，通过脉冲训练光激活单个神经元对整个神经元培养的活动水平有很大的影响。此外，光刺激可调控神经网络活动。Takahashi 研究团队通过光刺激来激活不同区域的神经元，诱发复杂的神经网络活动，并且这种活动可以根据不同区域的刺激模式进行调控；同时，可以设计特定模式的光刺激，如脉冲序列、频率、刺激时间，以及强度等。通过在多个微电极上施加光刺激，可以实现对神经元网络同步活动的调控，这有助于研究神经元网络的信息传递和协调机制。

神经元放电具有频率适应特征，在被照亮的情况下，初始产生较高的锋电位序列；当灯关闭时，锋电位终止产生。发现稳态锋电位频率在 0～15 Hz 之间，并且与放电率成比例。将分离的 ChR 2 转染的视网膜进行微光斑照射，它们产生一连串动作电位，不表达 ChR2 的视网膜没有与光刺激时间锁定的活性。该方法为研究神经网络功能和行为提供了有力工具，并为进一步的光刺激研究和应用奠定了基础。为了探究神经元网络更复杂的功能，使用随机电极顺序进行光学刺激分离的皮层神经元，通过分类算法分析刺激引起的神经元活动模式，从而证明了由分离的皮层神经元培养形成的随机网络也有与动物一样在短时间内存储刺激信息以及记忆特异性刺激信息的能力，且活跃或消退的短期记忆被编码在神经元网络振荡的动作电位活动中，这些信号保存刺激信息直到活动消退。2022 年，玛格丽塔·阿尼西莫娃（Margarita Anisimova）等用光遗传技术刺激 CA3 和 CA1 锥体细胞，通过刺激发现光遗传诱导时间依赖可塑性（spike timing dependent plasticity，STDP），并且在 STDP 之后观察到关于学习与记忆相关的时序依赖性抑制（tLTD）和时序依赖性增强（tLTP）现象。

此外，借助光刺激图案编码仪器设计复杂的图案，在具有随机突触连接的仿真皮层神经网络模型中探究神经元网络具有熟悉度检测的能力，且复杂的神经元网络具有辨别复杂图像的功能，网络大小决定了能够被准确地识别为熟悉图像的数量，见图 4-2-7。当神经网络的结构变得足够复杂时，可以通过形成部分重叠的子网络来保留多个熟悉轨迹，这些子网络彼此之间略有不同，从而产生较高的存储容量。由光刺激编码训练引起的网络脉冲活动改变了突触效能，导致网络对先前看到的图像的反应比对新图像的反应更强烈。同时，在生物神经元网络上进行类似的实验来验证这些结果是有意义的。由于自发周期性发生的同步网络爆发（synchronized network burst，SNB）被认为是一个信息输入的干预因素，通过用随机光点（random dot movie，RDM）刺激培养的皮层网络，能够减少 SNB 的发生，先前看到的模式比新的模式引起神经网络更高的放电率。放电率的差异分布在整个网络中，表明熟悉度检测是系统级属性，同时验证了 SNB 可能有助于学习模式的记忆巩固。此外，可以利用生物神经元网络的两个基本特性——并行处理和快速学习能力来处理简单的图案信息。通过将数字图像投影到体外培养的神经元网络上（投影位点和电极一一对应），处理过程只需几毫秒，与所处理图像的维度无关。因此，可以训练培养的神经元网络识别简单的空间模式，还可以将滤波和学习相结合，从图像中提取特征。因此，融合生物神经元网络低功耗、高性能的神经计算机可能成为新一代的计算设备。

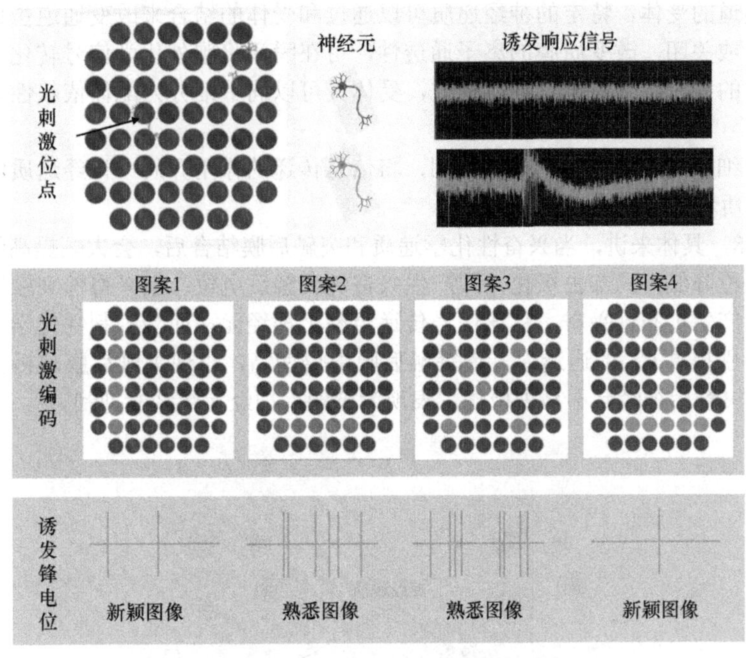

图 4-2-7　光刺激对片上脑的影响

三、药物刺激调控片上脑

（一）兴奋性与抑制性药物机制

本部分的重点在于帮助大家明晰体外培养的神经网络功能连接性在受到药物处理后的变化规律，以及导致该变化发生的药物作用主体、作用机制和作用目的。药物对神经网络功能的影响大多仅是被量化为一些放电信息，以此来作为神经活动变化的表征。大脑是不同性质和功能的神经元通过各种形式的复杂连接构成的神经网络集合体，药物在神经网络中介导的抑制性或兴奋性活动相互作用，其最终表现形式也很大程度上取决于这个集合体的整合效果。综上所述，接下来将从神经网络在药物作用下发生的改变角度出发，和大家一起探讨不同药物对于神经网络特性的影响。

1. 药物作用主体 正如前面所述，大脑是不同性质和功能的神经元通过各种形式的复杂连接构成的神经网络集合体，细胞内的各种信号转导途径也并不是独立运行的。作为目前研究中主要的药物作用主体，下面将通过 4 种受体类型简要介绍常见的受体类型和由其介导的信号传递模式。然而在这个反应链条当中，任意一环的阻断或者增强都有可能引起极为显著的连锁反应。若按照受体位置不同，位于细胞膜上的受体信号传递途径中的关键点可概括为配体、膜受体、第二信使、效应蛋白质等；而细胞内受体介导的信号传递途径中的关键点则为激素、受体等。在探究药物对于片上脑的作用过程中，对这些关键点的认识程度不断加深，可以有效地帮助我们理清思绪，更有针对性地去探索药物对于片上脑影响的作用主体、机制。

受体作为一种可以识别并特异性地与具有生物活性的化学信号物质结合，从而激发一系列的下游活动的生物大分子，通常承担着胞间信号到胞内信号的转化任务。根据其所在位置，通常可以分为细胞膜受体、细胞质受体、细胞核受体。从生化角度来讲，根据其信号转导机制的不同，又可以划分为离子通道受体、G 蛋白偶联受体、酶联受体和调节基因表达的受体。由于神经系统中承担主要生物效应的受体为离子通道受体和 G 蛋白偶联受体，因此，下面将重点对这两种受体的蛋白结构和信号转导机制进行阐述。

2. 以蛋白结构和信号转导机制划分的受体类型

（1）配体-门控离子通道神经递质受体（经典突触性化学传递）：配体-门控离子通道受体是一类自身为离子通道的受体，特定的神经递质可以通过和受体的结合来改变通道蛋白的构象，导致离子通道的开启或关闭，改变质膜的离子通透性，可在瞬间将胞外化学信号转化为电信号，继而改变突触后细胞的兴奋性（根据其响应模式，受体又可以向下细分为配体依赖性复合体和电压依赖性复合体）。

根据突触后细胞兴奋性改变结果的不同，将信息传递的作用介质—神经递质的种类简单划分为兴奋性神经递质和抑制性神经递质。

对于图 4-2-8，具体来讲，当兴奋性化学递质和突触后膜结合后，会大幅提高细胞对 Na^+ 的通透性，致使膜电位降低，局部去极化，即产生兴奋性突触后电位；当兴奋性突触后电位达到一定阈值时，就可以产生扩布性兴奋，将该信号传递至整个神经元；而当抑制性化学递质和突触后膜结合时，则会特别提高 Cl^- 的通透性，使突触后膜电位增高，出现突触后膜超极化，即抑制性突触后电位。此时突触后神经元不易去极化，表现为突触后神经元活动的抑制。

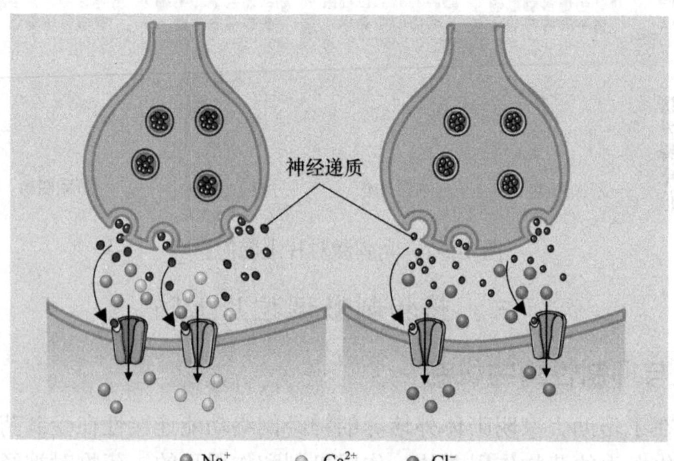

图 4-2-8 经典突触性化学传递示意图

值得注意的是，并不是一种递质只对应一种受体类型和传递途径，以下两种神经网络中常见的递质可以通过不同的途径完成信息传递。

1）在动物体中，GABA（γ-氨基丁酸）几乎只存在于神经组织，是目前研究较为深入的一种重要的抑制性神经递质。GABA 作为大脑中一个抑制突触兴奋性传递的神经递质，它会与突触后膜特定的膜受体结合，导致离子通道打开，使带负电的 Cl^- 流入细胞，带正电的 K^+ 流出细胞，导致超极化从而抑制神经元。

目前已知的离子通道型 GABA 受体为 $GABA_A$，而 GABA 受体还有另外一种形态是 $GABA_B$，属于代谢型受体，是一种 G 蛋白偶联受体。

2）谷氨酸是中枢神经系统中含量最高、作用最强、分布最广的兴奋性神经递质。作为一种小分子氨基酸神经递质，它能够结合包括 NMDA 受体、AMPA 受体、红藻氨酸受体等多个突触后膜受体。这些受体是阳离子的门控通道，能使带正电的离子，如 Na^+、K^+、Ca^{2+} 进入突触后细胞，导致去极化从而激活神经元。与 GABA 类似，谷氨酸受体也有两种类型的受体结构。

（2）G 蛋白偶联受体（非突触性化学传递）：G 蛋白偶联受体是一大类膜蛋白受体的统称，因其立体结构中都有 7 个跨膜 α 螺旋，且其肽链的 C 端和连接第五、第六个跨膜螺旋的胞内环上都有 G 蛋白（鸟苷酸结合蛋白）的结合位点而得名，见图 4-2-9（N 端在膜外，C 端在膜内）。

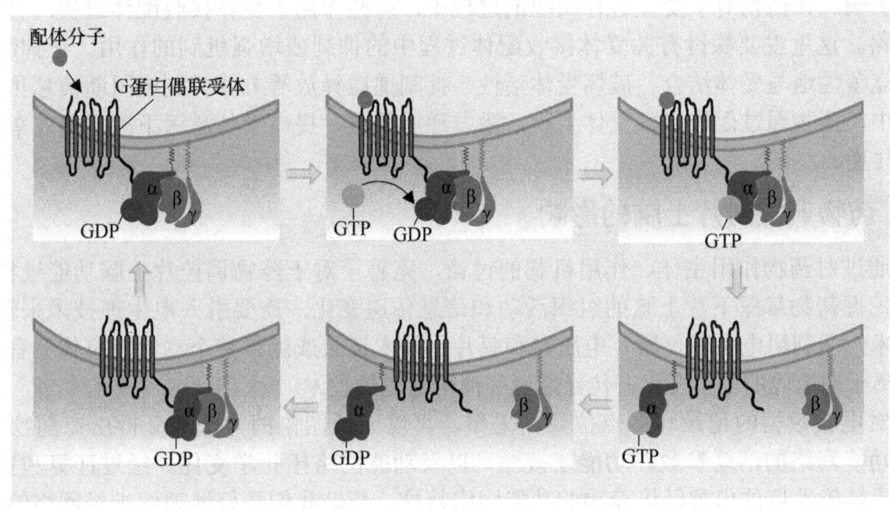

图 4-2-9　G 蛋白偶联受体示意图

在静息状态下，G 蛋白偶联受体在细胞膜上与由 G_α、G_β 和 G_γ 3 个亚基组成的异三聚体 G 蛋白结合形成复合物，其中 G_α 亚基上结合有鸟苷二磷酸（GDP）分子。与配体结合后，受体的构象开始发生改变，最终转换成具有鸟苷酸交换因子活性的“激活构象”。激活状态下的受体会催化 G_α 亚基捕获鸟苷三磷酸（GTP）分子来替换原有的 GDP 分子，而 GTP 与 G_α 亚基的结合会使受体与 G 蛋白的复合物解离。G 蛋白偶联受体、GTP-G_α 和 G_β-G_γ 二聚体三者相互分开，后两者负责与其他蛋白相互作用延续信号的进一步传递，而自由的受体可以重新结合上一个新的 G 蛋白开始准备下一轮的信号转导。在此过程中，一旦 GTP 发生水解，α 亚基就又会与 βγ 亚基形成三聚体，回到无活性状态，重新等待化学或物理信号的再次激活。

综上所述，在信号转导过程中，G 蛋白主要充当着一个分子开关的作用。在不同的调节模型当中，效应物可以通过与相应的 G 蛋白结构偶联增强或抑制该反应链中的信号传递。

此外，近些年对于 G 蛋白的大量研究报告表明，G 蛋白存在于脂筏中。脂筏能够在空间上组织特定的 G 蛋白，通过陷窝蛋白介导的受体内吞、平坦状脂筏介导的受体内吞、受体在细胞膜表面脂筏与脂筏以外区域的侧向转运等不同机制，协助或阻碍 G 蛋白与相应受体和下游效应物的相互作用，从而达到增强或抑制信号转导的作用。

表 4-2-3 为常见神经递质及其属性。

表 4-2-3 常见神经递质及其属性

受体名称	胆碱受体	肾上腺素受体	谷氨酸受体	γ-氨基丁酸受体
递质类型	氨基酸	生物原胺类	氨基酸	氨基酸
生物效应	兴奋	兴奋或抑制	兴奋	抑制
作用机制	G 蛋白偶联或离子通道	G 蛋白偶联	G 蛋白偶联或离子通道	G 蛋白偶联或离子通道
激动剂	乙酰胆碱、烟碱	肾上腺素、多巴胺	L-谷氨酰胺	丙泊酚（A 型） 巴氯芬（B 型）
拮抗剂	阿托品（M 型） 十烃季铵（N2 型） 六烃季铵（N1 型）	酚妥拉明（α 型） 普萘洛尔（β 型）	苯脲咪唑酮（非诺班）	呋塞米（A 型）

3. 药物调控的作用机制 从本质上来讲，药物调控片上脑的作用原理就是药物通过抑制、阻断或增强神经网络中的信号传递，实现对于神经培养物活动参数、功能连接性和功能网络拓扑学的干预和影响。在药物对于受体进行调控的过程中，有些作用于受体接收配体过程，有些则作用于下游通路。这里主要探讨有关受体接收配体过程中的抑制或增强机制的作用。在抑制作用中，药物通过竞争性地与受体结合、破坏受体活性、抑制递质释放等方式抑制或阻断信息传递。而在增强作用中，药物通过促进储备受体上膜、激发递质释放、提高受体激活下游通路效率等方式增强信号的传递。

（二）药物调控对片上脑的影响

上文通过对药物作用主体、作用机制的讨论，完善了对于药物调控片上脑功能过程的认识。为了深入挖掘药物暴露下片上脑的组织活动和信息传递变化，需要引入电生理技术来辅助探索。电生理技术，即利用电生理仪器、电压钳和膜片钳技术记录或测量整个动物或离体器官组织、神经和细胞离子通道等的电位变化、传导速度和离子通道的技术。

通过对电极数据的记录和多点位数据采集，可以通过图论的方法，分析出在药物暴露影响下，神经功能网络的活动参数、功能连接性，以及功能网络拓扑学变化。经过计算和数据对比，我们可以更精确地评估出神经培养物的功能网络特性，帮助我们更好地理解神经网络的功能组织原理和药物作用演化原理。

在神经系统中，承担主要生物效应的受体为离子通道受体（如谷氨酸受体）和 G 蛋白偶联受体［如氨基丁酸（GABA）受体］。其生物学效应由劳拉·尼姆茨（Laura Nimtz）等进行研究，他们应用多电极阵列技术，通过人诱导性多能干细胞发育的具电生理活性的神经元网络进行药物神经毒性的评估，实时记录神经元网络的放电情况。通过对细胞培养物进行 GABA 和谷氨酸受体激动剂急性处理，每隔 5 min 观察其自发电活动数据，验证了培养物中 GABA 活性受体的存在兴奋性谷氨酸受体的缺失对于神经元网络电活动的影响。从而明确了模型对于体外急性神经毒性测试的适用范围，并通过谷氨酸类似物和贝类毒素对该模型进行了进一步验证确认。GABA 受体对神经系统的功能性由耐文·瓦尔格斯（Nevin Varghese）等进行研究，他们通过大鼠海马脑片培养物模拟出了爆炸引起的创伤性脑损伤，并通过放电率、尖峰幅度、尖峰持续时间等系数评估了损伤模型和正常对照组的差异；采用 $GABA_A$ 受体拮抗剂进行了药物暴露实验，图论分析结果证明了 $GABA_A$ 受体通路与创伤后神经网络变化有关。基于以上两种受体的生物学功能和药物的毒理性研究，可以实现对体外神经元网络的药物刺激调控。运用化学刺激药物 NMDA 和 AMPA 刺激谷氨酸受体以及运用甲碘荷包牡丹碱刺激氨基丁酸受体（$GABA_A$）可以调节突触的活性，进而调节片上脑的连接。

目前，根据安娜·玛格达伦·萨内特拉（Anna Magdalen Sanetra）等的研究，通过多电极阵列技术以及膜片钳技术进行记录，使用特定的去甲肾上腺素亚型的激动剂和拮抗剂，验证了去甲肾上腺素受体在大鼠丘脑网络膝状体间小叶的表达，并后续对其调节机制进行了进一步的分析。还有实验表明，通过神经调节因子去甲肾上腺素，可以抑制神经元突触的活性，从而使神经元-星形胶质细胞网络间的交流受到抑制。

胆碱能系统与人类的记忆、休息、生物节律调节等重要的生理现象有关。分布在交感神经的胆碱受体，与人的注意力、选择性记忆、情绪处理等高级认知功能有关。胆碱能对于体外培养的神经元网络也具有调节作用。在没有胆碱能刺激的情况下，神经元网络的活动以全局爆发为主。卡巴醇作为一种选择性胆碱能激动剂，可以使体外培养下的神经网络兴奋性降低、放电分散，网络对于电刺激响应降低。所以，神经元对于胆碱能的响应，引起了神经元的活性减弱。

除了胆碱能系统外，儿茶酚胺类的神经递质也广泛分布于神经元网络中。其中多巴胺在大脑中承担着重要的信息传递功能，与情绪、认知、生物昼夜节律相关，是重要的儿茶酚胺类的神经递质。玛丽亚·桑德伯格（Maria Sundberg）等应用全细胞电流钳和多电极阵列技术，观察16p11.2不同表达水平的多巴胺能神经元，量化了自发活动神经元的数量，并比较了对照组和实验组的兴奋性差异，验证了Rho鸟苷三磷酸酶抑制剂rhosin对16p11.2缺失造成的人iPSC衍生的多巴胺能神经元网络过度激活挽救作用的有效性。

局部药物刺激与全局药物刺激，是根据药物刺激调控范围不同划分的两类刺激方式。全局药物刺激作用于整个培养基，使得整个体外神经元网络受到刺激药物的影响。局部药物刺激调控神经元网络的局部位置，引发局部的神经元兴奋或抑制，改变局部的联通结构，可以检验部分模块功能的改变对于全局功能的影响。局部药物刺激通常需要借助于一些特定的仪器，如分离微腔室、同心移液器等。

结合电生理学实验数据，我们得以更全面地认识神经网络的形成机制以及组织特性。随着现代技术的发展，针对MEA系统进行深入挖掘的片上脑技术应运而生，日趋成熟。片上脑技术有效弥补了许多人脑神经网络发展进程难以直观可见的问题。另外，诸如痛觉、恶性上瘾等在体外也有了良好的模拟手段，极大地方便了后续对于一些当前模糊机制的进一步摸索。

第二节　片上脑解码

片上脑神经信号解码是一种研究片上神经网络活动的重要手段，主要的方向是从信号中解码出有关神经活动的时空特征和动态模式。解码的过程有数据采集和预处理，然后根据特定的研究目标，对spike活动、爆发活动、LFP等进行分析，以获取与所研究行为或认知状态相关的信息。

一、锋电位检测

在片上脑的神经元编码中，锋电位（动作电位/spike）检测是一项关键任务，用于识别和记录神经元放电事件。锋电位是神经元在兴奋性刺激下发生快速且短暂的膜电位改变，通常用于传递信息。在电生理学和神经科学研究中，锋电位检测是了解神经元活动和网络功能的重要手段。下面将阐述锋电位检测的原理、方法和分析，以及各种方法的优劣。

（一）锋电位检测

首先将所有记录的电信号进行滤波处理，去除掉50 Hz的电流噪声。在滤除了电流噪声的电信号中，神经元的电信号与本底噪声仍然混杂在一起，要对其进行后续的数据处理将本底噪声去除，把神经元的电信号提取出来，这个过程即锋电位的提取。目前常用的两种锋电位检测方法，一种是阈值检测法，另一种是波形检测法。

阈值检测法是采取设定锋电位的幅度对神经元的电信号进行提取，可对每一个通道单独设置阈值，所有电信幅度绝对值超过阈值的电信号都被检测为锋电位。它的特点是简单易实施，计算速度快，但同时容易受到噪声干扰，设定阈值可能需要经验和调整。波形检测法是采取设定锋电位的斜率对神经元的电信号进行提取，可以通过设置锋电位的最小幅度、最小斜率和最大斜率来限定条件，只有满足条件的波形才被认为是锋电位。它的特点是对信号波形较为敏感，对锋电位附加噪声有较好的抑制效果，不足是需要额外计算斜率，计算复杂度较高。当整个网络发放的电信号幅度较为一致且较稳定时，可采用阈值检测法；当网络发放的电信号中包含有场电位，如果使用阈值检测法可能会造成漏检的情况，此时应该采用波形检测法。另外，如果记录到的电活动噪声水平很高，使用阈值检测法有可能检测到噪声信号，此时也应该采用波形检测法。提取出来的锋电位的扫描曲线会被截取并被存为新的数据流，这种新的数据流可进一步分析和处理，如锋电位分类（spike sorting）等。另外，还有一种方法为波形匹配法，主要通过预先记录的标准锋电位波形，与实际记录的信号进行比较，匹配相似的波形作为锋电位。它的特点是对信号波形匹配较精确，适用于复杂信号，但需要预先记录标准锋电位波形，对数据存储要求较高，在平常的研究中较少使用。

（二）锋电位分析方法

1. 频率分析 频率分析是通过统计锋电位的发放频率来了解神经元的放电率和节律性。通过记录一段时间内神经元发放的锋电位数量，并计算每秒钟的发放频率，可以得知神经元的平均放电率。频率分析常用于研究神经元的活动模式和生理状态。例如，在神经科学研究中，可以通过频率分析来观察神经元在不同实验条件下的放电率变化，比较不同群体之间的差异。通常使用直方图或功率谱等方法进行频率分析，可以显示神经元放电频率的分布情况。此种分析方法的特点是简单易实施，可以直观了解神经元的放电率和节律性，但是无法提供神经元活动的详细波形信息。

2. 波形分析 波形分析是研究锋电位波形形态、幅值和时程特征，以揭示神经元的类型和功能。神经元的形态和功能通常与其锋电位的形态有关，因此波形分析可以帮助识别神经元的类型和活动特征。波形分析在神经科学研究中广泛应用，用于确定神经元的类型（如兴奋性神经元或抑制性神经元）、研究神经元的节律性和同步性等。常用的波形分析方法包括测量锋电位的上升时间、峰值幅值、持续时间等特征。此种分析方法的特点是提供锋电位波形的详细特征，可以揭示神经元的类型和功能，但对于复杂波形的分析可能较困难，易受到噪声的影响。

3. 交叉相关分析 交叉相关分析用于研究多个神经元之间的相互关系和同步性。通过同时记录多个神经元的活动，并计算它们之间的交叉相关性，可以揭示神经网络中神经元之间的相互作用和同步性。交叉相关分析对于理解神经元网络的功能和信息传递非常重要。它可以帮助了解神经元之间的相互调控关系，以及神经元在特定任务或行为中的协同作用。交叉相关分析通过计算不同神经元活动之间的相关性函数来实现，常用的方法包括互相关函数、皮尔逊相关系数等。此种分析方法的特点是揭示神经元之间的相互作用和同步性，有助于研究神经网络功能，但需要同时记录多个神经元的活动，对数据存储和计算资源要求较高。

二、爆发与网络爆发检测

（一）爆发与网络爆发的定义

爆发（burst）是指神经元产生快速且周期性放电活动的一种模式，在较短时间内由 3 个以上锋电位组成，之后会有一个较长的间歇期，再次重复以短簇脉冲序列的形式发放。它与单个动作电位的生成方式不同，表现为高频率和相对较短时间的放电模式。这种模式的出现受到多种因素的调节，如神经元内部的离子通道动力学、突触传递机制，以及神经网络的相互作用等。而网络爆发在神经网络中指的是一组或整个神经网络中的多个神经元同时或相继发生放电爆发的现象。这种网络级别的爆发可以在整个网络中迅速传播，形成动态模式，并在信息处理、学习和记忆等神经系统功能中起到重要的协调作用。

网络爆发（network burst，NB）的定义与神经元放电的爆发相似，但更加强调了在较短时间内多个神经元同时产生爆发放电的相互关系和协同行为，见图 4-2-10。网络爆发的形成与神经元之间的连接、耦合方式及网络拓扑结构密切相关。当部分神经元发生爆发放电时，通过神经元之间的突触连接，这种活动可以在整个网络中快速传播，引起更多神经元的放电爆发，从而形成网络层面上的爆发现象。网络爆发在神经系统中起到重要的作用，它可以增强信息处理的效率和容量，促进信息在神经网络中的快速传递和集成。此外，网络爆发还与学习、记忆等高级认知功能相关。通过网络爆发，神经网络可以形成特定的活动模式和回路，增强相关神经元之间的连接，进而支持学习和记忆的形成。此外，研究网络爆发对于理解神经网络的信息处理机制、认知功能及一些神经系统疾病的发生机制具有重要意义。通过揭示网络爆发的动力学特性、形成机制和调控机制，可以深入研究神经网络的动态性质，并为治疗神经系统疾病提供新的思路和方法。

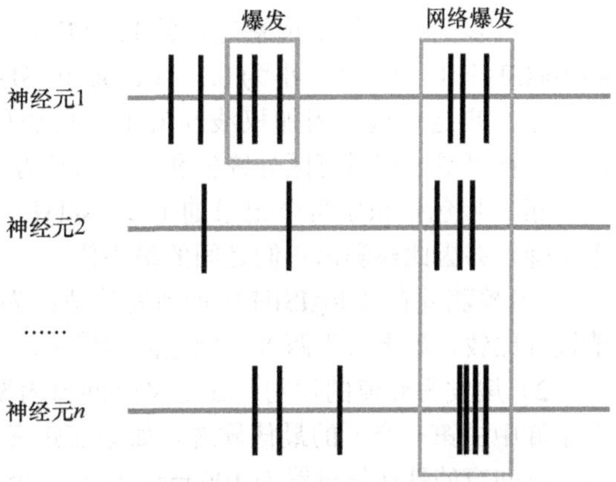

图 4-2-10　爆发与网络爆发示意图

（二）固定参数检测方法

爆发是由间隔短簇的锋电位组成，因此，为了检测爆发，需要定义 5 个固定的阈值，见图 4-2-11：第一个阈值是确定爆发开始前两个 spike 最大间隔时间；第二个阈值是一个爆发内锋电位允许的发放间隔（interspike interval，ISI，通常设置为 100 ms）；第三个阈值是一次爆发最短持续时间（从第一个 spike 开始到最后一个 spike 结束的时间）；第四个阈值是两次爆发最小间隔时间；第五个阈值定义为属于一个爆发的连续锋电位的最小数目（通常设置为 3～5）。这些算法没有考虑到这样一个事实，即在体外培养的神经元中，爆发内的放电速率通常是可变的。因此，不能采用固定的阈值，而必须适应实际的实验条件。同时，可能需要两个不同的阈值，一个用于检测爆发的核心，另一个用于在爆发边界处［即在爆发的开始和（或）结束处］间隔稍小的爆发。因此，提出了自适应检测算法根据不同的数据适当调整检测参数，从而达到精准检测爆发的效果。

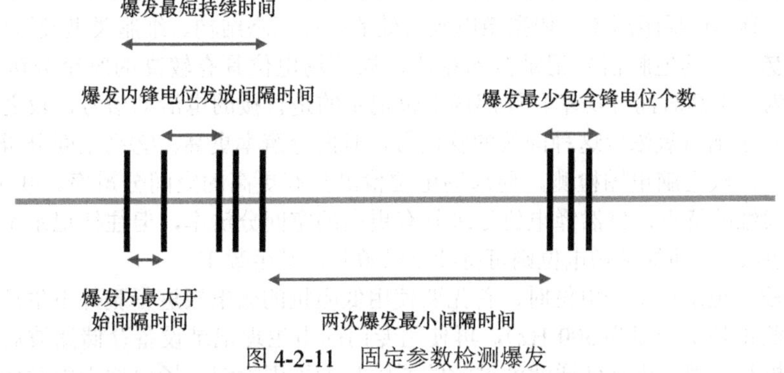

图 4-2-11　固定参数检测爆发

（三）自适应检测方法

对数锋电位间隔直方图（logarithmic inter-spike interval histogram，logISIH）方法：ISI 分布是连续锋电位之间时间间隔的概率密度，它是描述锋电位序列的一个有用的统计量。体外网络爆发的发生通常导致双峰 ISI 直方图，其中爆发内 ISI 对应较短的值，而爆发间 ISI 则明显较长。基于 logISIH 方法计算可实现自动检测区分爆发间和爆发内的爆发间间隔。已有爆发表明，该算法在体外培养中检测爆发方面表现出很高的性能。以下是该算法的具体实现步骤。

第一步是计算每个记录通道的 logISIH，并将其绘制成半对数比例。数据被放置在等间距的 log10(ISI) 窗口中，其大小为 0.1［以 log10(ISI) 为单位］。

第二步是通过使用加权线性最小二乘法和一次多项式模型进行局部回归来对直方图进行滤波。这种平滑过程对可区分锋值和噪声振荡方面具有优势。

第三步包括识别每个记录通道的 ISITH。为此，我们根据以下程序对每个 logISIH 检测出两个主峰，并因此检测出它们之间的最小值。

1）检测并存储 logISIH 中的所有峰值：为了寻找数据中的局部极大值，需将每个值与其相邻值进行比较，如果大于两者，则返回为锋值。唯一要设置的参数是接受的最小锋值距离。

2）爆发内峰值的识别：在定义时间窗内发现的最大峰值是对应于最频繁的爆发内 ISI（即两个主峰中的第一个）的最佳候选。如果在定义的时间窗内没有峰值，则不考虑该电极用于爆发检测。时间窗的默认值设置为 100 ms，这是一个在不同实验条件下总计出的合理数值。

三、局部场电位检测

局部场电位检测往往与锋电位是同步的，均属于侵入式的胞外记录手段，是探索大脑神经机制最重要的研究方法之一。在一定体积的生物组织中，突触间的信号传递会引发电流。当这股电流流经具有一定阻抗的细胞外空间时，就形成了电压差，而在某一点记录到的局部电压值就叫局部场电位。

（一）检测特性及手段

1. 检测特性

（1）时间连续性：当把记录电极放置在神经元附近时，微电极尖端小范围区域内，局部场电位的记录反映了附近神经网络局部核团内所有神经元群体活动的时空总和。因此，局部场电位的幅度大小间接反映了神经元群体的协同性。区别于锋电位“全或无”的特性，它是一种时间连续的神经电生理模拟信号。

（2）随距离衰减：局部场电位的记录与其在空间上的传播特性密切相关，因为细胞膜和周围介质均具有电阻特性，因此局部场电位的传播会随距离增加而迅速衰减。基于这种特性，局部场电位的记录往往使用低阻抗的微电极来对细胞进行胞外电生理记录。一般认为，局部场电位反映的是电极尖端附近 50～350 μm 范围内动作电位的叠加情况和电极尖端附近 0.5～3 mm 的慢离子通道突触信号。具体传播距离还需依据微电极所处的神经网络结构、细胞类型及微电极阻抗决定。

2. 检测优势 与其他脑信号记录技术相比，局部场电位具有较高的时空分辨率和记录稳定性。具体优势为：①高时间分辨率。局部场电位记录的是直接的电活动信号，较之功能性磁共振成像（fMRI）记录脑血氧浓度这种间接的脑信号，时间分辨率更高。②高空间分辨率。因其记录手段和传播特性，较之脑电图检测，局部场电位检测具有更高的空间分辨率。③记录稳定性高。由于其时间连续性的特点，虽然锋电位记录具有更高的空间分辨率，但往往记录不稳定，一般只能持续 10 min 到 2 h，而局部场电位则可持续记录数月，甚至数年。

3. 检测手段 记录局部场电位时，首先要使用低阻抗的微电极进行胞外电生理记录，然后进行低通滤波（截止频率一般为 300 Hz），再使用专门的电生理记录设备存储滤波后的数据，以便后续的离线分析和处理。进行低通滤波过滤的原因是为了剔除混在场电位当中动作电位的高频成分，得到低频低噪的局部场电位信号。

4. 分析方法及意义 局部场电位的后续分析手段主要分为时域分析和频域分析，以期得到其具体的频谱特性以及与动作电位之间的锁相特性。

（二）节律波各频段的作用

1. δ 波 δ 波与深层次的放松与深度睡眠相关，是人类目前认知到的最慢的脑电波。在过往的研究中发现，其在幼儿群体中有较高水平的表达，与诸多无意识的身体功能相关，如调节心血管和消化系统。维持稳定健康的δ波会帮助我们恢复精力，进行更安稳的睡眠，如若不然，可能会引起认知困难或运动行为障碍。

2. θ 波　θ波又被称为“受暗示波”，因为它普遍存在于人们精神恍惚或催眠状态。这种较慢的脑电波会使人表现出更放松、更开放的心态，更便于患者接受催眠的相关治疗。在日常情境中，它也会在白日梦或将要入睡时有较为高水平的表达；同时，也与感受深层和原始情绪有关，过多的θ波会加重人们罹患抑郁症的风险。总之，生活中适度的θ波可以帮助进行恢复性睡眠，提高创造力和共情能力，是非常有研究价值的脑波范围。

3. α 波　通俗来讲，α波是连接意识与潜意识的桥梁。通常情况下在人类3岁前不会出现，它的作用是帮助平静下来，引导人们进入更深层次的放松和满足感当中。表达水平过高会导致注意力无法集中、沉溺于幻想、过度放松，而过低的表达水平则会诱发强迫症、焦虑等负面高度认知唤醒状态。

4. β 波　β波是人们在清醒中最常见的高频波，它在认知推理、计算、阅读、沟通，以及思考等有意识的状态下具有高水平表达。较高的β波水平具有刺激、唤醒作用，引发焦虑情绪，而低水平的β波则易于导致抑郁、低认知水平、注意力不集中等情况。

5. γ 波　γ波是神经科学领域中较新的科学发现，除了对于健康认知功能的参与外，它还对学习、记忆的处理十分重要，被用于接受新信息时的整合工具。也许是因为这个原因，近些年的研究发现，冥想与γ波表达水平之间有很强的正相关。与β波类似，高水平同样会引发焦虑，而低水平则会造成认知学习能力障碍。

四、神经元网络构建及指标分析

神经元网络连接关系主要分为结构连接和功能连接两种。结构连接是指神经元间生理突触连接关系，而功能连接是指神经元放电活动之间的相关关系。如果两个神经元信息传递存在因果关系，则称为有效连接，也是功能连接中的一种。下面主要介绍两种常用的构建功能连接网络的方法。

（一）互相关方法

互相关方法是一种统计分析方法，用于衡量神经元放电活动时间序列之间的相互关系。在神经元网络中，可以使用互相关分析来探索神经元之间的激活模式和相关性。见图4-2-12，互相关的计算使用滑动窗口的方式进行，根据研究的需求，选择一个合适的时间窗口大小来计算互相关，具体步骤如下。

1. 选择一个神经元作为参考神经元，另一个神经元作为目标神经元，从第一个时间序列中取出一个窗口大小的时间段，与第二个时间序列中的对应时间段进行对齐。

2. 以参考神经元的锋电位为基准划分时间窗，计算目标神经元落入该时间窗内的锋电位数据的互相关值，通常使用皮尔逊相关系数、互相关函数或其他相关度量方法进行计算。

3. 按参考神经元锋电位移动窗口，以固定的步长滑动到下一个锋电位时间点，重复上述步骤，直到分析完整个时间序列。

4. 按时间延迟可将两两神经元计算的数值绘制为互相关直方图，峰值最高的数值为互相关值，该值偏离0点的远近表示神经元活动传播延迟时间。根据参考和目标神经元的锋电位个数归一化互相关值，具体公式如下：

$$C_{xy}(\tau)=\frac{1}{\sqrt{N_x N_y}}\sum_{s=1}^{N_x}\sum_{t_i=\tau-(\Delta_\tau/2)}^{\tau+(\Delta_\tau/2)}x(t_s)y(t_s+t_i) \qquad \text{（公式 4-2-1）}$$

其中，N_x 和 N_y 分别是序列 x 和 y 中的 spike 个数；t_s 为序列 x 中的 spike 发生时间；而 τ 是序列 y 中出现同步锋电位的时间窗。

归一化互相关函数通过计算两个序列在不同时间滞后下的乘积和，并将其除以两个序列各自的平方和的开方，这样可以消除不同序列幅度的差异，使相关性的比较更加准确和具有可比性。归一化互相关函数的取值范围通常在 −1 到 1 之间，表示负相关到正相关之间的变化。当归一化互相关函数的取值接近于 1 时，表示两个序列具有强正相关性；当取值接近于 −1 时，表示两个序列具有强负相关性；当取值接近于 0 时，表示两个序列之间没有明显的相关性。

5. 重复以上 1～3 步骤，两两神经元进行互相关计算，得到互相关矩阵值。

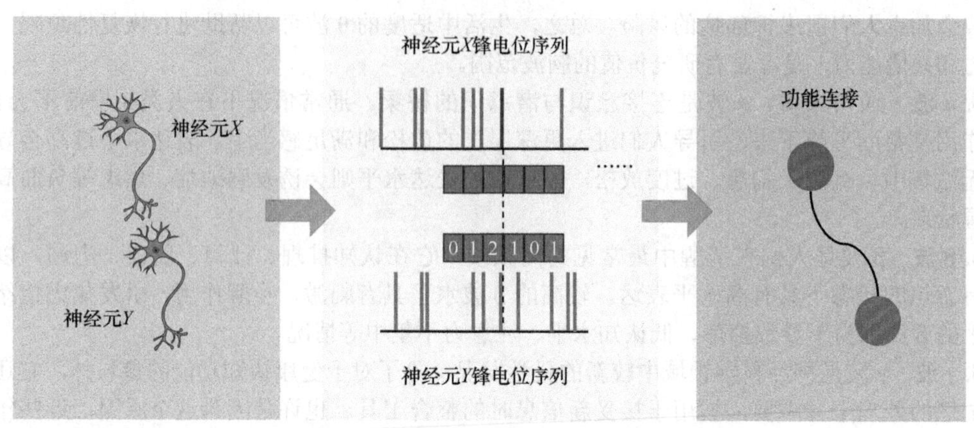

图 4-2-12　互相关方法计算功能连接示意图

（二）STTC（spike time tiling coefficient）方法

1. 首先确定两个神经元放电活动序列，定义为神经元 X 和 Y。

2. 窗口划分。将记录的时间划分为离散的时间窗口，窗口大小的选择可能基于实验设计或系统特定的时间尺度。

3. 计算 STTC 值。对于每对神经元（X 和 Y），在每个时间窗口内计算 STTC 值。STTC 值表示了神经元 X 发放动作电位和神经元 Y 响应之间的相关程度。STTC 值可根据如下公式计算：

$$\mathrm{STTC}=\frac{1}{2}\left(\frac{P_X-T_Y}{1-P_XT_Y}+\frac{P_Y-T_X}{1-P_YT_X}\right) \quad \text{（公式 4-2-2）}$$

其中，T_X 是神经元 X 中 spike 时间占总时间的比率，P_X 是神经元 X 中的 spike 落入神经元 Y 中的个数占神经元 X 总 spike 个数的比率，T_Y 和 P_Y 计算方式以及意义相同，见图 4-2-13。

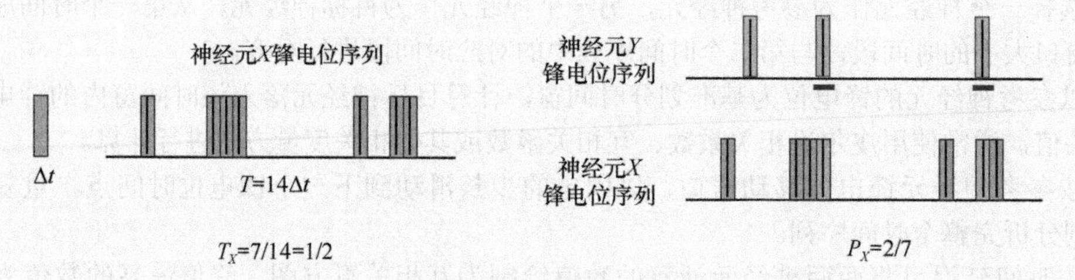

图 4-2-13　STTC 方法计算功能连接示意图

评价神经元网络的指标定义是用于量化和评估神经元网络性能和功能的度量标准。这些指标对于理解神经系统的特性、分析网络行为，以及比较不同网络模型的效果都具有重要意义。评价神经元网络拓扑结构发生变化的常用指标如下。

网络密度：在一个由 N 个节点组成的网络中，如果节点 i 和节点 j 之间存在连接，可以将其表示为 $A(i, j) = 1$，否则 $A(i, j) = 0$，网络中总连边数为 M。网络密度（D）可以通过以下公式计算得出：

$$D=\frac{2M}{N(N-1)} \qquad (公式 4-2-3)$$

网络密度取值范围在 0 到 1 之间。当网络密度接近 0 时，代表网络中几乎没有节点之间的连接；当网络密度接近 1 时，代表网络中的大多数节点之间都存在连接。网络密度的定义对于研究网络结构的稠密程度和连接模式非常有用。高密度的网络可能具有更多的局部连接和聚集性特征，而低密度的网络可能更加分散或随机。网络密度能够帮助理解和比较不同网络之间的结构和功能特征，以及揭示复杂系统中节点之间的相互作用和信息传递方式。

最短特征路径长度：是一种用于衡量网络中节点之间信息传递的指标。它描述了网络中节点之间在最短路径上的平均距离。在一个由 N 个节点组成的网络中，从节点 i 到节点 j 之间的最短路径长度［$d(i, j)$］是指连接这两个节点所需的最少步数或边数。最短特征路径长度（L）定义为网络中所有节点对最短路径长度的平均值，可以通过以下公式计算得出：

$$L=\frac{2}{N(N-1)}\sum_{i\neq j}d(i,j) \qquad (公式 4-2-4)$$

最短特征路径长度是一个反映网络中节点之间距离的指标，它可以用来衡量网络的全局连通性和信息传递的效率。当最短特征路径长度较小时，表示网络中的节点之间更容易进行信息传递，网络具有较高的效率。相反，当最短特征路径长度较大时，表示节点之间的信息传递需要更多的步骤或跳转，网络的信息传递效率较低。

聚类系数：是一种用于度量网络中节点聚集程度的指标。它描述了网络中节点的邻居节点之间连接的密集程度。对于一个节点 i，它的聚类系数 C_i 可以通过以下步骤计算得出。

计算节点 i 的邻居节点数量 n_i

计算节点 i 的邻居节点之间存在的边数 e_i

计算节点 i 的聚类系数：

$$C_i=\frac{2e_i}{n_i(n_i-1)} \qquad (公式 4-2-5)$$

网络聚类系数：

$$C=\frac{1}{N}\sum_{i\in N}C_i \qquad (公式 4-2-6)$$

聚类系数的取值范围在 0 到 1 之间。当聚类系数接近 1 时，表示节点的邻居节点之间密集地连接在一起，形成高度聚集的群体；当聚类系数接近 0 时，表示节点的邻居节点之间连接较少或者没有形成聚类。聚类系数的定义对于研究网络中的社交关系、信息传播和模块化结构非常有意义。高聚类系数的节点通常代表着社交圈子或功能群体，以及节点间紧密合作和相互交流。

小世界属性：是一种网络的特性，描述了网络中节点之间短路径长度和高聚集性的组合。具体而言，小世界属性意味着在一个网络中，节点之间的平均最短路径很短，同时节点之间的联系也相对紧密。

$$\mathrm{SW}=\frac{\dfrac{C_{\mathrm{real}}}{C_{\mathrm{lattice}}}}{\dfrac{L_{\mathrm{real}}}{L_{\mathrm{RND}}}} \qquad (公式 4-2-7)$$

其中，SW 指的是 Shapiro-Wilk 检验，C_{real} 和 L_{real} 是实验数据中的聚类系数和最短路径长度，C_{lattice} 和 L_{RND} 是同实验网络具有相同节点和连边数的随机网络计算的聚类系数和最短路径长度，见图 4-2-14。

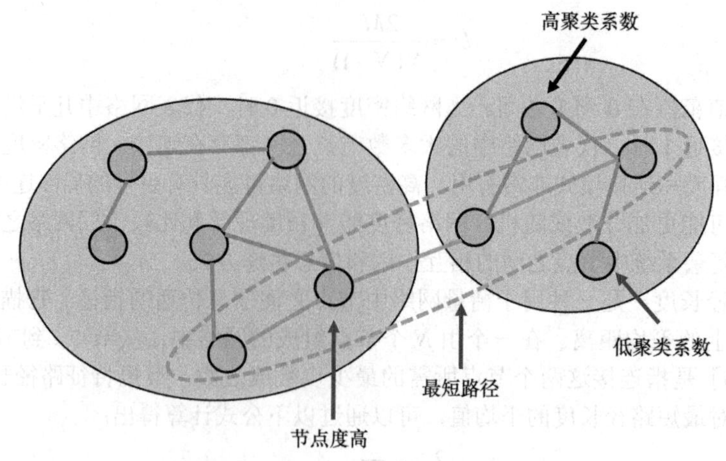

图 4-2-14 网络拓扑结构及指标示意图

在一个小世界网络中，节点之间的平均最短路径长度（L）比较小，意味着节点之间相对较少的步骤或跳转即可到达彼此。与此同时，网络中的聚类系数（C）比较高，表明节点的邻居节点之间有较多的连接。这种组合特性使信息传播能够快速传递，并且节点之间形成紧密的群体或社区。

第三节 片上脑学习机制

学习是指信息获取的过程，是刺激和反应之间的调节和形成，记忆则是信息存储和再现的过程。而神经元网络可塑性是学习和记忆体现的一个重要特征，通过改变网络中神经元突触连接权重适应并储存外界信息。然而，由于信号采集技术的限制，无法在体内直接观察学习和训练对神经元网络结构连接的影响，片上脑机接口技术则为此提供了更便捷易操作的研究模式。通过不同编码方式可针对片上生物脑进行刺激，模拟人脑的感官信息输入，之后针对 MEA 采集的神经元网络放电信号，通过解码技术构建功能网络拓扑结构等，评估学习和训练前后神经元网络的变化，为揭示生物神经元网络的信息处理和学习机制提供新的研究策略。

一、学习与记忆

（一）基本概念

学习和记忆是两个紧密联系的神经系统高级功能活动。学习是指人和动物根据经验来改变自身行为以适应环境的神经活动过程；而记忆则是指人和动物对以往经验的存储和回忆，是把学习到的信息存储和读出的神经活动过程。学习是记忆产生的基础，而记忆是学习发展的结果。

（二）学习和记忆的形式

1. 学习的形式 学习可分为非联合型学习和联合型学习两种形式。

（1）非联合型学习：属于简单的学习行为，因为刺激和反应间并没有形成某种明确的联系，故此又称简单学习。习惯化和敏感化属于这一类型的学习，在后续对突触可塑性的探讨中会详细论述这两种机制，这里只做简要介绍。习惯化是指当同一种刺激反复出现，若不引起某种奖赏或惩罚，机体对其反应将逐渐减弱消退的现象；敏感化则正好相反，是指对刺激反应程度增强的过程。二者都有助于强化机体对于有意义信息的应答。

（2）联合型学习：是指两个事件在时间上非常接近地重复发生，最后在脑内逐渐形成联系，经典的条件反射和操作式条件反射都属于联合型学习。

2. 记忆的形式 记忆根据其储存和回忆方式可分为陈述性记忆和非陈述性记忆两类。

（1）陈述性记忆：与知觉或意识有关，其表达水平的强弱取决于信息在海马体、内侧颞叶及其他脑区的滞留时长。可分为情景式记忆和语义式记忆。情景式记忆是记忆一个具体的场景或事件，语义式记忆则用于记忆文字语言相关的内容。

（2）非陈述性记忆：是对某些技巧性动作、习惯性行为或条件反射等的记忆。两种记忆形式可以互相转化，例如，菜品烹饪时一开始需要熟记菜谱不同步骤的处理方式依样操作，学会后则变成一种技巧性动作，陈述性记忆即转变为非陈述性记忆。

3. 记忆的过程 人类的记忆过程可以分为以下 4 个阶段。

（1）感觉性记忆：是指通过感觉系统获得信息后，首先储存在脑的感觉区域内的阶段，这个阶段一般不超过 1 s，若未经处理将会很快消失。如果这个阶段把那些不连续的、先后录入的信息整合成新的连续的印象，则可转入下一阶段。

（2）第一级记忆：信息在第一级记忆中平均停留几秒钟，通过反复学习和利用，在第一级记忆中循环加深，从而延长信息在相应脑区的滞留时长。由此方式，记忆便易于向第二级记忆转入。

（3）第二级记忆：第二级记忆是个大而持久的储存系统，如没有先前的类似信息或后来的信息干扰很难遗忘，持续时间可达数分钟甚至数年。

（4）第三级记忆：如自己名字或工作之类，经年累月重复使用的语言信息或技巧记忆，因不断循环加深印象往往最不易遗忘，持续时间可达永久。

4. 学习和记忆的机制 人类的学习和记忆能力是人类意识及智慧产生的基础，其运行机制是多样的。感觉性和第一级记忆的产生依赖于神经元活动的后作用，即在刺激终止后，神经元中仍然滞后发生的一系列信号传递活动，这也是记忆最简单的形式。而较长时性的记忆必然与脑内物质代谢有关，尤其是与脑内蛋白的合成有关。蛋白质的合成和基因的激活通常在从短时程记忆开始向长时程记忆转化的这段时间里发生。长时程增强（long-term potentiation，LTP）是目前公认的用于研究学习和记忆的理想模型，其生理表现为化学突触传递的易化（机制可参见后文突触可塑性部分）。

对记忆和学习机制的探索一直在继续，近些年来，研究人员发现睡眠对于学习接受新信息，以及长期记忆的形成发挥着关键的作用。特别是在非快速眼动睡眠期间，大脑各个区域之间的神经振荡对于记忆的再激活，转移和巩固机制帮助我们从另一个层面更为深入地了解了学习和记忆的发生机制。

（1）慢振荡表现为约 1 Hz 的大脑节律活动，在非快速眼动睡眠阶段，研究人员发现慢振荡反映了神经元群体膜电位的变化。在去极化的 UP 阶段，神经元群体水平爆发着强烈的兴奋性和抑制性突触活动（此阶段更易引发记忆的强化）；而在超极化 DOWN 状态下，膜超极化诱导神经元群体处于相对静息状态。这种神经元的群体膜电位变化能够很大程度上屏蔽外噪声（新刺激），巩固已有的记忆信息。同时作为一种行波，它可以沿大脑网络从皮层延伸至海马在内的皮层下结构，辅助记忆层级的加深。

（2）记忆层级的加深过程依赖于近期行为活动中活跃神经元的重新激活和回放。这种重新激活会映射先前经历过的事件，并伴随海马尖波涟漪。新信息最初以不稳定的印迹形式储存编码在海马体中，并在随后的休息、睡眠期间重新激活，并向新皮层转移，最后以长期记忆的形式储存在新皮层当中。

（3）在慢振荡 DOWN 阶段，则会诱导丘脑同步超极化，从而触发纺锤波。纺锤波可以通过丘脑皮质纤维扩散到海马和整个新皮层。在对其功能性的研究中，科研人员发现其不应期可能和不同事件记忆重新激活的分离有关，保证了记忆重新激活的连续性，排除了不相关信息的干扰。

总之，在快速眼动睡眠阶段，新皮层慢振荡通过 UP 阶段和 DOWN 阶段的交替出现，为信息传递和可塑性提供了一个随 UP 阶段打开的时间窗口。同时慢振荡的 DOWN 状态会驱动丘脑产生纺锤波（丘脑前核自身也能生成慢振荡完成该项调控，此通路并非单一由皮层的慢振荡调控），随后在 DOWN 状态向 UP 状态转换时传输到皮层。在此过程中纺锤波与 UP 阶段的慢振荡完成嵌套耦合，辅助涟漪波协调海马记忆的重新激活。海马内不稳定的记忆印记被重新激活传输进新皮层，转换为长期记忆存储。

此外，研究人员还继续进行着嗅觉和听觉的相关实验，不断地探索将持续丰富着人类对于生物体不同脑区之间功能和机制的认知，相信终有一天大脑中繁复多样的变化和反应会被人类彻底理清，到那时许多现在难解的顽疾杂症都必将不攻自破。

5. 遗忘 遗忘是指部分或完全失去回忆或再认知的能力，是一种正常的生理现象。产生遗忘的原因与条件刺激久不强化所引起的消退抑制和后来信息干扰等因素有关，遗忘也并不意味着记忆痕迹的消除，复习已经遗忘的内容往往比接受新知识要容易许多。遗忘的速度并不恒定，在接受信息的最初时段遗忘的速度较快，以后逐渐减慢。

二、神经可塑性

神经可塑性又称神经功能重塑，是指脑内神经网络通过生长和重组改变结构和功能的能力。当脑部神经网络以某种方式重新连接，会以与先前不同的方式运作，即重复性的经验在一定条件下可以改变大脑的结构，以维持其功能性的稳态。

广义的突触可塑性应包括突触传递可塑性、突触发育可塑性和突触形态可塑性。这里重点讨论突触传递可塑性，它是指突触传递的功能可发生较长进程的增强或减弱。突触传递可塑性根据对刺激反应持续时间的长短分为短时程突触可塑性和长时程突触可塑性，短时程突触可塑性只能持续数十秒到数十分钟，主要包括强直后增强以及习惯化和敏感化；长时程突触可塑性可持续数小时，甚至数周，包括长时程增强和长时程抑制。

1. 强直后增强 当突触前末梢接受一短串强直性刺激后，突触后神经元的突触后电位发生明显增强的现象，称之为强直后增强。其维持时间一般为数分钟到 1 h 左右。

发生机制：强直性刺激引起大量 Ca^{2+} 进入突触末梢，由于 Ca^{2+} 转运进胞内钙库需要时间，该状况会连锁性引发末梢内钙库 Ca^{2+} 饱和，轴浆内游离 Ca^{2+} 暂时蓄积，浓度升高。此时对 Ca^{2+} 敏感的酶如 Ca^{2+}/钙调蛋白（CaM）依赖的蛋白激酶Ⅱ可因此被激活，进而促进突触囊泡的动员，大量释放递质，突触传递的强度持续走高，从而致使突出后电位持续性增强。

2. 习惯化和敏感化

（1）习惯化：当一种较为温和的刺激重复发生时，突触对刺激的反应逐渐减弱直至消失，这种可塑性变化称为习惯化。

发生机制：重复刺激引起 Ca^{2+} 通道逐渐失活，Ca^{2+} 内流减少，导致突触前末梢递质释放逐渐减少。它可能是短时程的，但如果刺激重复次数较多，也会延续较长时间。

（2）敏感化：则是指重复性刺激（尤其是有害刺激）使突触反应性增强、传递效能增强的现象。

发生机制：刺激使突触前末梢 Ca^{2+} 内流增加，递质释放量增多，类似于突触前易化。作用是机体对于有害刺激能够更早更迅速地做出反应，规避伤害程度加深。

3. 长时程增强和长时程抑制

（1）长时程增强（long-term potentiation，LTP）：是突触前神经元在受到短时间内快速重复性刺激后，突触后神经元所产生的一种快速形成的和持续性的突触后电位增强，见图 4-2-15。其表型和强直后增强类似，但持续时间要长得多，最长可达数周。其常见特性有：①输入专一性，即一个突触的 LTP 一经诱导，将会严格按照其传导规则传播，不会扩散到其他突触，但在短距离内不一定十分精准；②关联性，即当一条通路的弱刺激不足以诱导激活 LTP 时，另一条通路的强刺激会代偿性激活两条通路的 LTP 反应；③协同性，即 LTP 可由多个弱刺激通路协同激发；④持久性，可以维持几分钟及至数月。

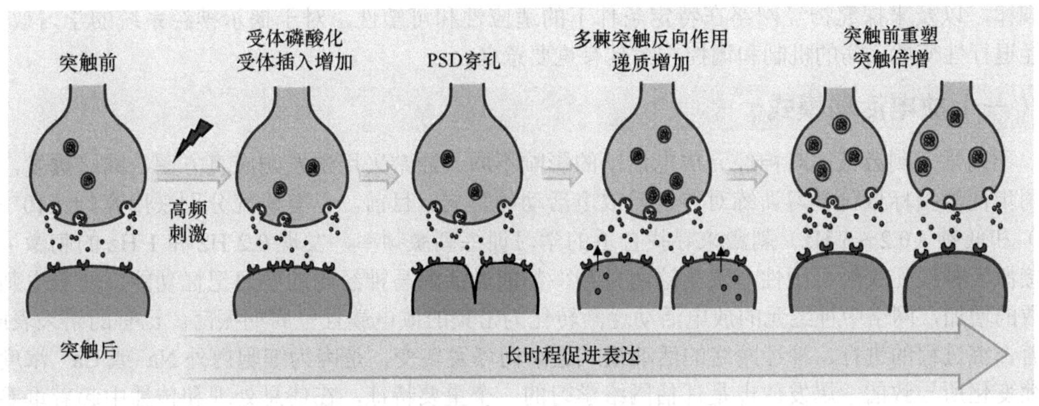

图 4-2-15　LTP 作用流程

PSD：突触后致密区（postsynaptic density，PSD）

发生机制：长时程增强与突触前神经元 Ca^{2+} 内流无关，而是由突触后神经元内大量 Ca^{2+} 内流、浓度增加形成。高浓度的 Ca^{2+} 与钙调蛋白（calmodulin，CaM）结合形成复合体，进而激活依赖 Ca^{2+} 钙调蛋白的蛋白激酶Ⅱ（Ca^{2+}/calmodulin-dependent protein kinase Ⅱ，CaMKⅡ）。其引发的级联反应会增强受体的离子转运能力，驱动更多储备受体插入突触后膜，同时还会促使突触后神经元逆向释放一些信号分子，如一氧化氮（NO）、内源性大麻素等，促进突触前神经元递质的释放。

（2）长时程抑制（long-term depression，LTD）：是指突触传递效率的长时程降低，在海马体、新皮质和小脑皮质等脑区较为常见。

发生机制：其在不同部位产生机制不尽相同，与 LTP 发生机制类似，都是由突触后神经元内 Ca^{2+} 内流引起的，不同的是产生 LTD 时仅有少量 Ca^{2+} 内流。低浓度的 Ca^{2+} 有利于激活磷酸酶，减少突触后膜上的受体数量，从而引起下游截然不同的级联反应，见图 4-2-16。

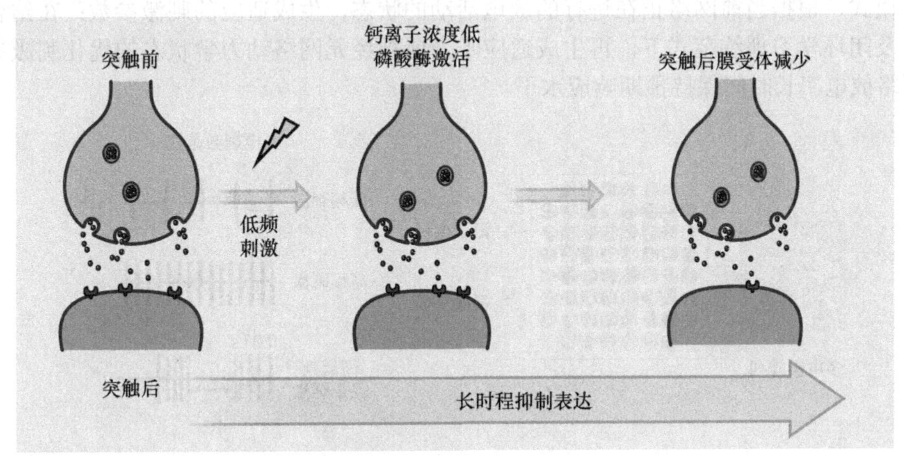

图 4-2-16　LTD 作用流程

三、学习训练对片上脑的影响

学习一个新的行为任务是一个探索过程，涉及刺激和反应之间联想集的形成和调节。形成和调节的潜在机制一直是人们研究的热点，仍有许多需要研究。就目前的研究而言，学习机制已经在神经组织的不同层次上得到了描述，这些机制可以支持刺激和反应之间的活动依赖修饰。利用不同频率的电刺激诱导和调节神经元网络的反应，建立网络级的学习模型是一种新的方法。在学习和训练过程中，借助 MEA 记录神经元的放电活动，用于研究学习训练中神经元放电模式的变化规律，以及来探究神经网络在特定条件下的适应性和可塑性，对于揭示神经系统的学习效果、神经退行性变性疾病的机制和调控方案具有重要意义。

（一）放电活动模式

不同学习刺激范式对神经元放电活动的影响不同，通常采用诱发响应直方图、网络爆发，以及同步性等指标量化学习训练对神经元放电活动的影响。目前，已有研究分别采用高频（10～50 Hz）和低频（0.2～5 Hz）刺激来寻找合适的学习训练刺激频率，发现 0.2 Hz 和 1 Hz 的刺激可以直接激活神经元突触可塑性，表明这两种频率都能激活海马神经元的学习记忆功能。随着电刺激次数的增加，网络中神经元的放电活动逐渐转化为密集的放电簇且呈周期振荡。已有的结果表明，随着训练过程的进行，神经网络的活动模式逐渐向爆发转变，是因为细胞内外 Na^{+} 或 Ca^{2+} 浓度的连续变化所导致的。爆发放电是评估网络学习的一个重要特征，在信息处理和传播中起着重要作用。随着学习的进行，爆发次数、爆发持续时间、每次爆发内的锋电位电位个数等指标均增加，同步爆发间隔时间减少。特别是，随着学习训练网络中神经元活动的相关性和同步性分别提高。相反，当神经网络处于“非学习”状态时，其动态特性变化不大。这些结果表明，学习促进了神经网络中自发爆发的激发、关联和同步。此外，学习训练还可以改善神经网络中神经元活动的相关性和同步性，这似乎与成功激活网络学习功能有关。有研究表明，学习训练不仅对神经元网络时域锋电位和爆发产生影响，随学习训练的进行，神经元网络的局部场电位在时域和频域上有明显的下降趋势。

LTP 和 LTD 也被证明与学习和记忆相关，采用高频配对电刺激可诱发人诱导性多能干细胞的皮层神经元网络发生 LTP 和 LTD 的变化。见图 4-2-17，在高频 10 Hz 刺激训练后，神经元网络的放电率在 1 h 的测试内上下浮动，每次测试的锋电位个数也有波动，最终达到稳定。揭示了高频电刺激改变了神经元网络活动，具有 LTP 和 LTD 特征。在开环调控策略中，重复执行预先设置的刺激方案。然而，大脑中不受控制的持续活动会影响刺激引起的反应特征，开环策略由于不能根据这种持续活动来更新优化刺激参数，因此不适合可靠地实现目标活动模式。亟待的解决方案是采用闭环模式，根据当前网络正在进行的放电活动的状态，生成适应的刺激参数；在结合深度学习模型以及闭环学习训练范式下，再生成适应于当前神经元网络动力学状态的优化刺激参数，使神经元网络放电率长时间保持预期响应水平。

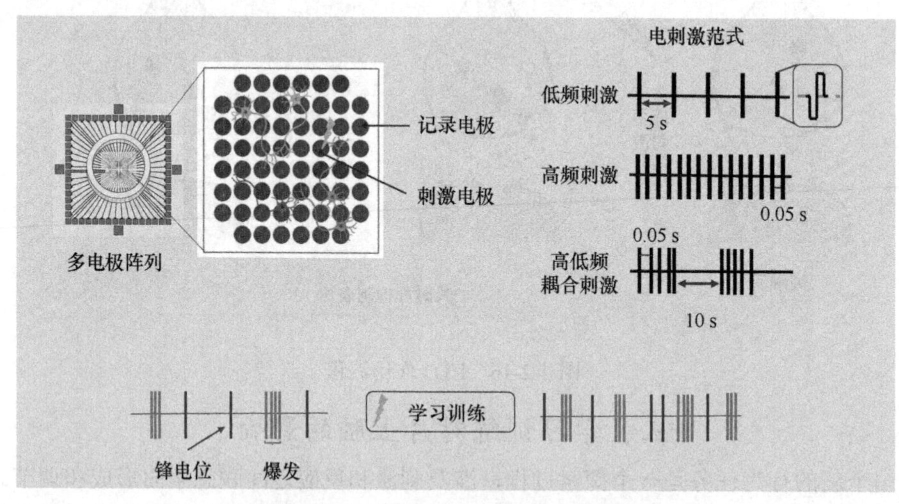

图 4-2-17 学习训练对电活动的影响

（二）神经元网络结构

神经元间通过突触实现信息传递，通过刺激训练改变突触后 Ca^{2+} 浓度，促使神经元之间的突触连接强度发生变化，以及新的突触连接的形成或消失。此外，神经元网络为适应刺激信息而修饰连接关系，即网络可塑性。由于免疫荧光技术的限制无法比较学习训练对神经元网络结构连接的影响，广泛使用MEA采集的神经元放电信号计算相关性构成无向或有向的功能网络，评估学习训练前后神经元网络连接关系强弱的变化。大多数可塑性研究的目的不是以预定义的方式或特定的目标来改变连接。最早戈迪德·沙哈夫（Goded Shahaf）和希蒙·马罗姆（Shimon Marom）使用活动依赖性适应性刺激训练培养物，使其在受到刺激时产生预定义的反应。通过将减少驱动刺激作为奖励，可以降低任何新的刺激-反应关联关系的形成。适应性刺激能够引导探索空间，迫使网络达到新的平衡，更接近初始状态。在电刺激诱导神经元学习的研究中，神经元的放电活动与网络连接的强弱有着密切的关系，连接的形成和改变被认为是学习过程中的关键，但它们的保存可能对记忆至关重要。约斯特·勒费伯（Joost le Feber）研究团队揭示了采用低频电刺激反复训练可改变神经元网络功能连接的数量和突触效能，从而验证体外培养神经元网络具有学习能力。此外，韩尧等采用0.02 Hz和0.2 Hz的低频刺激范式，结果显示0.02 Hz刺激组和对照组中网络密度增加，相反，0.2 Hz刺激组中的网络密度却保持稳定，小世界属性的影响不显著。格拉德科夫（Gladkov）研究团队验证了低频和高频刺激均可诱导海马神经元网络功能连接发生显著重构。米切拉·奇亚帕罗内（Michela Chiappalone）研究团队使用强直脉冲刺激（20 Hz）与低频刺激（1 Hz）对两个独立电极通道交替施加刺激，验证耦合刺激频率对神经元网络的影响。见图4-2-18，结果表明低频刺激对网络的短期或长期诱发反应不显著，而耦合性强直刺激能够诱导可塑性，即整个网络中诱发活动的显著增加或减少，由特定关联方案引起的增强作用可持续数小时。验证了体外皮层培养物功能连接随刺激输入显示出长期网络增强，这种机制被认为与细胞水平的记忆形成有关。此外，通过闭环任务控制训练，神经元网络会通过与环境的信息交互来学习，正反馈信号和奖励机制会引导网络调整连接权重，网络结构会逐渐优化以实现更好的控制表现。通过挑选不同输入刺激信息电极位点以及响应驱动位点，表明神经元网络具备基于不同神经元回路处理多样信息的能力，可实现生物神经元网络控制机器人系统来执行目标搜索任务以及5 min内学会玩乒乓球游戏。

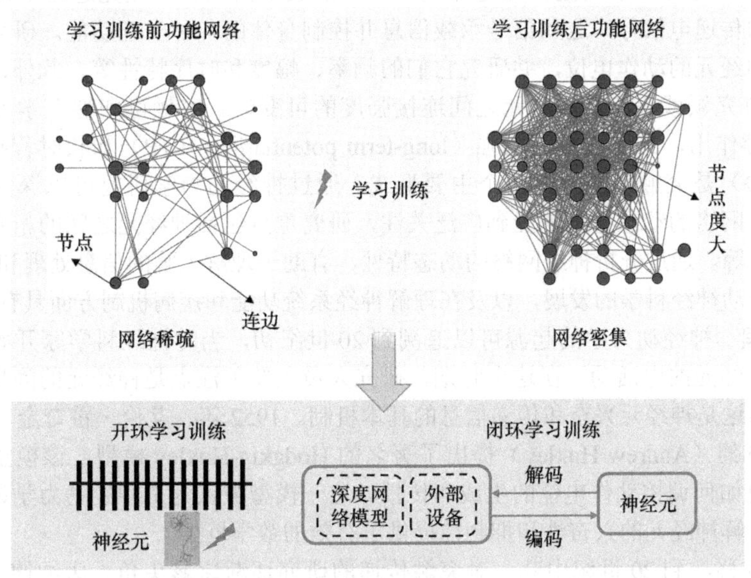

图4-2-18 学习训练对网络结构的影响

片上脑为探究学习记忆机制提供了一个理想的模型，可以更好地理解大脑的工作原理、开发新的治疗方法，以及推动人工智能技术的发展。学习记忆机制是神经科学重要的研究领域之一，其核心在于神经网络的活动模式和可塑性的变化。学习记忆主要基于神经元之间的信息传递，涉及神经元网络结构和功能的动态改变。当神经元网络接收到外部刺激时，改变神经元网络放电模式，使神经元网络能够适应外部环境，这些活动通过突触连接进行传递和加工，使得神经元间突触连接强度增加和减少，形成LTP和LTD现象，网络活动模式的变化使神经元网络能够存储、检索和处理信息，从而实现学习和记忆的功能。

总的来说，神经元之间的交互和信息传递模拟了大脑的复杂活动，通过观察和分析网络的活动和功能结构，能够更好地理解学习过程中的信息处理和存储机制。特别是经过训练的片上脑展现了智能控制和信息存储的能力，为我们提供了一个模拟和理解大脑工作方式的独特途径。这不仅有助于推动神经科学的发展，也为理解大脑功能和神经系统疾病的机制提供了深入的见解。

第四节　片上脑神经动力学建模与调控

一、片上脑神经动力学

（一）神经动力学

1. 概述　生物神经系统是包括分子、细胞、群体、脑区等不同层次的超大型信息系统，是最复杂的非线性网络系统之一。神经信息通过电生理信号进行承载并在不同神经元、不同脑区进行信息传递，是一个动态变化的过程。我们可以从动力学的观点来建模大脑神经网络系统的复杂放电活动，称之为神经动力学。神经动力学在深入研究神经系统的复杂性、疾病机制、认知过程及治疗方法方面发挥着关键作用，从而帮助揭示脑神经信息传递过程和高级认知功能的关系。

神经动力学研究作为现代神经科学领域中的重要分支，专注于研究神经系统的动态活动，包括神经元和神经网络的活动、信息传递以及相互作用。其核心任务在于运用动力系统、复杂网络和控制科学、信息科学的理论和方法，进行生物神经系统的生理、信息和认知活动的动力学建模、行为和机制分析。神经动力学的研究范围广泛，涵盖了从单一神经元的放电行为到大规模神经网络的协同活动，以及与感觉、认知、学习等行为相关的神经过程。

神经动力学研究的一个关键目标是探究神经元的放电活动。神经元通过电位差和离子通道的开关来产生和传递电信号，这些信号承载信息并控制身体的各种生理功能。研究人员使用电生理技术来记录神经元的动作电位，并研究它们的频率、幅度和时序特性等。此外，突触可塑性也是一个重要的研究领域，涉及神经元之间连接强度的可变性。突触可塑性在学习和记忆等认知过程中发挥关键作用，其中长时程增强（long-term potentiation，LTP）和长时程抑制（long-term depression，LTD）是突触可塑性的两个主要形式，通过神经动力学研究可以深入理解他们的机制。此外，神经网络的动态行为也受到广泛关注，研究重点包括神经元之间的相互作用、同步振荡和网络稳定性等。通过分析神经网络的动态特性，有助于理解大脑的信息处理和协同工作原理。这些研究对于推动神经科学的发展，以及在理解神经系统功能和疾病机制方面具有重要意义。

2. 发展历程　神经动力学的起源可以追溯到20世纪初，当时神经科学家开始采用电生理学技术记录单个神经元的电活动。在这个时期，研究人员主要关注点是神经元的静息电位和动作电位，它们被认为这是神经元兴奋和传递信息的基本机制。1952年，艾伦·霍奇金（Alan Hodgkin）和安德鲁·赫胥黎（Andrew Huxley）提出了著名的Hodgkin-Huxley模型，该模型描述了神经元膜上的离子通道如何调控动作电位的生成和传播。这一模型被认为是神经动力学领域的一次重要突破，为深入理解神经元的兴奋性和抑制性提供了有效的数学框架。

随着时间推移，到20世纪中叶，对突触传递的研究逐渐崭露头角。唐纳德·赫布（Donald Hebb）提出了著名的“赫布理论（Hebb’s rule）”。该理论认为，如果两个神经元反复同步激活，它们之间的突触连接将被加强，称为“同步性联想”。这一理论为理解学习和记忆等认知过程的神经动力学机制奠定了基础。到了20世纪末，随着计算机技术的不断进步，研究人员开始开发更复杂的数学模型，以模拟神经元网络的行为。这些模型不仅包括对单个神经元的建模，还包括神经元网络的动态模拟等。研究人员开始关注同步和失调现象，研究神经元网络中的振荡和相互作用。21 世纪初，神经动力学开始在认知神经科学中发挥关键作用。研究人员使用神经动力学模型来解释大脑中不同区域之间的信息传递和协调，这一方法有助于理解认知功能，如学习、记忆、决策和知觉，以及他们如何受到神经元网络的动态支持和调控。未来，神经动力学将继续作为深入了解神经系统复杂性和行为提供重要框架。随着技术的不断发展，我们可以期待更多高分辨率的记录和控制方法的出现，这将使神经动力学研究更加精细和深入。此外，神经动力学的应用领域将扩展到神经工程、脑机接口和神经疾病治疗等多个领域，为解决实际问题提供新的可能性。

3. 神经动力学在不同尺度的研究方法

（1）在单个神经元水平，神经动力学研究主要集中于探究单个神经元的电活动和动力学行为，包括研究神经元膜电位随时间的变化关系、兴奋性和抑制性输入的影响、突触输入的传递和整合，以及动作电位的生成过程。通过构建数学模型来描述这些过程，研究人员能够更深入地理解单个神经元的动态行为，从而揭示神经元的信息处理机制和兴奋抑制等现象的原理，为神经科学研究提供了重要的理论基础。

（2）在神经元网络水平，神经动力学研究通常关注于神经网络的拓扑结构、神经元之间的连接权重、激活和抑制机制，以及网络的动力学行为。研究人员使用微分方程或差分方程等数学工具来描述网络的时间演化过程，以高精度地描述神经元的动态行为，并允许在计算机上进行模拟和指导实验，以进一步探究神经网络的动力学性质。这些模型不仅有助于理解神经网络的稳定性和动态行为，还被应用于研究认知过程和感知，如视觉信息处理、记忆形成和决策制定等领域，为理解大脑功能和开发人工智能提供了重要框架和方法。

（3）在认知水平的研究中，神经动力学研究的重点是如何利用神经元网络模型来模拟和解释各种认知过程，包括感知、决策制定、学习和记忆等。研究人员基于神经科学的实验数据构建相关数学模型，并应用这些模型来理解大脑在认知任务中的信息处理、决策制定和行为控制机制。此外，研究人员还可以采用计算神经科学的方法，将计算模型与神经科学相结合，以更全面地理解认知功能和大脑的基本原理。这些研究方法为认知科学、人工智能和神经科学的交叉研究提供了重要框架和工具。

（二）片上脑的神经动力学

1. 可用于神经动力学研究的片上脑　通过解离获得的神经元在体外培养过程中保留了组织部分的原始细胞学特征，可以用于构建单神经元和多神经元片上脑。由于神经元的完整结构未被破坏，研究人员可以使用神经元水平的神经动力学研究方法来探究诸如神经元兴奋抑制输入的影响、膜电位随时间的变化等问题。另外，通过人类多功能干细胞重编程，并结合三维脑类器官培养技术，研究人员可以获得人源的三维片上脑，从而弥合动物模型与人类临床试验之间的转化差距。同样，三维片上脑也可以被视为人脑神经动力学研究的简化模型。通过高精度的电生理采样技术，研究人员有望深入探究片上脑的网络拓扑结构、神经可塑性变化，以及动力学性质等。

2. 片上脑中的神经动力学　片上脑为研究神经动力学提供了理想的平台，研究人员可以将多种神经动力学研究方法用于片上脑的研究中。通过使用电生理记录、钙离子成像和多电极阵列等技术，研究人员可以监测和分析神经元网络的动态特性，如记录神经元群体的放电活动、观察突触的可塑性、研究网络的同步振荡和分析神经元之间的相互作用等。同时，研究人员可以开发数学和计算模型来模拟神经元网络的动态行为，如神经元模型、神经元网络模型和耦合模型等。此外，可以使用图论和网络科学的方法来分析神经元网络的拓扑结构、同步和失调等特性。

尽管片上脑为研究神经动力学提供了独特的机会，但受到片上脑的培养方式、试验周期等方面的限制，目前对片上脑神经动力学的研究相对有限。目前片上脑的相关实验中，已经发现片上脑中培养的体外神经元网络仍具有突触可塑性，并在多种任务中表现出了一定的学习能力。此外，在针对体外神经元群体的实验和电生理分析中，研究人员还观察到了同步放电、不规则放电，以及混沌等现象。在细胞水平的片上脑研究中，研究人员也发现了突触传递的时间延迟和强度等变化。

片上脑作为“大脑的简化模型”具有多样的动力性质（稳定性、高维性、混沌等），这些性质在研究神经元网络的基本原理、信息处理方式及神经疾病的模拟等方面发挥着关键作用。了解和研究这些动力性质有助于我们更好地理解神经系统的复杂性和机制，以及如何将体外神经元网络用作科学研究的应用对象。同时，片上脑的独特之处在于，它允许研究人员更自由地通过外部操作控制和操纵神经元网络，以研究不同条件下的神经动力学。这种研究有助于理解神经元网络的基本原理，包括学习和记忆、感知和行为等过程。

基于片上脑的研究仍然在不断发展，未来有许多潜在的发展趋势。这包括更复杂的神经元网络的模拟、更精细的控制技术，以及与机器学习和人工智能的结合。预计片上脑将继续推动神经科学和应用领域的进展，为研究人员提供更深入了解神经系统的机会。

二、神经动力学的基本方法

神经动力学是指通过计算建模的方式来构建神经动力学模型。神经动力学计算模型通常是用于描述神经活动在不同的空间或时间尺度上的动态演化过程的数学模型。例如，神经元群体水平的动力学研究关注神经元群体在神经回路中的集体活动模式和反应。此外，在较大空间尺度上的动力学建模，即大脑网络级别的动力学建模，主要描述了信息如何在空间中相互作用以及在没有建立连接的区域中进行信息的流动或整合。

在本节中，首先介绍一些常见的神经元动力学模型、神经质量动力学模型，以及描述大尺度结构耦合的神经动力学模型。下面将分别从已知神经动力学和未知神经动力学两个方向介绍学习神经动力学的基本方法。

（一）神经动力学建模

根据复杂系统理论，可以用常微分方程的表达式和相应的观测函数对神经动力学进行建模，模型可以表示如下：

$$\frac{dx}{dt}=f[x(t),u(t)] \quad \text{（公式 4-2-8）}$$

$$y(t)=g[x(t)] \quad \text{（公式 4-2-9）}$$

其中，$x(t)$ 是一个 N 维的向量，它可以描述在时刻 t 多个神经元的神经发放率（神经元水平）或者多个区域的功能状态（区域水平）。函数 f 描述了神经元群体动力学或大脑区域动力学，以及外界输入 u 对神经活动的演化规律。函数 g 描述了隐空间中神经活动与观察到的神经信号之间的映射关系。

目前，有几种常用方法可以推断这些函数的参数。假如 $f(\cdot)$ 和 $g(\cdot)$ 是已知的动力学（如经典的神经元动力学模型、神经质量模型和全脑网络动力学模型），我们只需要推断具有生物学意义的预定义模型参数（如兴奋性增益参数或者抑制性增益参数等）。假如 $f(\cdot)$ 和 $g(\cdot)$ 是未知的动力学，可以将它们视为黑箱动力学模型，这时我们可以采用机器学习或者系统辨识技术来学习复杂的神经动力学。

在神经科学研究中，常使用神经动力学模型来解释和预测神经活动，常见的神经动力学模型包括根据生物物理的第一性原理驱动的动力学模型以及描述性模型等。前者利用生物学规则和离子通道信息构建动力学方程；后者则根据观测到的神经放电波形拟合动力学方程，虽然缺乏生物物理基础，但能够更加灵活地模拟神经放电活动。下面将简要介绍两种常见的神经动力学模型。

1. Hodgkin-Huxley 模型 Hodgkin-Huxley（HH）模型描述了神经元的动作电位是如何启动和传播的。它模拟了钾、钠及渗漏通道的电流。而膜电位的变化会影响不同通道的电导。经典的HH 模型将各种离子的电位及其门控通道等效为一个电源和受调控的可变电阻，又把膜电位的动态特性等效为一个电容。通过把各种离子通道和膜电位电容进行并联，得到一个对神经元电特性的数学模型。在数学上，HH模型表示为：

$$C_m\frac{dV}{dt}=-[g_{Na}m^3h(V-E_{Na})+g_Kn^4(V-E_K)+g_{\text{leak}}(V-E_{\text{leak}})]+I(t) \tag{公式 4-2-10}$$

$$\frac{dx}{dt}=a_x(1-x)-\beta_x,\qquad x\in\{m,h,n\} \tag{公式 4-2-11}$$

$$a_m(V)=\frac{0.1\times(V+40)}{1-e^{-\left(\frac{V+40}{10}\right)}},\qquad \beta_m(V)=4.0\times e^{-\left(\frac{V+65}{18}\right)} \tag{公式 4-2-12}$$

$$a_h(V)=0.07\times e^{-\left(\frac{V+65}{20}\right)},\qquad \beta_h(V)=\frac{1}{1+e^{-\left(\frac{V+35}{10}\right)}} \tag{公式 4-2-13}$$

$$a_n(V)=\frac{0.01\times(V+55)}{1-e^{-\left(\frac{V+55}{10}\right)}},\qquad \beta_n(V)=0.125\times e^{-\left(\frac{V+65}{80}\right)} \tag{公式 4-2-14}$$

其中，V和C_m分别是膜电势和电容，E_K和E_{Na}分别是钾和钠的逆转电位，E_{leak}是泄漏反向电势，g_K和g_{Na}分别为每单位面积的钾电导和钠电导，以及g_{leak}是单位面积的泄漏电导。

2. Wilson-Cowan模型　Wilson-Cowan（WC）模型描述了突触耦合网络中兴奋性和抑制性群体的动态相互作用。可以在相同的基于速率的动力学模型中对整个兴奋性群体和抑制性群体进行建模。WC模型的参数主要是每种类型的神经群体（包括兴奋性群体和抑制性群体）之间的连通性的权重（W_{EE}，W_{EI}，W_{IE}，W_{II}）和输入到相应群体的电流I_E^{ext}，I_I^{ext}。通过改变参数（W_{EE}，W_{EI}，W_{IE}，W_{II}，I_E^{ext}和I_I^{ext}），WC模型可以产生在大脑中观察到的各种代表性神经放电模式（如多稳态、振荡、行波和空间模式）。从数学上，Wilson-Cowan模型被描述为：

$$\tau_E\frac{dr_E}{dt}=-r_E+F_E(W_{EE}r_E-W_{EI}r_I+I_E^{ext}) \tag{公式 4-2-15}$$

$$\tau_I\frac{dr_I}{dt}=-r_I+F_I(W_{IE}r_E-W_{II}r_I+I_I^{ext}) \tag{公式 4-2-16}$$

其中，r_E和r_I分别表示兴奋性和抑制性群体基于速率的神经活动。

HH模型与WC模型是两种常见的神经动力学模型。HH模型基于生物神经元的生物物理原理详细描述了离子通道的动力学，对神经元的电活动进行了精确建模；但同时也存在复杂性高、需要大量实验数据确定参数和计算资源需求量大等缺点，不适用于大规模网络模拟。与之相反，WC模型相对简单和灵活，适用于大规模网络模拟，但由于对生物学细节进行抽象而牺牲了生物学逼真性。在实际研究中，选择模型应根据研究需求和可用数据的复杂程度来决定。

（二）神经动力学模型的参数估计

学习神经动力学，即通过数据驱动的方式重构神经动力学模型。主要分为以下两种情况，即已知神经动力学模型和未知神经动力学模型。已知神经动力学模型指的是那些已经被研究人员建立和验证的神经动力学模型，这些模型通常基于生物物理原理或经验性规律构建，用于描述神经元或神经网络的活动，如HH模型。这些模型的部分参数和方程已经被确定，并且被广泛用于解释和预测神经系统的动态行为。未知神经动力学模型与之相对，指的是那些尚未建立或验证的模型，通常需要更多的研究和数据来确定其参数和方程。

1. 采用统计推断的方法学习已知神经动力学模型参数　基于统计理论的参数推断方法被广泛用于学习已知的神经动力学。这些方法旨在通过将已知动力学模型的预测与观测数据进行比较来估计该模型的参数，从而改进模型的拟合能力、预测性能和可解释性，以便更好地理解和描述系统的行为。以下是一些常见的统计参数推断方法。

（1）最大似然估计：最大似然估计是一种广泛使用的方法，用于估计在给定模型的情况下使观测数据似然最大的参数。它假设数据是独立地从相同分布中进行采样得到的。最后，使最有可能逼近真实观测数据的模型参数值定义为最佳的估计参数。最大似然估计推断模型参数的伪代码如下。

Algorithm 1：最大似然估计（MLE）

```
Data：观测数据
Result：估计的参数 θ
Input：初始化参数 θ 为初始估计值
Input：设置最大迭代次数 max_iterations 和收敛阈值 ∊
while 迭代次数小于 max_iterations do
    likelihood = 计算似然函数值（θ）
    gradient = 计算似然函数的梯度（θ）
    更新参数 θ: θ ← θ + 学习率 · gradient
    if ||gradient|| < ∊ then
        停止迭代
返回估计的参数值 θ
```

（2）贝叶斯推断：贝叶斯方法为参数推断提供了一个概率框架，允许在给定观测数据和先验分布的情况下计算模型参数的后验分布。常见的方法是基于马尔可夫链蒙特卡罗方法，如 Metropolis Hastings 和 Gibbs 采样，可以用于从后验分布中进行采样。贝叶斯推断参数的伪代码如下。

Algorithm 2：贝叶斯推断

```
Data：观测数据 D，先验分布 P(θ)
Result：后验分布 P(θ|D)
Input：初始化后验分布 P(θ|D) 为先验分布 P(θ)
Input：设置迭代次数和收敛阈值
while 未收敛 do
    从后验分布 P(θ|D) 中采样参数 θ*
    计算似然函数 P(D|θ*)
    计算先验分布 P(θ*)
    计算接受率 r = (P(D|θ*)·P(θ*)) / (P(D|θ)·P(θ))
    从均匀分布 U(0,1) 中采样 u
    if u ≤ r then
        接受参数 θ*: θ ← θ*
返回后验分布 P(θ|D)
```

（3）期望最大化算法：期望最大化（EM）算法是一种迭代优化算法，通常用于存在潜在变量或缺失数据的情况下的参数估计。它在估计潜在变量（E-step，E-步）和最大化关于参数的可能性（M-step，M-步）之间进行迭代交替。EM 算法用于模型参数估计的伪代码如下。

Algorithm 3：期望最大化（EM）算法

Data：观测数据 X，隐变量 Z，模型参数 Θ，最大迭代次数 T

Result：估计的模型参数 $\hat{\Theta}$

初始化模型参数 Θ

for $t=1$ *to* T do

　// E 步骤：计算期望

　计算隐变量的后验分布 $P(Z|X,\Theta)$

　// M 步骤：最大化似然

　最大化似然函数来估计新的参数 Θ

返回估计的模型参数 $\hat{\Theta}$

2. 学习简化线性动力学系统　神经动力学可以简化为线性动力学系统，具体包括如下动力学方程和观测方程：

$$x(t+1)=Ax(t)+Bu(t) \quad \text{（公式 4-2-17）}$$

$$y(t)=Cx(t)+Du(t) \quad \text{（公式 4-2-18）}$$

其中，$y(t)$ 代表观察到的 n 维神经活动记录，如动作电位、局部场电位、EEG 信号或 fMRI、血氧水平依赖（BOLD）信号等。$x(t)$ 代表 m 维隐空间在时刻 t 的神经活动，如低维神经流形空间表征的神经回路或源信号的特定模式。线性动态模型描述了状态是基于动力学状态转换矩阵 A 和输入矩阵 B 以及相应的输入 $u(t)$ 进行状态更新。状态转换矩阵 A 表征信息如何流动或大脑区域或神经元群体之间的动态相互作用关系。观测模型表征隐空间的神经状态 $x(t)$ 到观测空间观测信号 $y(t)$ 的转换关系。观测矩阵 C 可以定义为建模 EEG 动力学中的前馈导联矩阵。

有几种方法可以学习线性动力学系统中的参数矩阵 A、B、C、D。一方面，基于神经科学先验，状态转换矩阵 A 在大规模的脑网络模型中，可以定义为空间互连区域之间的结构连接。另一方面，矩阵 A、B、C、D 可以通过系统识别技术以数据驱动的方式进行估计，如基于线性回归的参数推断、动态模式分解或者基于贝叶斯推断技术。

3. 采用人工神经网络模型学习未知动力学模型参数　人工神经网络，特别是循环神经网络，已经成为神经科学中建模复杂输入输出关系和非线性动力学系统的强大工具。循环神经网络（recurrent neural network，RNN）作为一种通用逼近器，能够精确地逼近任何动力系统。通用的 RNN 模型可以表示如下：

$$\frac{dx}{dt}=-\frac{1}{\tau}x(t)+W_{\text{rec}}x(t)+W_{\text{in}}u(t) \quad \text{（公式 4-2-19）}$$

其中，$x(t)$ 表征神经动力学中所有神经单元的状态变量，$u(t)$ 表示输入，$\theta=\{W_{\text{rec}},W_{\text{in}}\}$ 是需要学习的 RNN 模型参数。W_{rec} 是神经单元之间的连接矩阵，W_{in} 是输入矩阵，$\tau>0$ 表示衰减时间常数。

RNN 通常具有明确定义的线性输出方程，表示为 $y(t)=Cx(t)$，其中 $y(t)$ 表示观测输出，C 是输出矩阵。通常可以通过时间反向传播的方式来学习模型参数 θ，并以最小化模型的方式预测误差。

$$L_{\text{pred}}(\theta)=\frac{1}{T_p}\sum_{t=0}^{T}\left\|y(t)-\tilde{y}(t)\right\|_2^2 \quad \text{（公式 4-2-20）}$$

然而，这些 RNN 模型中没有生物学约束或神经科学的先验知识。例如，RNN 中的连接矩阵没有考虑不同神经元群体的作用，兴奋性神经元群体和抑制性神经元群体分别促进或抑制其他神经元，见图 4-2-19。可以通过对 RNN 中的连接矩阵引入 Dale 原理来提升 RNN 模型的生物可解释性。Dale 原理是神经科学中的一个概念，描述了单个神经元在所有突触连接中只释放一种神经递质。神经递质是在突触处的神经元之间传递信号的化学信使，突触是两个神经元交流的连接处。根据 Dale 原理，不同神经元会专门释放兴奋性神经递质（激活目标神经元的放电）或抑制性神经递质（抑制目标神经元的放电）。Dale 原理对我们理解神经回路以及不同类型神经元如何对大脑中的信息处理作出贡献具有重要意义。它有助于解释神经信号的特异性和准确性，以及复杂神经网络中兴奋和抑制之间的平衡。而近年来，递质共存现象（即一个神经元内存在两种或两种以上递质的现象）陆续在脑、脊髓和外周组织中被发现，Dale 原理也在不断被挑战。

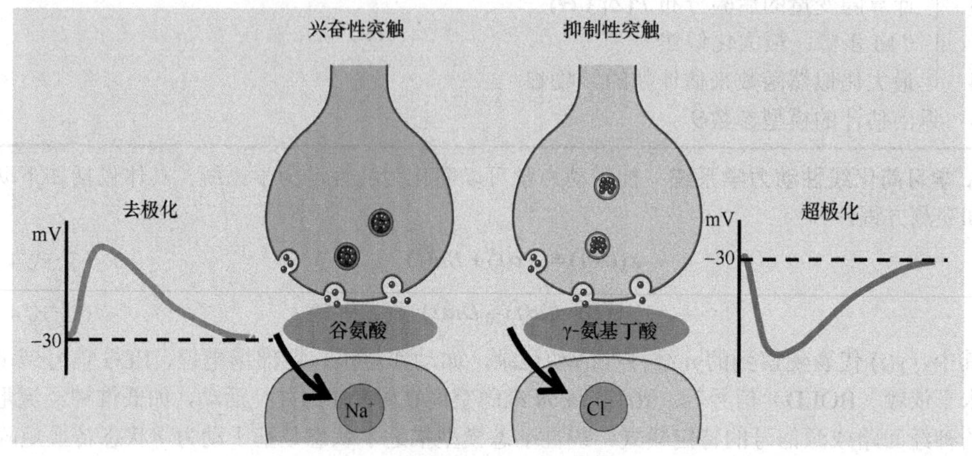

图 4-2-19　兴奋性突触与抑制性突触示意图

两种不同类型的神经递质，通过去极化（如谷氨酸）产生兴奋性突触后电位，通过超极化（如 GABA）产生抑制性突触后电位

三、调控神经动力学

除了对神经动力学进行建模外，还关注调控神经动力学，即通过施加外部刺激的方式操纵神经活动的放电模式或者转换大脑的内部状态等。控制神经活动模式有助于治疗神经系统和精神疾病，以及帮助恢复丧失的功能。这些控制包括多种干预方法，如光刺激、电刺激、磁刺激和药物干预等。早期研究表明，神经调控可以帮助恢复正常功能，减轻神经和精神疾病的症状。此外，控制神经动力学还有助于更深入地理解大脑功能和大脑连接的潜在神经机制。这有望为神经动力学和行为之间的因果关系带来新的见解，并为广泛的神经和精神疾病提供新的治疗方法。在本节中，首先总结了调控神经动力学的方法，从开环控制策略到闭环控制策略（图 4-2-20）。随后，讨论了最近关于基于模型的神经动力学控制和数据驱动控制策略的研究。

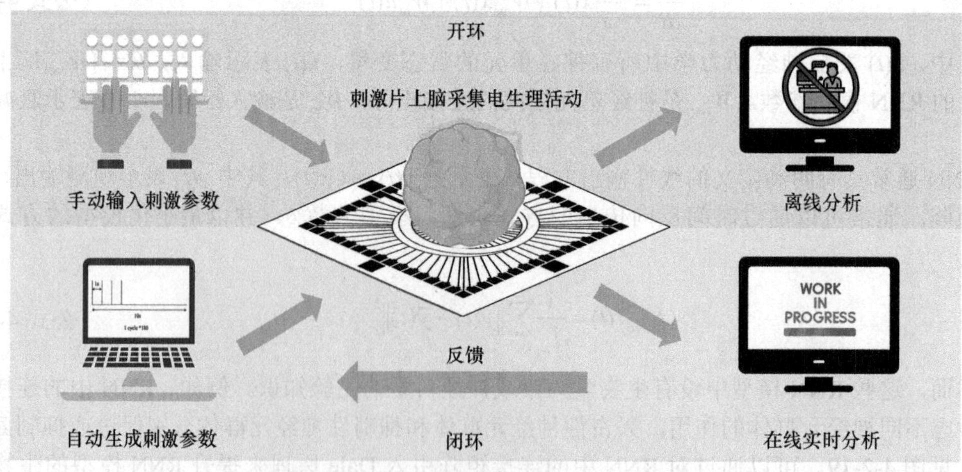

图 4-2-20　片上脑开环、闭环调控示意图

（一）调控神经动力学中的开环和闭环控制技术

1. 神经动力学控制中的开环控制技术　开环控制在不考虑来自被刺激系统的任何反馈的情况下，将具有经验指导的固定或预定刺激模式应用于神经系统。开环控制策略通常涉及将外部刺激或扰动直接应用于神经元网络，而无须基于网络的响应进行反馈或调整。这种方法经常用于神经刺激技术，如脑深部刺激或脊髓刺激，可植入电极到特定的神经回路。在开环控制中，刺激参数是预先设置的，并且不会因被刺激神经活动的任何变化而改变。

通常，在开环神经调控中，刺激模式的生成是关键步骤。刺激模式的设计取决于我们希望实现的神经活动目标。以下是一些常见的刺激模式类型。

（1）周期性刺激：周期性刺激模式包括正弦波、方波和脉冲刺激等，可以用于调节神经元的周期性活动。通常需要考虑振幅、频率和相位等参数的选择。

（2）随机刺激：随机刺激模式引入随机性，有助于模拟复杂的神经活动。设计时需要考虑随机事件的分布和强度，通常在合理的刺激参数范围内按照均匀分布或者高斯分布进行刺激参数选取。

通常而言，周期性刺激适用于模拟和控制具有明显生物节律的神经活动，而随机刺激适用于模拟复杂的神经活动，引入随机性以更好地反映真实的神经动力学。在实际应用中，这些方法在研究和治疗神经系统相关的问题时都具有独特的价值。

2. 神经动力学控制中的闭环控制技术　近年来，神经生物学领域引入了大量现有的控制系统理论，特别是闭环控制理论，以解决神经系统的调控问题。闭环控制涉及来自系统的实时信号反馈来调整控制信号。它可以分为两种类型的闭环控制策略，一种是触发神经刺激的反馈信号，另一种是通过最小化参考信号和观测信号之间的误差来调整控制信号。

第一种类型的闭环控制策略需要考虑检测技术，即通过信号检测以触发刺激设备。生物标志物在触发该装置时的稳健性和准确性是神经治疗中的两个重要因素；第二类闭环控制策略需要结合控制理论来开发神经反馈控制方法。例如，神经动力学的精确模型辅助基于模型的最优控制问题。

与控制神经动力学的开环控制策略相比，闭环控制涉及使用来自神经系统的实时反馈来调整刺激参数并相应地调节神经活动。这种方法通常用于神经调控技术，如迷走神经刺激或经颅磁刺激等。通过测量头皮脑电活动或其他神经活动的动态变化，闭环控制可以更加精确和自适应地调节神经活动，以实现既定的调控目标。

综上所述，闭环控制策略允许根据神经活动的实时变化来调整刺激参数，从而更有效地实现神经活动的调节，为神经调控技术提供更精确的工具。这对于治疗神经系统疾病和深化对神经活动的理解具有重要意义。

3. 基于优化的控制神经动力学　针对调控神经动力学的关键问题，期望通过设计控制策略将神经活动从任何初始状态驱动到目标状态。在这种情况下，可以评估或量化描述神经活动在状态空间内不同状态转移轨迹的能量消耗，为目标状态的可达性和状态转换的可行性提供见解。解决这个问题的一个思路是考虑任何初始状态的轨迹 $x(0)$ 到目标状态 $x(T)$ 具有不同的能量消耗。通过最小化状态转换过程中的输入代价（即输入能量）以及当前状态和参考状态之间的几何距离，得到最优的控制输入序列 $u(t)$。

$$\min_u \sum_{t=0}^{T} \left\{ [x_T - x(t)]^T [x_T - x(t)] + \rho u(t)^T u(t) \right\} \quad \text{（公式 4-2-21）}$$

其中，T 是控制范围，$x_T - x(t)$ 是当前状态与期望状态之间在时刻 t 的几何距离，$\rho>0$ 是对控制能量 $u(t)^T u(t)$ 的惩罚因子。

（二）基于模型和数据驱动的神经动力学控制

近些年，基于模型的控制和数据驱动的控制在控制理论中得到了快速发展。基于模型的控制包括使用系统的精确数学模型来设计控制策略，通常称为两步控制。该动力学模型可以用已知物理原理进行设计，或者用收集的输入输出数据来辨识受控的动力学模型。另一方面，数据驱动控制理论则结合机器学习技术或优化理论，根据收集的数据推断相应的控制策略，称为一步控制。当被控系统复杂且不易理解，并且有大量数据可供分析时，这种方法非常有用。

近年来，基于模型的控制理论和基于数据驱动的控制理论在神经动力学控制中得到了广泛的应用。例如，线性时不变系统模型已被应用于大脑内部状态的建模，并开发了用于调节神经活动的最优反馈控制器（如采用线性二次调节器）。然而，线性时不变系统模型并不能准确地预测长时序的复杂非线性动力学，尤其是复杂的非线性神经动力学。而复杂的非线性动力学模型可很好地预测长时序动态，但是模型较为复杂，导致求解优化控制策略时容易收敛到局部最优解。为了解决这个问题，即辨识模型需要具有较高模型预测精度和较低模型复杂度，库普曼算子理论将是一个潜在的解决方案。它将非线性动力学从原始状态空间转换到另一个满足线性动力学的状态空间，在新的线性状态空间中求解线性二次优化问题具有显式表达，能够快速得到最优策略。研究人员已经将Koopman算子理论与模型预测控制理论相结合，并在癫痫动力学模型和真实的癫痫动力学数据中验证了预测癫痫动态活动的性能，并在癫痫动力学模型（Jansen-Rit模型和Epileptor模型）中验证了抑制癫痫发作的可行性。该方法有望拓展到片上脑的闭环神经调控。

第五节 小 结

片上脑为探究学习记忆机制提供了一个理想的模型，可以更好地理解大脑的工作原理，开发新的治疗方法，以及推动人工智能技术的发展。学习记忆机制是神经科学重要研究领域之一，其核心在于神经网络的活动模式和可塑性的变化。学习记忆主要基于神经元之间的信息传递，涉及神经元网络结构和功能的动态改变。当神经元网络接收到外部刺激时，改变神经元网络放电模式，使神经元网络能够适应外部环境。这些活动通过突触连接进行传递和加工，导致神经元间突触连接强度增加和减少，形成LTP和LTD现象；网络活动模式的变化使得神经元网络能够存储、检索和处理信息，从而实现学习和记忆的功能。

总的来说，神经元之间的交互和信息传递模拟了大脑的复杂活动，通过观察和分析网络的活动和功能结构，能够更好地理解学习过程中的信息处理和存储机制。特别是经过训练的片上脑展现了智能控制和信息存储的能力，为我们提供了一个模拟和理解大脑工作方式的独特途径。这不仅有助于推动神经科学的发展，也为理解大脑功能和神经系统疾病的机制提供了深入的见解。

第三章　片上脑外部控制

不同形式的刺激可以为片上脑提供丰富的外部信息，引起神经元对刺激信息的非线性反应。同时，通过神经元之间的突触可塑性，使片上脑表现出一系列与大脑相似的学习行为。然而，与体内的大脑相比，片上脑在反馈过程中存在缺陷。因此，将片上脑与机器人、飞行器等机器相结合，建立基于片上脑机接口技术的闭环控制系统至关重要。一方面，它有助于根据机器的行为间接而直观地映射培养大脑的神经活动；另一方面，它可以根据环境状态作为反馈信息，诱导片上脑的特定神经活动，或者根据机器人的任务完成状态，应用反馈刺激来调节片上脑的目标活动，最终实现基于片上脑机接口的闭环控制系统对机器的控制。

第一节　片上脑外部控制平台设计

片上脑外部控制平台是生物技术和控制技术融合的重要体现。片上脑通过神经电生理信号采集与解码，发出对外部设备的控制指令，同时通过编码外部环境信息，生成闭环反馈刺激以获得对外界信息的感知，从而学习特定的任务场景并对目标设备进行智能控制。因此，外部控制平台需要构建闭环控制系统，并将细胞培养、神经信号的采集、处理和分析，以及外部电子设备的控制等模块有机结合起来，形成可实时信息交互的闭环控制平台。结合上述需求，片上脑外部控制平台主要由 3 个系统组成，包括片上脑采集刺激系统、外部控制系统，以及连接片上脑采集刺激系统和外部控制系统的脑机接口系统。下面将具体介绍片上脑外部控制平台的各个系统组成与系统功能，见图 4-3-1。

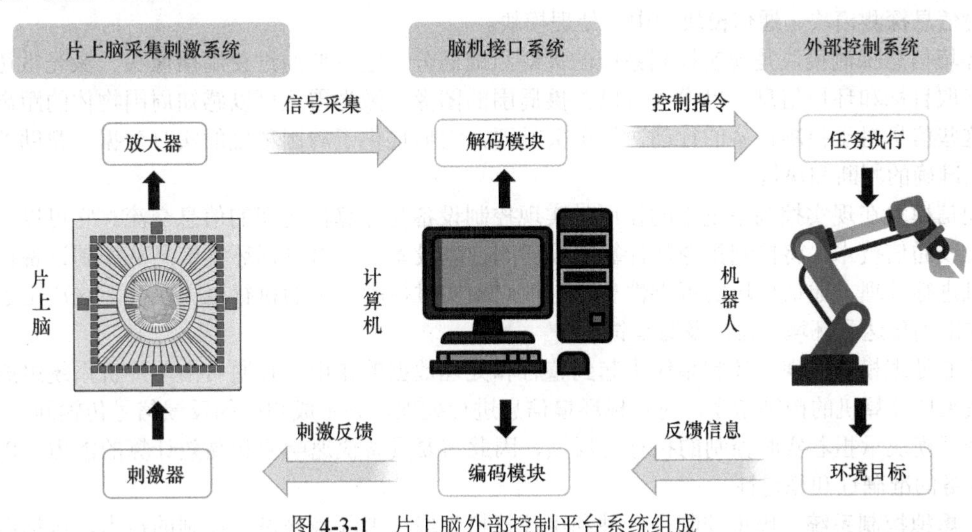

图 4-3-1　片上脑外部控制平台系统组成

一、片上脑采集刺激系统

（一）系统组成

片上脑采集刺激系统主要由片上脑、放大器和刺激器组成。其中片上脑主要是指利用电极芯片与培养生物脑进行耦合形成的一种复合体。电极芯片包含多个电极，以电极阵列的形式集成，通过与神经元耦合记录神经元发放的电生理活动。当神经元发放电生理信号时，电极能够捕捉到这些微弱的电活动，并将信号传输到放大器中。

放大器是一个重要的组成部分，作用于处理采集到的原始信号。它具有滤波、去噪和放大功能。通过滤波可以去除杂散信号，提取出感兴趣的频率范围；去噪功能能够进一步消除背景噪声，提高信号质量；放大操作能够增强电生理信号的幅度，使其更容易被检测和分析。同时，放大器还将模拟信号转换为数字信号，方便后续处理和分析。

此外，片上脑采集刺激系统还包括刺激器。刺激器与电极芯片相连接，通过向电极输入电刺激来实现对片上脑的主动刺激。这种刺激可以是单个脉冲、脉冲序列或连续波形，具体根据控制任务的需求而定。

（二）系统功能

片上脑采集刺激系统的综合应用使得实时、准确地记录生物脑的电生理活动成为可能。这一系统通过整合片上脑、放大器和刺激器，能够实现对生物脑的实时观测和干预。一方面，片上脑采集刺激系统通过电极芯片与放大器可以实现生物脑电生理信号的采集输出；另一方面，片上脑采集刺激系统通过电极芯片与刺激器将电刺激施加在电极附近的神经元，将外界信息引入到片上脑中，以调节神经网络的功能，诱发响应活动，从而实现神经元电生理信号的输出采集和刺激信号的输入。

二、外部控制系统

（一）系统组成

外部控制系统是实现片上脑控制任务的重要媒介和实现工具。根据控制类型可分为现实控制和虚拟控制。

1. 现实控制系统 现实控制是一种利用机器人、机械臂等智能控制设备来执行移动、跟踪、避障、抓取等控制任务的技术。为了实现这些任务，现实控制系统除了需要外部控制设备，还需要环境信息探测模块、通信模块和中心处理模块。

环境信息探测模块是现实控制系统的关键组成部分，它主要通过使用摄像头、激光雷达等装置来获取目标和环境信息。摄像头可以拍摄周围的图像，激光雷达可以感知周围物体的距离和形状。这些信息对于控制设备的行动决策至关重要，它们提供了周围环境的实时数据，帮助控制系统做出准确的判断和决策。

通信模块在现实控制系统中的作用是实现控制设备与计算机之间的信息交流。它可以采用有线或无线通信技术，将控制指令从计算机发送到控制设备，并将目标环境信息从控制设备传输回计算机进行处理。通信模块的可靠性和稳定性对于实时控制任务的执行至关重要，这决定了控制指令的准确传达和环境信息的及时反馈。

中心处理模块在现实控制系统中起到整合和处理数据的作用。它通常由单片机系统组成，负责接收来自计算机的控制指令，对目标环境信息进行处理，并生成相应的反馈信号传输回计算机。中心处理模块承担着实时控制的执行与反馈，因此需要具备快速响应和高效计算的能力，以确保控制任务的准确性和稳定性。

2. 虚拟控制系统 虚拟控制是一种利用计算机生成虚拟环境来进行控制的技术，包括虚拟控制设备和虚拟环境信息，以及环境信息探测功能、信号接收与传输功能和运动控制功能，这些功能由计算机进行计算与控制。

（1）虚拟控制系统通过计算机生成虚拟环境，使用户可以在计算机模拟的环境中进行操作和控制。虚拟环境可以是三维空间、仿真场景或虚拟现实环境，它们可以模拟实际场景中的物体、人物、场景等要素。通过虚拟控制设备，片上脑可以与虚拟环境进行交互，并进行各种控制任务的执行。

（2）虚拟控制系统也需要具备环境信息探测功能。这意味着计算机需要通过相应的传感器或模拟算法获取虚拟环境中的目标和环境信息。例如，通过虚拟摄像头、虚拟雷达等设备，计算机可以获取虚拟环境中的图像、距离、形状等信息。这些信息对于片上脑进行后续的控制决策至关重要，它们提供了虚拟环境的实时数据，帮助片上脑做出准确的判断和决策。

（3）虚拟控制系统还需要具备信号接收与传输功能。这意味着计算机能够接收来自片上脑解码的控制信号，并将控制指令传输到虚拟控制设备中。同时，将虚拟环境中的反馈信息返回。

（4）虚拟控制系统需要具备运动控制功能。通过计算与控制，计算机可以根据控制指令，对虚拟控制设备进行精确的运动控制。

（二）系统功能

无论是现实控制系统还是虚拟控制系统，作为外部控制系统，它们具有相似的功能和作用。首先，它们能够接收来自片上脑解码后的运动控制信号，这些信号包含了对外部设备执行运动控制的指令，如移动、旋转、抓取等。外部控制系统通过解析这些信号，将其转化为对外部设备的具体动作命令，以实现预期的运动行为。

同时，外部控制系统还具备环境信息探测的功能。通过使用各种传感器和探测装置，如摄像头、激光雷达等，外部控制系统能够实时检测外部设备所处的环境信息和目标信息。例如，通过摄像头可以获取周围的图像信息，激光雷达可以感知物体的距离和形状。这些环境信息对于外部控制系统和片上脑来说非常重要，因为它们提供了关于周围环境的实时数据，帮助系统做出准确的判断和决策。

此外，外部控制系统还负责将反馈信息传输回计算机中。当外部设备执行运动控制后，外部控制系统会收集相关的反馈信息，如位置、力量或感知数据等。这些反馈信息通过通信模块传输回计算机中进行处理和分析。计算机根据反馈信息可以判断外部设备的状态和执行结果，并生成相应的反馈刺激，以调整和优化控制策略。通过这种方式，用户可以通过计算机与虚拟环境进行交互，并实现对虚拟环境中物体或场景的控制。

三、脑机接口系统

（一）系统组成

脑机接口系统主要由计算机和接口这两部分组成，见图 4-3-2。具体而言，接口分为以下两类：①计算机与片上脑采集刺激系统的接口。计算机与片上脑采集刺激系统的接口实现计算机与片上脑采集刺激系统的连接；一方面计算机与放大器进行连接，将采集的神经元电生理活动输送

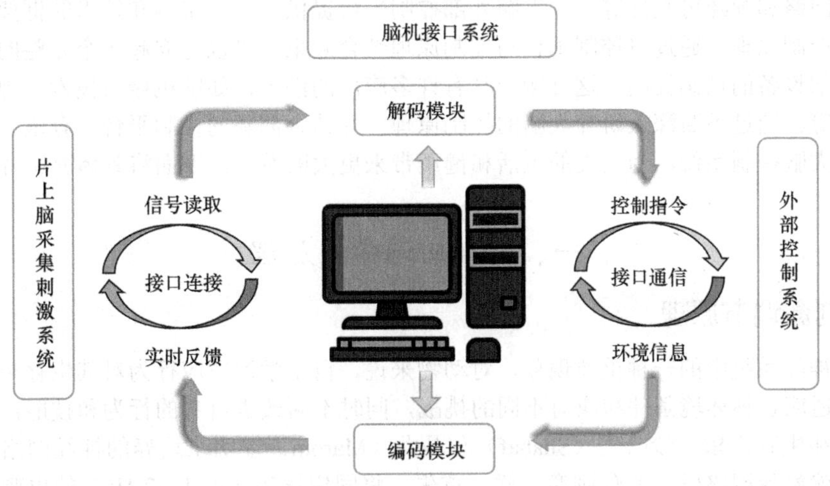

图 4-3-2　脑机接口系统

到计算机中；另一方面计算机与刺激器进行连接，将设计的刺激序列下载到刺激器中，控制刺激的输入。②计算机与外部控制系统的接口。计算机与外部控制系统的接口实现计算机与外部控制系统的通信，一方面计算机将控制指令发送到外部控制系统，实现对外部控制系统的实时控制，完成相应的控制任务；另一方面计算机接收来自外部控制系统的反馈信息，获得外部控制系统所处的环境信息和目标信息。

计算机作为脑机接口系统的核心组成部分，主要包含解码模块和编码模块，以实现片上脑和外部控制设备之间的高效信息交流。其中，解码模块用于解析从接口上获取的片上脑电生理信号，编码模块用于编码生成片上脑的刺激序列。解码模块和编码模块的协同工作使计算机能够高效地处理和利用片上脑信号，实现精确的控制和调控。

（二）系统功能

脑机接口系统连接着片上脑采集刺激系统和外部控制系统，是片上脑外部控制平台的桥梁和重要组成部分，其具体功能如下。

1. 通过 USB 等接口将片上脑采集刺激系统中采集到的原始电生理信号传输到计算机当中，计算机对采集到的原始神经信号进行预处理，剔除噪声干扰和刺激伪迹，提高信号的质量和可靠性，然后提取有效的 spike 信号，并将结果可视化，使用户能够实时监测信号采集结果和信号质量，根据信号特点设置高效准确的解码算法和编码策略。

2. 计算机解码神经电生理信号，利用提取的有效 spike 信号进行线性或非线性映射，提取信号特征，将不同特征转换为外部控制设备可识别的控制指令，实现神经信号向控制信号的转换，通过通信模块将控制指令输送到外部控制设备中，控制外部设备运动完成任务。

3. 在外部控制系统执行控制指令后，将外部目标和环境信息作为反馈信息传输回计算机中，计算机依据控制训练原理，将反馈回的信息进行编码，通过不同的刺激频率、幅值、间隔、时间等参数编码不同的环境和目标信息，将编码后的信息转变为电刺激信号，实现外部信号到神经元可识别的电信号的转换。接下来将信号下载到刺激器当中，并施加到电极周围的神经元上，向片上脑输入反馈的环境和目标信息，形成闭环控制系统，从而达到片上脑和外部设备信息交互的目的与控制任务的实现。

第二节　片上脑控制原理

控制平台和控制原理是实现片上脑对外部控制和功能调控的两个关键方面。在神经科学领域，我们努力研究和理解大脑的控制原理，以揭示其底层机制。这些原理包括神经元通信、突触传递、神经回路和神经可塑性等。片上脑外部控制平台提供了一个工具和技术的框架，用于实现和验证这些控制原理。通过将控制平台与控制原理结合起来，可以建立起一个完整的系统，实现片上脑对外部设备的精确控制。这种融合具有许多应用的潜力，如脑机接口技术、神经康复和人工智能系统等。通过不断深入研究大脑的控制原理，并结合创新的控制平台，有望开发出更加高效和精确的大脑控制系统，为人类的生活和健康带来更大的益处。下面将具体介绍片上脑的控制原理。

一、刺激回避学习原理

（一）刺激调节原理

学习是神经系统中的一种重要现象，对动物来说，自主学习适应行为对其生存至关重要，它能够使动物适应各种环境条件和应对不同的挑战，同时不断改进自身的行为和技能，以适应不断变化的环境和生存需求。沙哈夫（Shahaf）和马龙（Marom）证明了培养的神经网络可以学习期望的行为，就好像网络学会避免刺激一样。首先，将固定低频（如 1～2 Hz）的电刺激传送到网络的预定义输入区域。当期望的行为出现时，刺激被移除。在这个过程被重复之后，神经网络学会了对刺激做出预期的反应。他们通过引用刺激调节原理（stimulus regulation principle，SRP）来解释这些结果。刺激调节原理在神经网络层面由以下两个功能组成：①可修改性，刺激驱动网络试图通过改变神经元连接来形成不同的拓扑结构；②稳定性，去除刺激使网络稳定在其最后的连接中。

（二）刺激回避学习原理

基于刺激调节原理，当一个培养神经网络系统与一个外部设备耦合时，神经元的一些特性会产生智能行为。具体表述如下：对培养的神经元提供外部刺激，每个神经元之间的连接被外部刺激改变，因此通过外部设备表现的行为也被改变；如果发生了一种可以阻止外界刺激的行为，则刺激结束，当前连接稳定；通过重复上述过程，可以使避免刺激的行为得到强化。

通过这种方式，避免刺激的行为可以自发出现，而无须任何明确的奖励或评估功能，这被称为刺激回避学习（learning by stimulation avoidance，LSA）原理，LSA 保证了稳态特性，因为它同时维持稳定和变化。

LSA 表示网络通过学习可用的行为来避免外部刺激。这些行为来自于在体内和体外网络中发现的峰值时间依赖可塑性（spike-timing dependent plasticity，STDP）。STDP 导致两个放电神经元之间突触权重的变化，这取决于它们活动的时间。如果突触前神经元直接先于突触后神经元放电，则突触权重增加，对应长时程增强（long-term potentiation，LTP）；如果突触后神经元直接先于突触前神经元放电，则突触权重减少对应长时程抑制（long-term depression，LTD）。

为了避免 LSA 中的刺激，基于 STDP 出现了以下两种动态。第一个动态是通过 LTP 减少刺激的行为强化。如果突触后神经元的放电终止了突触前神经元的放电，那么从突触前神经元到突触后神经元的突触权重将增加。因此，导致刺激减少的行为被加强了。第二个动态是通过 LTD 增加刺激的行为弱化。如果突触后神经元的放电引起突触前神经元放电的产生，那么从突触前神经元到突触后神经元的突触权重就会减少。因此，导致刺激增加的行为被削弱，这就是 LSA 最基本的结构。因此，要利用 LSA 进行控制行为需要满足以下条件，即神经网络的可塑性是由 STDP 驱动的，同时神经网络与环境构成闭环。

二、FORCE 学习

（一）FORCE 学习特点

一阶减少控制误差（first-order，reduced and controlled error，FORCE）学习最初用于训练人工神经网络。人工神经网络的训练是指基于训练中的输出误差不断对网络的参数进行修改，通常是指突触强度达到期望的响应。机器学习和计算机视觉领域的研究人员已经开发出强大的方法训练人工神经网络来执行复杂的任务，但这些主要适用于具有前馈架构的网络。生物神经网络倾向于以一种高度循环的方式进行连接。因此，FORCE 学习被开发用于循环神经网络的训练，并解决了以下 3 个问题。

1. 在训练期间将错误的输出反馈给网络，可能会导致其活动偏离所需的目标，从而导致学习无法收敛。反馈与期望网络输出相同的信号可以防止网络在训练过程中出现采样波动，从而避免最终网络的稳定性问题。FORCE 学习使用突触修饰过程本身来控制反馈信号，而不需要任何其他机制。

2. 在循环网络中尤为严重的输出错误是信用分配问题。信用分配相当于找出哪些神经元和突触对输出错误负有最大责任，因此最需要修改。对于不直接产生输出的网络单元来说，这个问题尤其具有挑战性。然而，FORCE 学习通过使用图 4-3-3 所示的架构来训练网络，其中修改不限于网络输出。图 4-3-3A 生成网络的反馈由单独的反馈网络提供。反馈网络的神经元通过强度为 J^{FG} 的突触循环连接并接收来自生成网络的输入，这些突触在训练过程中被修改。如图 4-3-3B 一个没有外部反馈的网络，反馈是在网络内部产生的，并通过将 FORCE 学习应用于网络内部强度为 J^{GG} 的突触来进行修改。

3. 对混乱的自发活动进行训练。在循环网络中学习和抑制混沌的解决方案是一样的，即在训练的初始阶段，突触的修改必须是强烈和快速的。这正是 FORCE 学习过程所实现的。

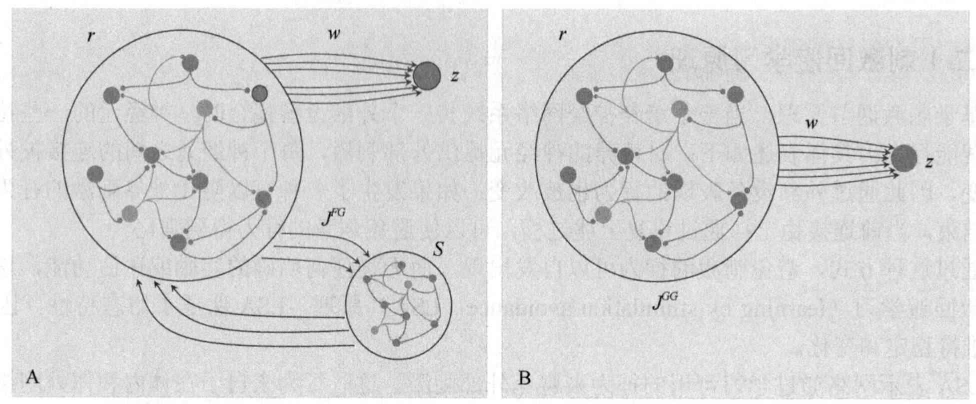

图 4-3-3　网络结构

A. 网络 r 的反馈由单独的反馈网络 s 提供，反馈网络 s 的神经元通过强度为 J^{FG} 的突触循环连接接收来自生成网络 r 的输入，这些突触在训练过程中被修改；B. 没有外部反馈的网络 r，其反馈是在网络内部产生，并通过 FORCE 学习对网络 r 内部强度为 J^{GG} 的突触进行修改；w 为连接权重，z 为输出

（二）FORCE 学习控制

FORCE 学习与传统的神经网络训练有很大的不同。通常，训练包括执行一系列修改，以缓慢减少网络输出中最初的大错误。在 FORCE 学习中，即使是从训练过程的开始，误差总是很小的。因此，训练的目标不是显著减少误差，而是减少保持误差较小所需的计算量。在训练周期结束时，不再需要修改，网络可以自主地产生期望的输出。

从机器学习的角度来看，FORCE 学习过程为构建递归神经网络提供了一个强大的算法，该算法可以在没有输入或响应输入的情况下生成复杂且可控的活动模式。从生物学的角度来看，它可以被视为一种训练诱导修改的模型，或者说为建立一种功能回路模型提供进一步研究的方法。

FORCE 学习在片上脑的外部控制中主要用于物理储层计算（physical reservoir computing，PRC）研究。PRC 是指给定物理系统（如光子系统、磁性材料、机械机器人和神经系统）的内在非线性动力学被用作计算资源或储层。研究表明，丰富的时空神经活动动力学是神经元计算的起源，FORCE 学习证明相干输出可以作为神经系统的一种类似自稳态的特性，可能会导致解决问题能力的发展。与传统的片上脑外部控制有很大不同，后者主要通过赫布理论优化了感觉与运动的耦合，赫布理论是一种产生联想记忆的神经机制，它直接改变实验中的输入输出关系，而 FORCE 学习利用神经系统内稳态特性，内稳态是维持生命系统内部状态的一种机制。这两种机制可能在神经系统的任务解决中发挥互补作用。

三、自由能原理

自由能原理（free energy principle，FEP）被认为是对大脑功能的统一解释，它指出任何与环境处于平衡状态的自组织系统必须达到自由能最小化。这个原理本质上是一个数学公式，描述了适应性系统如何抵抗自然的无序倾向。

（一）贝叶斯大脑假说

贝叶斯大脑假说是一种关于大脑工作方式的理论框架，它提出了一种解释大脑如何生成感知经验的机制。贝叶斯大脑假说认为，大脑配备了一个内部模型，用于描述隐藏状态（表示为 s）

如何生成感官观察（表示为 o）。这个内部模型可以看作是一种概率推断过程，根据已有的感官观察信息来估计最有可能的隐藏状态。换句话说，大脑试图通过不断更新和调整内部模型，将感官观察与潜在的隐藏状态相对应起来。但是，这个内部模型并不一定在大脑的特定区域明确表示出来，而是大脑在计算过程中抽象出来的数学类型。为了使贝叶斯大脑假说具备预测能力，需要对内部模型的结构进行具体的假设。

内部模型的两个组件包括隐变量和观测分布。首先，隐变量是从先验分布 $p(s)$ 中提取。其次，感官观测值是从隐藏状态的观测分布 $p(o|s)$ 中提取。不同的隐藏状态设置可以在不同程度上合理解释观测结果。这种合理程度是由似然函数来量化，即在给定假设下，隐藏状态的观测分布下观察到的概率。似然函数描述了根据已知的隐藏状态来计算观察值的可能性。

贝叶斯大脑假说的第二个主张是，根据贝叶斯规则的规定，先验和可能性结合起来推断给定观察的隐藏状态：

$$p(s\mid o)=\frac{p(s\mid o)p(s)}{p(o)} \tag{公式 4-3-1}$$

其中，$p(s|o)$ 为后验分布，$p(o)=\sum_s p(s|o)p(s)$ 为边际似然。可以将贝叶斯规则理解为通过反转内部模型，根据观察结果计算对环境隐藏状态的信息。

贝叶斯大脑假说可以自然地扩展到一种设定，其中代理根据策略 π 采取行动，从而影响其观察结果。这个策略是一个从观察结果到行动分布的映射。在最简单的变体中，代理选择最大化信息增益的策略：

$$I(\pi)=\sum_o p(o\mid\pi)D[p(s\mid o,\pi)\parallel p(s\mid\pi)] \tag{公式 4-3-2}$$

其中，o 现在表示未来的观察，D 表示 Kullback-Leibler（KL）散度（也称为相对熵）：

$$D[p(s\mid o,\pi)||p(s\mid\pi)]=\sum_s p(s\mid o,\pi)\log\frac{p(s\mid o,\pi)}{p(s\mid\pi)} \tag{公式 4-3-3}$$

$I(\pi)$ 的表达式等价于“贝叶斯惊奇度”，等价于以 π 为条件的 s 和 o 之间的互信息。

（二）最小化自由能的动机

生物系统的一个显著特征是它们在不断变化的环境中能够维持自身的状态。生物系统的生理活动几乎可以完全归结为稳态。一个生物体能够处于的状态范围是有限的，这些状态决定了生物体的表型。从数学上讲，这意味着一个系统处于几个稳定状态的概率很高，而处于其他状态的概率很低。熵是对“惊奇”的度量，生物体必须长期保持惊奇度最小化，以确保它们处于稳定状态。

总之，生物系统长期维持生理状态的必要性可以转化为短期避免意外的需要。这里的意外不仅取决于无法改变的当前状态，还取决于从一种状态到另一种状态的运动。这种运动可以是复杂的和循环的，只要它重新达到与生存相容的一小组状态，称为全局随机吸引子。自由能原理优化的正是这种运动，见图 4-3-4。

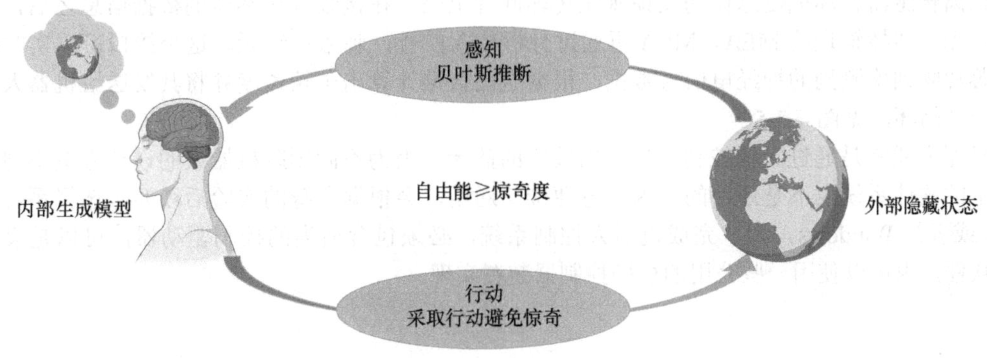

图 4-3-4　自由能原理

生物系统必须避免意外，以确保它们的状态保持在生理范围内。但是，要想做到这一点，自由能在这里发挥了重要的作用：自由能是惊奇度的上限，这说明如果生物体最小化自由能，它们将隐含地最小化惊奇度。自由能可以通过两个方面的函数进行估计，即感觉状态和内部状态的识别密度（如神经元活动和连接强度）。识别密度是对引起特定感觉的概率表示。换句话说，生物系统通过不断更新和校准其内部模型和预测来最小化自由能。当感觉状态与预测相符时，自由能较低；而当感觉状态与预测不符时，自由能较高。通过调整内部状态和行为，生物系统不断尝试减少自由能，以使其感觉和预测尽可能一致。总之，生物系统通过最小化自由能来避免意外和惊奇，从而保持其生理状态在可接受的范围内。这是通过更新和校准内部模型和预测，并调整内部状态和行为来实现的。

（三）最小化自由能的途径

主体可以通过改变自由能所依赖的两个条件来最小化自由能，一是通过对外界施加作用改变感官输入，二是通过更改内部状态来改变识别密度。首先，通过对外界施加作用，主体可以主动去改变感官输入。例如，当主体感觉到某种不符合预期的情况时，它可以采取行动来改变环境，以减少感觉状态与预测之间的差异。这种行动可以包括移动身体、调整感知位置或选择与环境互动的方式，以使感官输入更加符合预期。其次，主体还可以通过改变内部状态来影响识别密度。内部状态的改变可以通过调整神经元活动和连接强度来实现。通过改变内部状态，主体可以调整其对感官输入的敏感程度和注意力的焦点，从而改变感知和预测的准确性。这可以通过神经调节、学习和适应等机制来实现。

第三节　片上脑外部控制实例分析

一、机器人控制

人们会思考如何将细胞水平学习过程中可塑性机制通过行为水平表现。使用真实培养的神经元作为控制器的机器人“animat”（人造动物、动物和材料的缩写）是体现这种生物神经元网络计算能力的一种新方法。由这种混合生物神经网络衍生出的一些神经网络智能机器人控制系统具有研究热度。来自外部硬件系统接收的感觉信息被用来刺激片上脑，由此产生神经活动控制外部系统。外部系统的变化为片上脑状态提供了反馈，以此构成一个闭环系统。通过这样的闭环系统，可以为生物神经网络记忆、学习或适应性的研究提供新的范式。

（一）机器人避障

片上脑可以用来研究神经系统的潜在记忆和学习。之前的研究是将片上脑连接到外部真实空间中的移动机器人中，控制其完成避障。

1. 平台结构　用MEA芯片和多电极数据采集和在线分析的工具集（MEAbench）软件记录和刺激片上脑，输出给予小型机器人的控制信息。移动机器人具有两个独立可控的轮子，可以利用左右距离传感器将环境信息作为反馈刺激传输回片上脑。在接收到传感器的数据信息之后，通过接口，无线传播输送给MEA，MEA再通过分析传入信号，刺激神经元。这个接口可以实时接收来自芯片阵列检测到的神经电信号数据，根据这些数据计算出车轮速度并将其发送给机器人，形成了一个闭环，见图4-3-5。

机器人通常是通过无线控制，如使用较广的蓝牙。因为不同团队机器人的设计方案不同，所以基于的软件系统也不是通用的，为了方便接口通用，会根据自身的实验后续要求选择系统，如Linux或者是Windows，为了完成机器人控制系统，必须包含适当的控制驱动器，可以是设计的驱动软件，也可以使用一些公用的机械控制器装置实现。

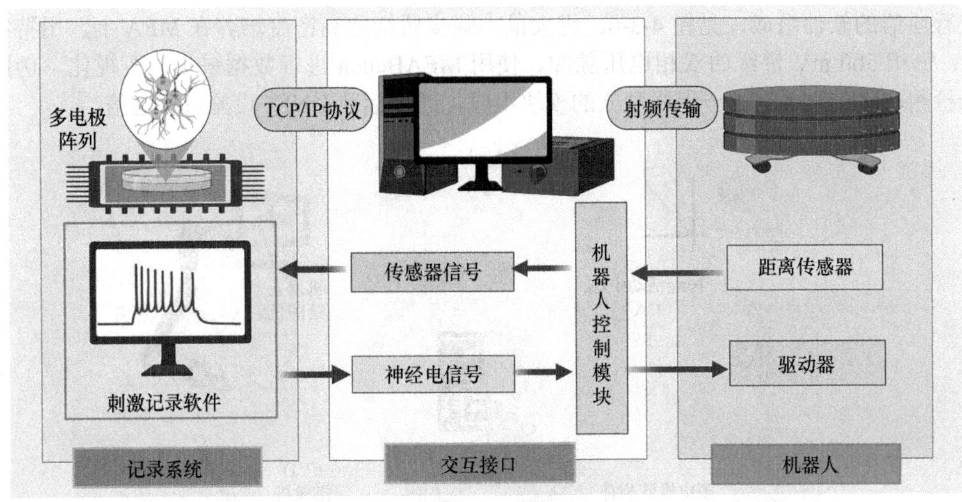

图 4-3-5　机器人避障模块化架构

2. 控制编码与解析编码　选择两个估计为兴奋性神经元的电极作为发送电刺激的左右输入神经元。在给定的时间间隔（100 ms），向输入神经元发送电刺激的概率 $P_{L,R}$ 由移动机器人的感觉值控制。概率计算如下：

$$P_{L,R}=\begin{cases}0 & (S_{L,R}<T)\\ S_{L,R}/S_{\max} & (S_{L,R}\geqslant T)\end{cases}\qquad（公式 4-3-4）$$

如果传感器值 $S_{L,R}$ 小于阈值 T，$P_{L,R}$ 变为零。否则 $P_{L,R}$ 由 $S_{L,R}/S_{\max}$ 计算。$S_{\max}$ 表示传感器输入的最大值。电刺激是否被发送到输入神经元用每 100 ms 这个概率来确定。基于此选择 20 个电极，其中 10 个是左输出神经元，另外 10 个是右输出神经元；所有 20 个神经元都位于每个输入神经元附近，用于计算每个左右车轮的速度。车轮速度是根据每 100 ms 整合的输出神经元的尖峰数来计算。计算左右车轮转速 $V_{l,r}$ 如下：

$$V_{l,r}=\sum_{i\in N_{l,r}}\omega_i v_i+C\qquad（公式 4-3-5）$$

虚拟神经状态 v_i 取正整数，等于给定时间间隔内输出神经元的尖峰数，并将它们与固定权重 ω_i 相加。最后，添加一个正常数 C 作为默认轮速。N_l 和 N_r 是左右输出神经元通道数的集合。在这里，ω_i 为负值，C 为正值，当输出神经元不活动时，机器人向前移动。随着输出神经元活动的增加，机器人向前移动的速度降低，最终机器人向后移动。机器人的两个轮子是独立的，机器人可以实现转弯。

基于以上控制转化对避墙行为进行评估。机器人被放置在一块矩形区域上，机器人与墙壁碰撞或靠近墙壁时，传感器被激活收到一个强的信号，否则会收到一个较弱的信号。可以根据碰撞时间长短的变化，判断是否发生碰撞以及碰撞程度的变化。

（二）机器人绘图

对人类来说微不足道的任务，对计算机来说是困难的，如适应、模式识别、容错等。将神经元可塑性机制通过运动以及感觉的反馈映射在行为层面上是一件值得探索的事情。2007 年，佐治亚理工学院神经工程实验室的科学团队依照此原理，设计了一款闭环混合神经-机器人系统——MEART。这种生物混合神经机器人系统能通过训练学习完成以绘制简单的几何形状为目标导向的行为。

1. 控制平台构成　MEART 由活的神经元、记录和刺激电子设备、机器人绘图手臂、气动驱动系统的电子控制电路、用于反馈绘图图像的 CCD 摄像机，以及通过互联网在神经元和机器人之间进行通信的软件组成，见图 4-3-6。将大鼠大脑皮质细胞高密度培养在 MEA 上，用持续时间 400 μs、每相 500 mV 量级的双相电压脉冲。使用 MEABench 进行数据采集、可视化、伪影抑制和尖峰检测，MEABench 由一组半独立的模块组成，通过标准 UNIX 设施进行通信。

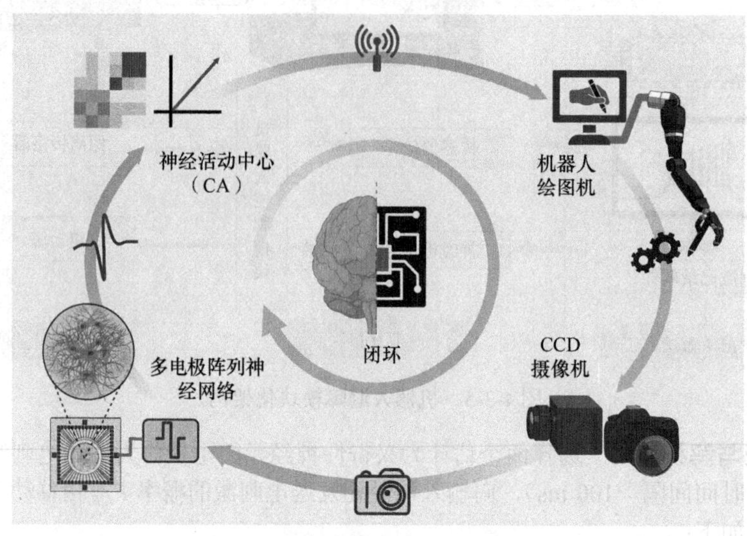

图 4-3-6 MEART 的构成图

控制运动：根据刺激后 100 ms 的反应计算神经元动作电位的活动中心（CA）。

机器人绘图机：绘图机由两个垂直的、刚性的、连接在一起的手臂组成，它们驱动一组笔在一张纸上的 X 和 Y 位置。由编织的气动人工肌肉驱动，允许左臂（EL/RL）和右臂（ER/RR）在大约 30 cm × 30 cm 的工作空间内独立缩回（R）或伸展（E）。

感官反馈：工作区上方的一台 CCD 摄像机每隔 5 min 就会捕捉到一张累积标记的图像。这些图像被像素化成 8 位灰阶值（与 MEA 上的电极同构），并通过互联网发回，以命令对神经元进行反馈刺激。

训练：将动物行为与目标行为进行比较，以控制训练刺激。反馈刺激可以改变神经元的活动，进而改变人工机器人随后的运动和感觉反馈，从而形成一个闭环系统。

2. 控制编码与解码分析 使用一种网络活动测量方法，结合空间和放电率信息，反映突触强度的累积变化。皮质培养的生物芯片有基本的自组织原理和可塑性机制，如 spike 时间依赖性、可塑性和稳态。培养的皮质神经元几天内自发开始放电。群体编码是在运动皮质、运动前皮质和其他皮质区域中发现的一种候选方法，即一组广泛调谐的神经元放电速率合在一起提供了一种精确调谐的表征。神经活动中心（center of neural activity，CA），类似于质心的概念，可以用来表示相关神经群落的中心位置。通过计算包含空间信息的数据，神经活动中心可以可靠地量化 MEA 上神经网络的可塑性。

刺激后 100 ms 反应的 CA 计算：

$$\begin{bmatrix} X \\ Y \end{bmatrix} = \hat{T} \cdot \overrightarrow{\mathrm{CA}} \qquad \text{（公式 4-3-6）}$$

CA 是每个电极的发射速率 e 的矢量和，由电极的空间位置加权。T 将 CA 从电极空间转换为 Animat 运动空间的布居向量：在闭环系统实验之前找到 CA 的范围，以平均值偏移，并在 X 和 Y 方向上分别缩放，以产生均匀分布和向所有方向移动的能力。然而，在转化和开始闭环实验之间的无刺激期间的自发活动会导致 CA 漂移，造成运动偏差。

在连续运动之间（每隔 4 s）求对探头电极上 1 Hz 刺激响应的平均值。用 0.25 Hz 刺激探头电极对仿生手臂进行指令，在整个实验中只使用一个探头电极。运动可以通过绝对位置或相对增量来控制。对于绝对位置，活动是标准化的，这样可能的移动集将分布在整个工作空间中。对于增量运动，将活动标准化，使可能的运动分布在整个 180°。MEART 最初使用绝对位置，因为不充分的训练算法可能导致增量移动超过工作空间，从而导致行为的不连续。由于工作空间大小不受物理限制，模拟动物采用增量运动。

训练和感觉反馈：MEART 的目标是在其 30 cm × 30 cm 工作空间的中心填充 12 cm × 12 cm 的正方形区域，通过对连续反馈图像的比较来确定成功的行为。如果在目标几何区域内出现的标记比例大于外部，则认为行为成功。否则，需要探头响应的可塑性。对于训练，可塑性是通过成对电极的重复刺激，称为图案背景刺激诱导。通过以 20 ms 的脉冲间隔将探针电极与另一活性电极（唤起网络反应的电极）配对，构建图案背景刺激，重复刺激 3 s。对于单个突触连接的神经元，在相距几十毫秒的时间内放电，在突触水平上发生定向 spike 时间依赖的可塑性。图案背景刺激的选择是行为固定的。例如，如果先前的运动发生在目标区域下方，则探针与 MEA 顶部的电极配对。

电刺激可能是神经元可塑性的人工来源，通过这种方式，假设图案背景刺激将导致第二对电极附近的探针反应增强，从而修改 CA 和种群向量，使手臂运动接近靶区。MEART 的图案背景刺激确实诱导了定向神经元的可塑性，这在 CA 的分布变化中很明显，但这是一种不受控制的方式。

二、虚拟环境控制

在体外重建生物神经元网络（biological neuronal network，BNN）的复杂性和功能性无疑是困难的。前面介绍的一类通过体外培养的神经元网络实体人工生物混合机器人系统，虽然可以基于一些刺激范式完成一些简单行为上的任务，但是能完成任务的精度和复杂度基于这种机械硬件本身还有一定局限。基于这种机械硬件本身的参数也相对固定不易更改。此外，像使用仿生机械手臂这样的机器人系统本身造价昂贵，基于机器人的生物神经网络控制系统研究成本受限。另一类研究通过在体外神经网络的虚拟环境中，控制其训练和学习，以完成虚拟仿真任务，从而模拟神经网络的学习和记忆机制。利用虚拟环境的优势，不断地更新迭代，可以训练体外神经网络完成难度较高的任务，如游戏。

（一）模拟飞行控制

佛罗里达大学生物医学工程系团队构建了一个模拟飞行的仿真体系，在这个体系中，一个由鼠皮层神经元组成的网络慢慢适应了控制飞机的飞行轨迹。见图 4-3-7，通过将高频刺激脉冲传送到两个独立的通道，一个用于控制模拟飞机俯仰，一个用于控制模拟飞机翻滚。这个模型系统将一个体外活的神经网络看成一个权重矩阵，实时反馈控制系统中测量和操纵它来稳定模拟飞机的飞行。系统通过给予在 MEA 上培养的大鼠皮层神经元的两个不同位置规律刺激后，测量网络中这两个不同位置大鼠皮层神经元之间当前突触权重比例，将这种权重比例的反馈作为飞机俯仰和翻滚两种状态的参数。在每次模拟过程中，根据飞行轨迹信息、权重测量和比例反馈对这些权重进行修改，以此来优化这种模拟飞行器的稳定性。

1. 控制平台构成　包括 MEA 大鼠皮层神经元培养模块、刺激器、数据采集系统，以及基于 F-22 商用 X-Plane 飞机仿真软件进行仿真。

2. 控制编码与解码分析　MEA 上 60 个电极中的两个被选为刺激点，分别代表俯仰和翻滚的控制。这些位点是随机选择的，它们既能自发活动，又能通过刺激脉冲引起活动。整个实验的刺激为单个 200 μs/600 mV 双极脉冲。每个刺激脉冲都会引起刺激电极附近神经元的反应，然后通过整个网络的突触传播，导致 100～200 ms 的活动爆发，每个电极前 150 ms 的诱发反应被记录下来。因此，通过对单个位点的刺激，可以估计刺激位点附近的神经元与整个网络中其他神经元之间的突触连通性。

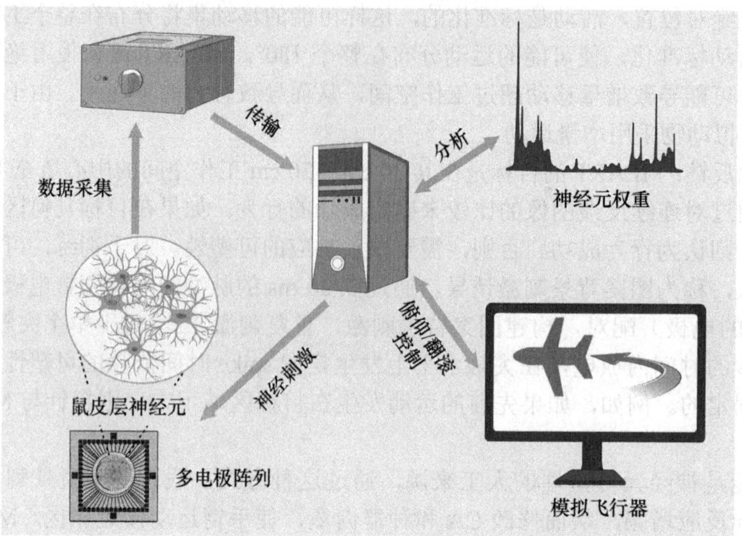

图 4-3-7 模拟飞行控制平台构成图

通过这两个刺激点来表示俯仰和翻滚控制的权重。其中一个部位的诱发反应用于控制方向，而另一个部位的诱发反应用于控制滚动。记录每次刺激后 150 ms 的平均动作电位，并将其分成 1 ms 的时间窗，产生 150 个单位的权重向量。当前权重和初始权重之间的差值建立了用于控制飞机的当前飞行权重向量。从飞机遥测得到的当前俯仰和翻滚误差，范围从水平（0 度）到最大 ±180 度（即倒飞），被映射到 150 ms 的间隔。将当前飞行权值从 0 ms 与当前误差对应的毫秒值相加，得到比例控制信号。

（二）虚拟游戏

对于上面的模拟飞行器系统，利用软件仿真完成模拟飞行器的两种状态的调整，整体上完成模拟飞行器飞行。这种融合了活体神经元的虚拟控制系统，的确达到了最初人们对生物神经网络和生物计算能力的尝试。为了探索更加复杂的生物神经元网络（BNN），人们试图开发支持神经形态计算的仿生硬件系统。这些仿生硬件给人们带来了对生物神经网络的全新认识，一些生物计算理论逐渐广泛规范化，如前面介绍的自由能原理和 FORCE 学习理论。基于此，人们对体外神经元培养出的神经元网络的复杂程度和学习机制有了更深的认识。来自澳大利亚墨尔本皮质实验室的研究团队，开发了一个利用结构化环境中神经元固有的自适应计算的系统——DishBrain。该系统也是利用体外培养生物神经元所表现的可调整放电活动，通过分析电信号为其与游戏世界的交互中提供简单的电生理感觉输入和反馈，由此生物神经元可以学习执行以目标为导向的任务。这个系统被嵌入到模拟的游戏世界中，进行乒乓球街机游戏。随着时间的推移，在这种闭环反馈下表现出“学习”的改进。通过分析实时电生理信号，发现有刺激没有反馈的学习效果很差，这也进一步证实闭环反馈在这类系统的重要作用。

1. 控制平台构成 这个闭环系统的搭建与前面系统有基本类似的一些基础结构，见图 4-3-8。

2. 控制编码与解码分析 在高密度微电极阵列（HD-MEA）上共放置了 1024 个电极，“感觉”区域由 626 个电极组成，其中植入了刺激电极。其余的输出电极在 MEA 上被划分为预定义的 4 个运动区域。选择这样的配置是因为它结合了生物学相关特征，排除了输入刺激和输出活动记录之间的直接耦合干扰。只有运动区域的活动有助于桨叶运动。运动区域 1 的活动将桨“向上”移动，运动区域 2 的活动将桨“向下”移动。测量了这两个区域的活动，其中活动较高的区域将向相应的方向移动桨。发现对这两个区域培养的神经元对应的特征极其敏感，在培养的神经元中不对称的自发尖峰活动会导致桨只向一个方向快速移动。然而，由于在这两个区域培养具有精确平衡活动神经元的技术困难，研究人员对此觉得有必要在系统中添加“增益”。这个增益函数测量了两个区域的活动，并向 20 Hz 的目标添加了一个乘法器。活动度＞20 Hz 以修正因子＞1 加权，活动度＜20 Hz 以修正因子＜1 加权。这将允许每个给定区域的活动变化影响桨的位置，即使它们表现出不同的潜在自发活动。没有其他过滤或机器学习模式的权重应用于解码运动区域活动，这意味着没有正则化或过拟合的风险，因为所有学习都需要在生物神经培养中进行。

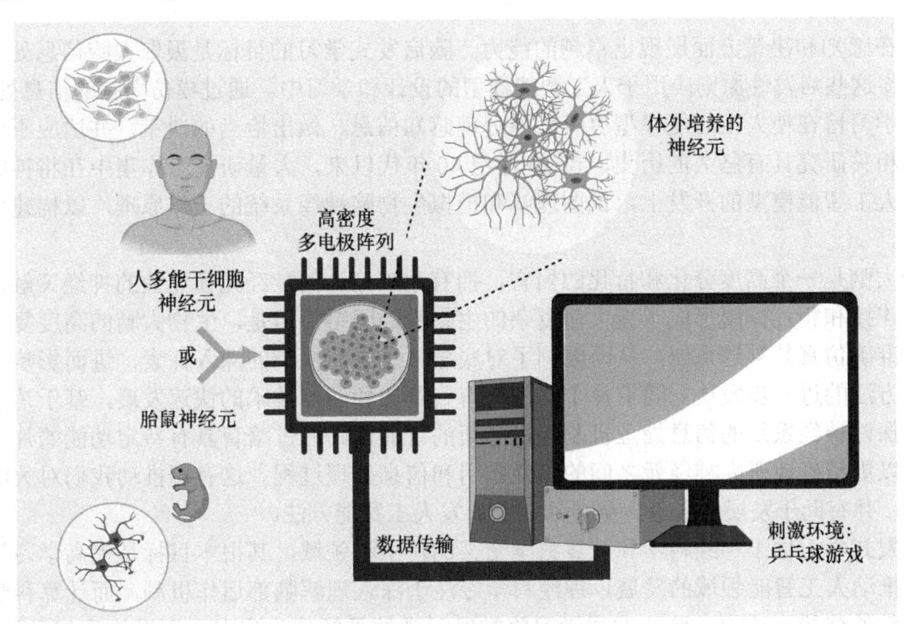

图 4-3-8 乒乓球游戏示意图

第四节 小 结

片上脑含有丰富的非线性计算潜能、学习能力和环境适应性，根据刺激调节原理和自由能原理，片上脑总是稳定于阻止外部刺激的行为，并且会通过自组织现象达到自由能最小的状态。通过 FORCE 学习机制最小化网络输出与目标输出之间的误差，来优化网络的权重和连接，使得网络能够逐渐逼近目标输出。

根据以上原理，本章介绍了组成闭环系统的外部控制平台，分为采集刺激系统、外部控制系统和脑机接口系统。采集刺激系统一方面可以采集片上脑的电生理信号，一方面可以通过电极刺激神经元；外部控制系统提供片上脑执行运动控制的环境，并且产生反馈信号传回片上脑；脑机接口系统在硬件上连接了上面两个部分，在软件上包含了编码模块和解码模块，从而形成闭环控制系统，达到片上脑和外部环境交互的目的。

目前，对于片上脑的应用可以分成真实环境和虚拟环境两类，本章以机器人控制为例，介绍了片上脑控制机器人避障和绘图的实例，包括了平台结构和控制编解码分析两个方面。在虚拟环境控制方面，例举了虚拟飞行器控制和虚拟游戏两个方面的任务。

第四章 脑启发式学习

大脑在感知和决策方面展现出卓越的能力。脑启发式学习的目标是汲取大脑信息处理的原理和机制，将这些启发性原则应用于人工智能模型的设计和学习中。通过模仿大脑的信息处理机制，脑启发式学习旨在使人工智能模型更有效地处理感知信息、做出恰当的决策，并适应不同的环境和任务。相关研究具有悠久的历史，自20世纪40年代以来，大量研究工作集中在将神经科学知识应用于人工智能模型的开发上，试图理解和模拟生物脑神经系统的工作原理，以构建更智能的计算系统。

生物大脑是一个高度分化和特化的器官，拥有数以亿计的神经元和无数的神经突触，它们之间的相互连接和相互作用形成了庞大而复杂的生物神经网络。但是，生物大脑的高度复杂性使科学家难以准确仿真其神经系统，从而限制了对底层信息处理机制的深入探索，进而影响了脑启发人工智能方法的进一步发展。随着片上脑的培育、刺激和调控技术的快速发展，基于片上脑的研究为深入探讨神经系统的信息处理机制提供了新的可能性。通过培育具有特定功能的片上脑，科学家们可以更精确地研究神经元之间的相互作用和信息处理过程。这有望推动我们对大脑底层机制的理解，并有助于发展更先进、更灵活的脑启发人工智能方法。

脑启发式学习位于神经科学和计算科学交叉的跨学科领域，其根本目标是提高学习算法的性能，从而推动人工智能领域的发展。神经科学专注于深入理解脑部运作机制，而计算科学则专注于计算系统的建模和研究。脑启发式学习将神经科学的见解作为启发，用以构建信息处理系统。这种跨学科的方法有助于创造更智能、更高效的计算系统，为人工智能领域带来了新的前景和机遇。

第一节 脑启发式学习方法

目前，主要的脑启发式学习方法可以概括为3种类别，即人工神经网络、稀疏编码学习、脉冲神经网络。其中，人工神经网络是发展最成熟的学习方法，可以进一步被细分为前馈神经网络和循环神经网络。这些脑启发式学习具有各自的特点，适用于不同的场景。此外，强化学习方法虽然不是直接受大脑信息处理机制启发的学习方法，但是与脑启发式学习方法密切相关。以下内容将详细描述这些学习方法。

一、人工神经网络

在片上脑的发育过程中，会自组织地形成神经元之间的连接。这些连接的强度并不是完全预定的，需要通过突触可塑性来实现。突触可塑性是指突触连接的强度可以根据神经活动的模式进行调整，这种调整可以是长时程增强（long-term potentiation，LTP）或长时程抑制（long-term depression，LTD），取决于突触受到的刺激。受片上脑这种机制的启发，计算科学家设计了基于全连接的多层感知机。

基于全连接的多层感知机是最成熟的人工神经网络之一。见图4-4-1，多层感知机是一种由多个神经元组成的神经网络（图中的圆形表示神经元），神经元是多层感知机的基本构成单元。在人工智能领域，约定神经网络的最左边是输出层，而最右边是输入层，除了输入层和输出层之外的层称为隐藏层。例如，在图4-4-1中，多层感知机包含1个隐藏层，并且这个隐藏层中包含了3个神经元。神经元也被称为网络节点。

在图4-4-1中的多层感知机是全连接的，这意味着每层神经元都与下一层所有神经元存在连接（connection）。每条连接都存在一个网络权重，用符号 $x_{i,j}^{l}$ 表示。其中，l 表示目标神经元所在网络层数，i 表示源神经元为网络第 $l-1$ 层的第 i 个神经元，j 表示目标神经元为网络第 l 层的第 j 个神经元。见图 4-4-1 所示，输入层为第 0 层，权重 $x_{2,3}^{1}$ 表示第 0 层第 2 个神经元，到第 1 层第 3 个神经元的连接的权重。除了连接外，每个神经元存在一个偏置，用符号 b_q^p 表示。偏置 b_2^1 表示网络第 1 层第 2 个神经元的偏置。

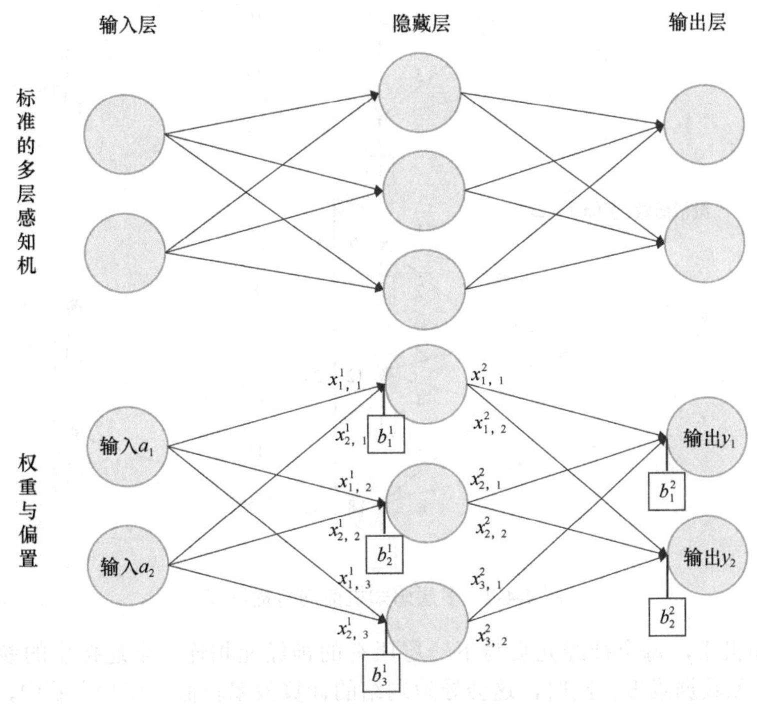

图 4-4-1 标准的多层感知机及其网络参数

多层感知机属于前馈神经网络（feedforward neural network，FNN）架构。给定图中网络的输入向量 $A[a_1, a_2]$，MLP 首先通过前向传播（从左到右）将向量 A 从输入层传递到输出层。每个神经元执行加权和与激活函数的组合运算，然后将结果传递给下一层。假设网络权重以及偏置如图 4-4-2 所示，当输入向量 A 为 [1,2] 时，网络中神经元的数值可以通过将向量 A 与相应的网络权重和偏置进行加权求和来计算。例如，第 1 层第 1 个神经元的数值为：$n_1^1 = (a_1x_{1,1}^1 + a_2x_{2,1}^1) + b_1^1 = (1 \times 1 + 2 \times 2) + 1 = 6$。假设激活函数为 $f(x) = 2x$。对于网络第 1 层第 1 个神经元，将加权和作为激活函数的输出，就可以获得这个神经元的输出 $f(6) = 2 \times 6 = 12$。人工神经元网络中使用的激活函数一般是非线性函数，如 S 型（sigmoid）函数、线性整流单元（rectified linear unit，ReLU）及双曲正切（hyperbolic tangent，Tanh）函数等。本书此处为了方便说明网络的前向传播而假定了 $f(x) = 2x$。

反向传播是训练神经网络的关键步骤，它使网络能够自动调整权重和偏置以最小化预测误差。反向传播过程包括计算损失梯度和更新网络参数两个步骤。在正向传播结束后，输出层的 y_1 和 y_2 会被计算出来。人工神经网络设计者会选择一个适当的损失函数，用于度量模型的预测与实际标签之间的差距。常见的损失函数包括均方差（mean squared error）用于回归问题、交叉熵损失（crossentropy loss）用于分类问题等。网络损失（loss）会作为反向传播的起点，并根据损失来使用链式法则计算网络中每个权重和偏置的梯度。最后，根据网络参数的梯度更新网络权重和偏置：新权重 = 旧权重 − 学习率 × 梯度。

通过重复运行前向传播与反向传播来训练多层感知机，一旦训练完成，网络的权重和偏置将调整到能够最小化损失函数的程度，使其能够进行准确的预测。

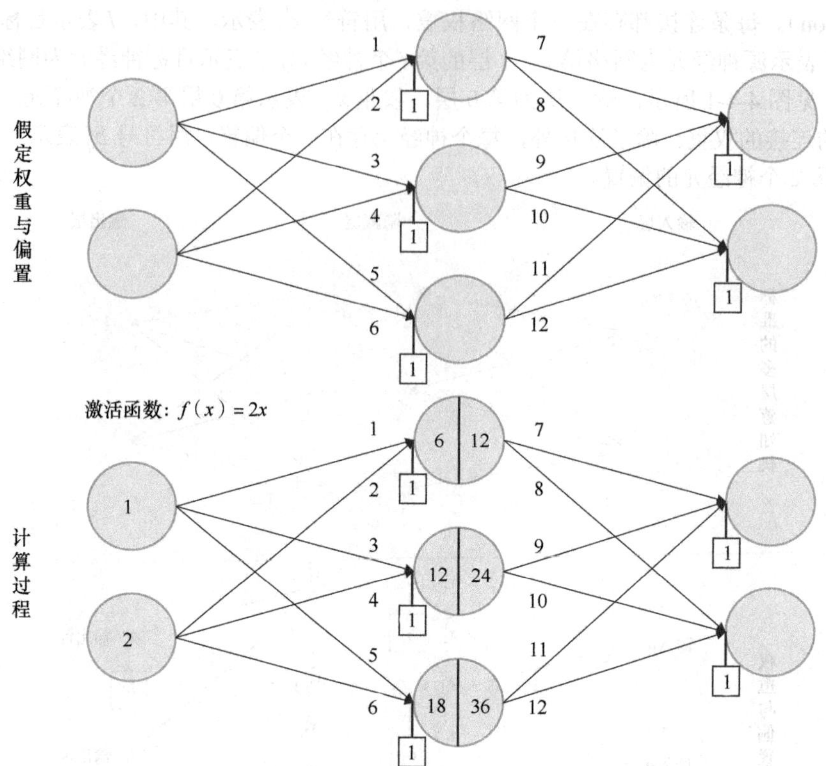

图 4-4-2 多层感知机前向传播过程

在多层感知机中，每个神经元会与下一层所有的神经元相连。全连接层的参数数量非常庞大，尤其是当输入数据维度很高时，这会导致网络的计算效率较低。在片上脑中，一个神经元与其他神经元的连接并非均匀的。某些神经元之间的连接比其他神经元更为频繁，形成了一种更加密集的局部连接模式。因此，应该在人工神经网络的设计中考虑神经元之间连接的局部性，以此提高网络的计算效率。杰弗里・辛顿（Jeffrey Hinton）团队提出了卷积神经网络来解决上述人工神经网络的瓶颈问题。在卷积神经网络中，通过引入局部感受野机制来实现神经元连接的局部性。此外，该团队还引入卷积层和池化层等特殊结构，以及参数共享的机制，来适应网格结构数据的处理，尤其是图像。它们有效地解决了多层感知机在这些任务中所面临的问题，提高了深度学习模型在计算机视觉领域的性能和效率。

自从 2012 年以来，卷积神经网络逐渐成为图像处理等领域最为常用的网络骨干。AlexNet 在图像网络大规模视觉识别挑战（imagenet large scale visual recognition challenge，ILSVRC）中取得了巨大成功，这标志着卷积神经网络开始在计算机视觉领域崭露头角。自那以后，卷积神经网络已经成为许多图像处理任务的首要选择，包括图像分类、目标检测、图像分割等任务。早期的深度学习网络架构设计研究，如视觉几何组网络（visual geometry group network，VGG）和残差网络主要专注于构建更深的网络结构，他们认为增加网络的层数可以提高对特征的表示能力。然而，后来研究人员发现，深度网络存在一定的问题，如其黑盒性质和对大量计算资源的依赖，这限制了深度网络的应用范围。为了解决这些问题，轻量级网络成为卷积神经网络研究的重要方向。移动网络、随机网络和高效网络是轻量级网络的代表。在卷积特征词袋模型（convolutional bag-of-feature model）中，研究人员引入了受到特征词袋思想启发的池化技术，使卷积神经网络能够有效处理各种大小的图像及更紧凑的网络表征。尽管出现了许多卷积神经网络的改进和变种，但 Alex 网络的设计思路在很大程度上保持不变。

循环神经网络（recurrent neural network，RNN）是异于前馈神经网络的另一类型的神经网络。相对于多层感知机，循环神经网络更适合用于处理文本数据。多层感知机通常被设计来处理固定长度的输入，难以用于处理输入长度动态变化的数据。在现实场景中，自然语言文本、音频信号等序列数据的长度都是动态变化的，需要使用循环神经网络来处理。循环神经网络通过在每个时间步使用相同的权重来处理序列中的每个元素，因此可以捕捉序列中的时间依赖关系。

循环神经网络的输入是一个序列数据，可以是时间序列数据、自然语言文本、音频信号等，这些数据被分解成时间步（time step）。在时间步 $t=0$ 时，循环神经网络会初始化一个隐藏状态（hidden state），通常为零向量或者随机初始化的向量。这个隐藏状态用于存储模型在处理序列时的内部状态信息。然后，循环神经网络会从 $t=1$ 开始，依次处理序列数据的每个时间步。在每个时间步 t，循环神经网络接收当前时间步的输入数据（如输入向量 x_t）和前一个时间步的隐藏状态（如隐藏状态 h_{t-1}）。循环神经网络使用权重矩阵来计算当前时间步的隐藏状态。循环神经网络在每个时间步计算得到的隐藏状态 h_t 会传递到下一个时间步 $t+1$，成为下一个时间步的输入数据的一部分，以捕捉序列中的时间依赖关系。循环神经网络可以根据任务的不同，采用不同的输出方式。如果是序列预测任务，可以在每个时间步 t 产生一个输出（如时间序列的下一个值）；如果是分类任务，通常在序列的最后一个时间步产生输出，这个输出可以用于分类任务的预测，也可以将循环神经网络最后一个时间步的隐藏状态作为特征输入到其他神经网络层中，进行更复杂的任务，如情感分析、机器翻译等。在训练过程中，循环神经网络使用反向传播算法来计算损失函数关于模型参数的梯度，并根据梯度更新权重和偏置，以不断优化模型。循环神经网络会循环处理整个序列，直到处理完所有的时间步或者达到预定的时间步数。需要注意的是，标准的循环神经网络在长序列上容易出现梯度消失或梯度爆炸的问题，为了缓解这些问题，后来出现了一些改进的循环神经网络结构，如长短时记忆网络和门控循环单元，它们设计了更复杂的内部结构，以更好地捕捉长距离的时间依赖关系。

二、稀疏编码学习

稀疏编码学习被认为是一种重要的脑启发式学习方法，与受片上脑信息传递方式启发的人工神经网络有所不同，其设计灵感来自于其信息处理机制。人工神经网络通常仅通过大规模并行的神经元和连接来模拟片上脑，而缺乏对片上脑信息处理机制的深层次建模。相比之下，稀疏编码学习方法更强调在信息表示中保持较少的活跃单元，这是由片上脑信息处理机制中稀疏响应的启发而设计的。在稀疏编码中，学习系统以一种稀疏的方式表示输入数据。通过突出稀疏性，稀疏编码学习能够更贴近片上脑处理信息的方式。这一方法的目标是以更有效和经济的方式模拟片上脑信息处理过程，而不仅仅是简单地模仿片上脑信息传递方式。

在传统的信号处理领域，信号可以通过一组基本函数的线性组合来表示。这组基本函数通常被称为基函数集合，用于将信号分解成不同的分量或特征，以便更好地理解和处理信号数据，这是信号处理中的一个核心概念，称为信号的分解或信号的表示。基本函数可以是各种类型的函数，根据问题的不同，可以选择不同的基函数集合。例如，在傅里叶分析中，基本函数是正弦和余弦函数，用于将信号分解成不同的频率分量。在一个 m 维特征空间中，存在一组完备基 $M=[v_1, v_2,\cdots,v_m]$。通过完备基 M 可以将任意信号表征为 m 向量，$F=[r_1,r_2,\cdots,r_m]^T$。向量 F 中的非零元素较多，这意味着，向量 F 是“稠密的”。

信号处理领域的这一特征表示方法与人类的视觉系统的信息处理机制存在差异。视觉信息从眼睛进入视觉系统后，只有一小部分神经元会对特定刺激或特征产生响应，而大多数神经元保持静默。这种表示方式的好处是可以高效地捕获输入数据的关键特征，从而减少信息的冗余。借鉴生物学视觉系统的工作原理，研究人员设计了稀疏编码机制。稀疏编码是一种数据表示和压缩技术，其核心思想是用较少的非零元素来表示输入数据，从而减少数据的冗余性并提取数据的关键特征。稀疏编码机制通常在信号处理、机器学习和神经科学领域得到应用，可以用于特征选择、降维、噪声抑制和信号恢复等。

在 m 维特征空间中，任意的特征向量 x 可以被表示为：$x = Cs$，$s \in R^d$。其中，C 为过完备（overcomplete basis）的基函数集，$C = [c_1, c_2, \cdots, c_m]$，$c_i$ 为过完备的基函数集中的第 i 个基函数，其具体表现形式为列向量；s 为特征向量的表征。由于 C 为过完备的基函数集，因此，$d \geqslant m$。由于 $x = Cs$，方程个数少于未知数的个数，因此向量 s 具有多个解。稀疏编码的优化目标是在 d 维特征空间中，求得向量 s 最稀疏解。这说明表征 s 中的非零元素个数少。

使用向量 s 的 L0 范数来表示向量 s 中非零元素的个数。稀疏编码的优化目标是使得向量 s 的 L0 范数最小化。问题可以被表示为：

$$\hat{s} = \arg_s \min \|s\|_0, \ s.t. \|x - Cs\| < \partial \qquad \text{（公式 4-4-1）}$$

其中，∂ 为一个超参数。通常 ∂ 会被定义为很小的数。在这个公式中，使用向量 s 的 L0 范数来表示向量 s 中非零元素的个数。Cs 表示使用向量 s 来重构的信号，而 $\|x - Cs\|$ 则表示信号 x 与重构信号 Cs 之间的误差。因此，向量 s 在 m 维特征空间中的优化问题，受限于 $\|x - Cs\| < \partial$。$\|x - Cs\| < \partial$ 表示 Cs 与信号向量 x 的误差要尽量地小。

为了解决上述问题，基于稀疏编码的空间金字塔匹配（sparse coding based spatial pyramid matching，SCSPM）被发布。随后，SCSPM 被广泛用于处理图像识别问题。SCSPM 方法主要包含 4 个步骤，即图像人工特征（hand-craft feature）计算、字典学习（dictionary learning）、特征稀疏编码，以及特征汇集（pooling）。首先，从图像中计算尺度不变特征变换（scale-invariant feature transform，SIFT）。SIFT 是一种用于计算图像中稳定、尺度不变特征点的计算机视觉算法。标准的 SCSPM 会以矩阵的形式存储 SIFT 描述子，并采用稀疏编码的方式，利用这些 SIFT 描述子来构建视觉字典（visual vocabulary），对每个图像的局部特征进行稀疏编码。稀疏编码的目标是找到一组基函数（视觉词）的稀疏线性组合，可以更好地表示每个局部特征。这一步通常涉及解决一个优化问题，目标是最小化局部特征与其稀疏编码的重构误差。此后，对于每个图像，根据稀疏编码的结果构建一个直方图表征，直方图的每个组距（bin）对应于视觉词典中的一个视觉词的使用频率。使用得到的直方图表征进行分类，这可以通过训练集来训练一个机器学习分类器来完成。在上述 SIFT 描述子的计算过程中，未考虑 SIFT 描述子在图像上的位置信息，为了解决这一问题，需要使用空间金字塔匹配（SPM）方法。具体而言，将图像划分为不同的空间层级（如 1 × 1、2 × 2、4 × 4 等），分别对每个空间层级应用直方图表征的构建；最后，将所有层级的直方图表征级联（concatenation）来构成最终的图像表征。

三、脉冲神经网络

为了确保神经网络能够捕获数据的复杂模式和特征，复杂的人工神经网络以及稀疏编码学习方法需要海量的标注训练数据，以调整数百万甚至数十亿的网络参数。由于复杂的神经网络结构和庞大的参数量，训练这些网络通常需要相当长的时间。即使使用高度优化的硬件，如图形处理单元（graphics processing unit，GPU）这样的并行计算单元，训练大型网络也可能需要数周、数月，甚至数年的时间。人工神经网络对计算资源的高需求严重限制了神经网络的应用范围，如在移动设备、物联网设备及边缘计算设备中，计算资源受到严格限制，在这些设备上部署价格昂贵、能耗高的计算单元来运行复杂的网络是极为困难的。

相比于人工神经网络，脉冲神经网络能够以更低的能耗进行数据处理。脉冲神经网络是事件驱动的，只有在输入发生变化时才会产生脉冲。相比于人工神经网络的连续计算，这种事件驱动的方式可以降低不必要的计算，从而减少了能耗。脉冲神经网络的脉冲表示通常导致稀疏的激活模式。相较于全连接的人工神经网络，这种稀疏性意味着只有少数神经元在处理时序数据时被激活，减少了计算和存储需求，有助于提高能效。

另一方面，脉冲神经网络在时序数据处理方面表现出更强的性能。由于其采用了事件驱动的设计，该网络能够更加灵活地调整响应频率，使其能够在不同的时间尺度上进行计算，从而在处理时序数据时保持较高的能效。脉冲神经网络的事件驱动和稀疏激活特性使其能够实现低延迟的实时处理。在实时处理时序数据的应用中，低能耗的实时处理对于确保系统的响应性和效率至关重要。在资源受限的边缘计算和物联网设备中，脉冲神经网络的低能耗时序处理使其成为更为合适的选择。

脉冲神经网络的构建、训练过程与人工神经网络有所不同，主要涉及将连续的输入数据转化为脉冲形式，以及采用脉冲神经网络特有的训练算法。以图像分类任务为例，首先需要对输入图像进行数据编码，以生成脉冲神经网络能够识别的脉冲信号，这通常包括将图像的像素值转换为脉冲发放的时间信息。一种常见的方法是使用时间编码，其中亮度较高的像素对应于较早的脉冲发放，而亮度较低的像素对应于较晚的脉冲发放。对于脉冲神经网络的结构设计，脉冲神经网络通常由脉冲神经元和脉冲之间的连接构成。网络结构的设计需要考虑到时序特性和事件驱动的原理。在脉冲神经网络中，一些层可能需要包含时间编码器，将连续的输入数据转化为脉冲信号，这有助于网络以事件驱动的方式处理时序信息。信号通过脉冲神经网络的传播是基于事件的，而不是传统神经网络中的前向传播。每个神经元接收到脉冲后，可能在一段时间内产生输出脉冲，进而传递给后续神经元。由于时间的概念在脉冲神经网络中很重要，因此需要考虑时序窗口的概念，以定义在何时接收和处理脉冲。此外，针对脉冲神经网络的学习规则也不同于传统神经网络。例如，时序相关可塑性（spike-timing-dependent plasticity，STDP）是一种常用的学习规则，它基于神经元之间脉冲的发放时间。此外，还需定义脉冲神经网络的损失函数，以衡量网络输出与真实标签之间的差异。采用适合脉冲神经网络的优化算法进行参数更新，以最小化损失函数。在完成脉冲神经网络的构建后，使用数据集进行训练，通过前向传播和反向传播的方式更新网络参数。训练过程可能需要更长的时间，因为它需要考虑脉冲的时序特性。 训练完成后，使用测试数据集评估模型的性能。在评估时，需要考虑脉冲神经网络的时序性能和事件驱动的处理能力。脉冲神经网络的训练过程相对较为复杂，需要特别关注时序信息的处理和网络架构的设计，以充分利用其在时序数据处理上的优势。

四、强 化 学 习

强化学习是一种受到生物学习和决策机制启发的机器学习方法，试图模拟生物体在与环境互动的过程中进行学习和决策。通过规范性分析决策，强调智能体通过与环境的互动、奖励和惩罚来调整行为，类似于片上脑研究领域的刺激调控技术。另一方面，强化学习与其他脑启发式学习方法存在交叉点，如深度强化学习主要依赖于人工神经网络。强化学习的研究推动了计算机科学和神经科学之间的跨学科研究，共同推进了人工智能领域的发展。

（一）强化学习原理

强化学习的核心概念之一是奖励和惩罚机制，通过这一机制，智能体从与环境的互动中不断学习如何获得优势。强化学习包含了两种主要学习方式：一是“无模型学习”（model-free learning）。其通常能够获得最真实的反馈结果，但由于只有在完成任务后才能获得奖赏或惩罚，学习过程通常是线性的，且需要消耗大量时间。此外，人类大脑拥有建模环境并模拟决策后果的能力，即“有模型学习”（model-based learning）。强化学习的“有模型学习”与此相似，通过在虚拟环境中，模拟不同策略可能产生的效果和相应的奖励，提前在虚拟环境中学习。

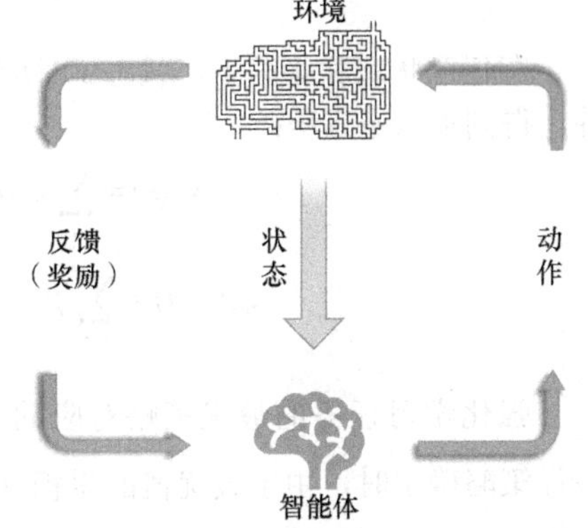

图 4-4-3 强化学习中智能体与环境的交互

强化学习的基本原理是智能体与环境之间的相互作用，见图 4-4-3。智能体首先感知当前环境状态，然后选择相应的策略（行动），此举会改变环境状态并导致奖赏信号的生成。智能体利用奖赏信号和当前状态来更新策略，以追求长期累积奖励的最大化。这个过程在智能体与环境之间形成循环，通过不断更新策略来逐渐优化行为，最大程度地提高长期累积奖励。

在强化学习过程中有3个难点：第一个难点是构建状态空间，现实环境通常非常复杂，需要建立数学模型来描述不同状态和潜在的干扰因素；第二个难点是设置奖惩机制，在进行强化学习时需要提供合理的奖励与惩罚机制；第三个难点是探索和利用的权衡，智能体需要探索新的行为以发现更多可能性，同时也需要利用已获得的信息来改进策略，这两者之间存在权衡关系。此外，生物智能具有可重用技能的特性，适当的技能可以增加智能体在面对强化学习任务时的解决效率。

强化学习通常将环境的状态序列转变以及决策过程定义为一个马尔可夫决策过程（Markov decision process，MDP）。马尔可夫决策过程可以用（S、A、P、R、γ）五元组表示。其中，S代表所有环境可能的状态空间集合，$s\in S$为其中的一个状态；A代表动作空间，$a\in A$为其中的一个动作；P为状态转移概率，通常与当前的状态s和选取的动作a有关，记为$p(s'|s,a)$；R为指定的奖赏分布，$R:S\rightarrow\mathbb{R}$；；$\gamma\in(0,1]$为折扣因子，$\gamma=1$时智能体只关注当前状态的奖励，γ越小则未来的奖励影响占比就越大。马尔可夫决策过程定义环境的状态转变仅仅取决于当前的状态和智能体当前的行为，与之前的所有状态和行为无关，用t表示当前时刻，则马尔可夫决策过程需满足：

$$P(S_{t+1},A_{t+1}|S_t,A_t,S_{t-1},A_{t-1},\cdots,S_1,A_1)=P(S_{t+1},A_{t+1}|S_t,A_t) \quad \text{（公式 4-4-2）}$$

除了上面的五元组，还需要明确智能体策略π，策略根据当前的状态决定下一步的行为，$\pi:(S,A)\rightarrow A$，行为的选取可能是依据一定概率而非确定的一个选择，这时我们用$\pi(s,a)$来表示选取行为a的概率。回报G是根据折扣因子γ和奖励R定义的一种累积奖励：

$$G=\sum_{t=0}^{+\infty}\gamma^t r_{t+1} \quad \text{（公式 4-4-3）}$$

其代表了长远的收益，强化学习的目标是找到一个最佳的策略π^*，最大化回报收益，即

$$\pi^*=\underset{\pi}{\operatorname{argmax}}\,E_\pi[G] \quad \text{（公式 4-4-4）}$$

令$v_\pi(s)$表示累积回报收益期望。该期望是在策略π下，从状态s出发的累积回报收益期望。在MDP中，价值函数$v_\pi:S\rightarrow R$定义为：

$$v_\pi(s)=E_\pi[G|\ S_0=s]=E_\pi\left[\sum_{t=0}^{+\infty}\gamma^t r_{t+1}|\ S_0=s\right] \quad \text{（公式 4-4-5）}$$

与价值函数相对，状态-动作价值函数$q_\pi(s,a)$为策略π下，从状态s出发执行动作a后的累积回报收益期望。状态-动作价值函数$q_\pi:S\times A\rightarrow R$定义为：

$$q_\pi(s,a)=E_\pi\left[G|\ S_0=s,A_0=a\right]=E_\pi\left[\sum_{t=0}^{+\infty}\gamma^t r_{t+1}|\ S_0=s,A_0=a\right] \quad \text{（公式 4-4-6）}$$

价值函数和状态-动作价值函数的转化关系为：

$$v_\pi(s)=\sum_a \pi(a|\ s)q_\pi(s,a) \quad \text{（公式 4-4-7）}$$

在任意状态和策略下，状态s对应的价值和可能的后续状态s'对应的价值满足以下一致性条件，得到贝尔曼方程：

$$v_\pi(s)=\sum_a \pi(a|\ s)\sum_{s',r}p(s'|\ s,a)[r+\gamma v_\pi(s')] \quad \text{（公式 4-4-8）}$$

$$q_\pi(s,a)=\sum_{s',r}p(s'|\ s,a)[r+\gamma\sum_{a'}\pi(a'|\ s')q_\pi(s',a')] \quad \text{（公式 4-4-9）}$$

强化学习任务的最优策略对应的值函数为$v^*=\max_\pi v_\pi(s)$，最优策略为$\pi^*=\underset{\pi}{\operatorname{argmax}}\,v_\pi(s)$。当最优策略确定时，由于最优值的累积回报已达最大，因此可对贝尔曼式子中对动作的求和改为取最优。

$$v^*(s)=\max_a\sum_{s'}p(s'\mid s,a)[r(s',a)+\gamma v^*(s')]$$ （公式 4-4-10）

$$q^*(s,a)=\sum_{s'}p(s'\mid s,a)[r(s',a)+\gamma\max_{a'}q^*(s',a')]$$ （公式 4-4-11）

（二）脑启发式学习与强化学习的结合

图像分类是一个强化学习与卷积神经网络结合的典型应用之一，尤其是在需要从视觉输入中学习决策的场景中。假设有一个智能体需要从环境中接收图像作为输入，并在图像分类任务中做出决策。例如，这可能是一个机器人需要通过摄像头感知周围环境并执行相应的动作。在这个场景中，图像是智能体感知环境的状态。为了表示图像，通常使用卷积神经网络来提取图像的特征。神经网络的卷积层能够有效地捕捉图像中的特征，而全连接层则用于将这些特征映射到不同的类别。在图像分类中，动作决策即是对图像进行分类，将其归类为预定义的类别。卷积神经网络的输出层通常采用归一化指数函数，产生每个类别的概率分布。智能体根据这个概率分布选择最有可能的类别作为图像的分类结果。在强化学习中需要定义奖励和训练机制。在图像分类任务中，奖励通常与分类的准确性有关。如果分类结果与实际标签相符，那么可以给予正的奖励；否则，可能会给予负的奖励（惩罚）。强化学习代理通过与环境交互并不断接收奖励信号来调整神经网络的权重，以优化图像分类的准确性。为了提高样本的利用效率和平稳训练，经验回放也可以在图像分类任务中使用。智能体存储先前的图像和相应的动作-奖励序列，然后在训练时从这些经验中进行随机抽样。图像分类是一个典型的强化学习与卷积神经网络结合的应用，其中神经网络用于提取图像特征，强化学习用于学习从这些特征到动作（图像分类）的映射。这种结合使得智能体能够从视觉输入中学到有效的决策方法。

第二节 脑启发式学习的挑战和未来发展

脑启发式学习是一个快速发展的领域，但仍面临一些挑战和困难。本节将讨论脑启发式学习面临的挑战，并展望其未来的发展方向。

一、片上脑信息交互平台的研发挑战

构建面向片上脑的智能复合平台能够推动对大脑功能和信息处理机制的探索，并为开发高度智能化系统和脑机接口技术提供关键基础。通过模拟和研究片上脑的信息交互，我们能够揭示认知、学习和决策等复杂神经过程的本质。这不仅有助于解决神经科学领域的基础性问题，还为人工智能的发展提供了新的灵感和方向。智能复合平台的构建将促使跨学科合作，整合生物学、计算机科学和工程学等领域的专业知识，为未来创新性技术和医学研究打开崭新的可能性，同时也有望推动人机融合的发展，促使人工智能更好地服务于人类的需求。

当前，针对片上脑智能复合体信息交互平台的研究涵盖 3 个主要方面：首先，对片上脑培养及其学习机制进行研究，要求基于拓扑理论来揭示片上脑的复杂拓扑架构。片上脑作为一个拥有复杂拓扑结构的神经网络，需要通过拓扑理论揭示其结构。对于复杂动态网络拓扑的识别，我们依赖线性独立条件，并调节网络与辅助网络之间的外部同步来实现拓扑的辨识。此外，基于这一模型，我们研究系统的能控性以及实现最优状态转移轨迹的方法。另一方面，我们还需基于优化控制理论来设计片上脑神经调控策略。现有的片上脑神经调控技术主要采用电刺激、光刺激和化学刺激，通常基于经验或现有研究基础进行神经调控，缺乏一套优化的神经调控理论以实现期望的片上脑特性。因此，基于优化控制理论，我们致力于从理论层面构建反馈式片上脑神经调控策略，为片上脑的智能复合体信息交互平台的设计提供更为系统和优化的解决方案。

二、面向脉冲神经网络的硬件研发挑战

脉冲神经网络作为一种主流的脑启发式学习方法，引起了神经计算科学家们的广泛关注。然

而，与人工神经网络相比，脉冲神经网络在计算模型上存在显著差异。它采用一种事件驱动的计算模型，模拟了生物神经系统中神经元之间脉冲的传递方式。这种事件驱动的特性使得脉冲神经网络使用脉冲编码来表示信息，同时强调时间上的依赖性，与人工神经网络中常见的静态权重和非脉冲编码的特征表示形式有明显不同。传统的图形计算单元优化技巧主要适用于基于矩阵运算的神经网络，因此，这些技巧难以直接应用于脉冲神经网络。首先，脉冲神经网络的计算模型和编码方式要求硬件能够支持事件驱动计算和脉冲编码的处理；其次，脉冲神经网络通常采用非线性动力学模型，而不是简单的激活函数，这增加了对硬件和算法的额外需求。此外，由于脉冲神经网络通常用于模拟生物神经系统，对能量效率的要求更高，这进一步增加了硬件设计的挑战。为了充分发挥脉冲神经网络的优势，研究人员正努力开发专门的硬件和算法，以适应脉冲神经网络独特的计算模型和特性。这些努力包括设计支持事件驱动计算的硬件架构、融合脉冲编码的处理单元，以及适应非线性动力学的优化算法。这一领域的发展有望推动脉冲神经网络在认知计算领域的广泛应用。

脉冲神经网络专用硬件的研发面对一系列严峻挑战。首先，脉冲神经网络采用事件驱动计算模型，这对硬件设计提出了高要求，需要具备有效处理突发事件的能力，包括快速的事件检测和实时响应机制。在硬件层面，必须实现对事件的灵活捕捉和处理，确保脉冲神经网络在不规则的脉冲输入中能够实现高效计算。其次，考虑到脉冲神经网络通常采用脉冲编码表示信息，硬件设计需要专注于脉冲的处理和传递机制。这牵涉到高速脉冲编码和解码电路的设计，以确保信息在神经元之间准确传递。脉冲编码还可能引入额外的编解码延迟，需要在硬件设计中精心优化。此外，脉冲神经网络常采用非线性动力学模型，因此，硬件需要实现更灵活的电路设计和处理单元，以适应非线性的神经元响应函数。能效和低功耗是另一个重要挑战，要求硬件设计注重功耗降低，这可能包括采用先进的低功耗电子器件、设计能效优化的电路结构，以及对动态功耗管理的支持。在实时性能方面，硬件需提供低延迟和高吞吐量，确保脉冲神经网络在实时应用中迅速响应，这可能需要采用硬件层面的并行计算和流水线设计等技术，降低计算延迟。大规模网络的部署涉及处理大量神经元和连接的复杂性，硬件需要支持大规模的并行计算和有效的通信机制，可能包括采用分布式计算结构和优化网络拓扑结构。最后，容错性是一个至关重要的考虑因素，需要在硬件设计中体现模拟生物神经系统的容错机制，以增强系统的稳定性和可靠性，这可能牵涉到冗余电路设计、错误检测与修复机制等技术的引入。这些挑战集体构成了脉冲神经网络专用硬件研发的复杂任务，要求工程师和研究人员在硬件设计中突破传统框架，以富有创新性的方式解决这些问题。

三、脑启发式学习方法的高容错需求

未来脑启发式学习方法的主要发展方向之一是开发适应硬件设备缺陷的方法。以脉冲神经网络为例。在专注于脉冲神经网络的硬件开发中，非易失性随机存取存储器（non-volatile random access memory，NVRAM）和互补金属氧化物半导体（complementary metal-oxide-semiconductor，CMOS）技术起着至关重要的作用。由于脉冲神经网络的训练速度较慢，为了维持模型参数在训练迭代之间的稳定性，通常采用非易失性随机存取存储器技术。非易失性随机存取存储器是一种在断电后也能保留存储数据的非易失性存储器。在脉冲神经网络中，这说明模型的权重和连接强度能够在训练迭代之间得以保存，从而支持长时间的模型训练。另一方面，互补金属氧化物半导体技术是构建数字电路和处理器的关键技术。在脉冲神经网络的硬件设计中，互补金属氧化物半导体技术提供了低功耗、高集成度和可靠性强等优势。互补金属氧化物半导体电路同时存在 p 型和 n 型晶体管，能够最小化逻辑门开关过程中的功耗。这种特性使互补金属氧化物半导体成为设计脉冲神经网络硬件的理想选择，因为这些网络对功耗和效率的要求较高。在硬件设计中，这两项技术的整合通常需要设计专门的电路和架构。例如，为了高效处理脉冲事件，可以通过合理设计互补金属氧化物半导体电路来实现脉冲神经网络的事件驱动架构。而使用非易失性随机存取存储器存储网络参数时，需要考虑非易失性随机存取存储器的读写速度和寿命等因素，以确保在训练迭代中维持模型的稳定性。非易失性随机存取存储器和互补金属氧化物半导体技术在脉冲神经网络的硬件开发中共同发挥作用，为设计高效、低功耗的硬件加速器提供了基础。这些技术的巧妙整合有助于满足脉冲神经网络的特殊需求，推动神经网络硬件领域的创新。

此外，高集成度的电路对于脑启发式学习模型的训练也具有重要作用。高集成度主要指的是在一个芯片或集成电路中集成了更多的元件和功能单元，这有助于提高处理器的性能和效率。但是，随着电路集成度的提高，尤其是在应用非易失性随机存取存储器和互补金属氧化物半导体技术的情况下，电路可能表现出一些随机的行为特性，主要包括随机噪声、信号完整性降低、功耗和热效应，以及器件变异等因素。这些随机性的增加可能导致脑启发式学习模型的输出不稳定，给训练过程带来一定挑战。为了解决这些问题，硬件设计者通常采取一系列技术手段，如引入纠错码、使用时序调整技术、优化供电和散热设计等，以减缓随机性的影响，确保电路的可靠性和性能。尽管在硬件层面采用了减缓随机性的技术，但仍然需要发展具备高容错性的脑启发式学习方法。这是因为在一些极端条件下，如极端温度或电磁环境，随机性可能会进一步增加，而具备高容错性质的学习方法则更能够适应这些不可预测的环境变化。此外，长时间运行可能会引入随机性。因此，硬件技术和高容错的学习方法需要相互协同作用，以提升脑启发式学习模型在实际应用中的稳健性，确保在各种复杂和不确定的条件下都能够展现出稳定而可靠的性能。

四、自适应的脑启发式学习方法

提高脑启发式学习方法的泛化能力，使其能够自我适应新的数据分布是当前研究中备受关注的焦点。尽管脑启发式学习方法在特定训练数据上训练后，可能对该数据分布有很好的适应性，但在新领域或新任务上，数据分布可能发生变化，导致模型性能下降。这一问题源自新领域的数据分布与训练数据的不同，以及在有限的训练数据情况下可能产生的过拟合。为了应对这些问题，研究人员采取了一系列方法。结合使用数据增强与数据正则化是最简单、直接的方法。通过对训练数据进行旋转、翻转、缩放等变换，增加数据的多样性，有助于提高模型对于不同数据分布的适应性。随后，使用正则化方法，以减少过拟合的风险，从而增强模型在新数据上的泛化性能。

在应对泛化能力不足的问题时，仅仅依赖于数据增强和正则化技术存在明显的限制。数据增强和正则化技术在应对新领域或任务时面临的主要挑战之一是数据分布的不同。如果新的数据分布与训练数据存在显著差异，简单的数据增强和正则化可能难以提供足够的信息，导致模型无法很好地泛化到新的环境。这一问题在一些复杂和多样性较高的任务中更为突出，如在视觉识别任务中涉及目标变化和环境差异。为了更有效地解决这一问题，迁移学习是一种被广泛应用的策略。通过在相关任务上学到的知识，模型可以更好地适应新任务。在脑启发式学习中，可以通过使用在大规模数据上预训练的模型来实现，将预训练模型的知识迁移到新任务上。这种预训练模型在学到通用特征的同时，更具有适应不同数据分布的能力。此外，增加模型的复杂度也是提高泛化能力的一种途径。通过增加网络的深度或宽度，模型可以更灵活地学习数据中的复杂关系。然而，这也需要谨防过拟合，通常需要结合正则化技术来平衡模型的复杂度和泛化性能。这一综合策略有助于提升脑启发式学习方法在面对不同领域和任务时的稳健性和适应性。

在实际应用中，当脑启发式学习算法面对开放世界场景时，仅依赖迁移学习可能显得不够充分，主要因为开放世界具有诸多复杂特征，其中包括未知领域的数据分布、数据漂移（data drift）的不断发生、未知未见过类别的出现，以及对模型安全性和稳健性的高要求。在开放世界中，可能遭遇到源领域和目标领域之间巨大的数据分布差异，而迁移学习过度依赖相似性假设，难以应对这种情况。同时，数据漂移的存在意味着环境可能会动态变化，迁移学习可能无法及时适应变化的数据分布。此外，开放世界中出现的未知类别（开放集问题）以及对模型稳健性和安全性的高要求，都超出了传统迁移学习的应用范围。因此，为了更全面地应对开放世界场景中的复杂挑战，研究人员正在积极探索结合迁移学习和元学习、引入主动学习策略，以及采用增量学习方法等创新策略。这些综合应用的方法有望提高脑启发式学习算法在开放世界中的适应性和性能，以更好地满足实际复杂环境中的需求。未来，如何提升脑启发式学习方法的泛化能力和迁移学习能力将继续是脑启发式学习方法的研究重点。

第三节 小 结

与传统方法相比，基于片上脑的实验平台发展脑启发算法具有显著优势。一方面，利用片上脑的实验平台能够回避敏感的伦理问题，提高实验的灵活性；另一方面，研究人员能够更有效地控制实验条件，从而更精准地研究特定的生物学过程，增加实验的可重复性。片上脑的网络结构与生物大脑的网络结构高度相似，了解大脑启发的人工神经网络建模知识将为发展片上脑启发智能技术提供知识基础。因此，本章首先回顾了脑启发人工神经网络方法的发展历程，然后以此为基础深入探讨了多种脑启发的人工智能算法的实现细节，包括人工神经网络、稀疏编码学习及脉冲神经网络。人工神经网络具备强大的学习能力，能够逼近复杂的非线性关系。原始的人工神经网络通过深度学习技术，能够构建深层次的神经网络，可以在多种计算机视觉任务上获得最先进的性能。稀疏编码学习有助于提取数据中的关键特征，减少冗余信息，从而实现更有效的表示。这对于大规模数据集和高维数据的处理具有优势，有助于降低计算成本和提高模型的泛化性能。脉冲神经网络在处理事件驱动任务上表现更为出色。此外，脉冲神经网络在能耗方面具有潜在的优势，因为它们的计算模型更接近生物神经网络。在此基础上，本章介绍了这些智能算法在图像分类、目标检测、人脸识别和图像生成等案例上的应用。图像分类是计算机视觉领域中最为基础的任务。图像分类的意义在于对图像内容进行自动化的识别和分类，为诸如图像检索、医学图像分析等应用提供基础。目标检测不仅要识别图像中的物体，还要确定它们的位置，这在计算机视觉中至关重要，是视频监控、无人驾驶、物体跟踪等任务的基础。人脸识别是一种生物特征识别技术，通过分析和识别个体面部特征进行身份验证，在安防、手机解锁、身份验证、社交媒体标签等方面有广泛应用。图像生成任务旨在从随机噪声或条件输入中生成具有逼真感的图像，对于艺术创作、图像风格转换、虚拟现实等领域具有重要意义。

脑启发智能算法与神经科学领域的研究密切相关，要求将神经科学的见解应用于构建信息处理系统，旨在创造更智能、更高效的计算系统，为人工智能领域带来了新的前景和机遇。总体而言，脑启发算法在推动人工智能技术的发展中扮演着关键角色。借鉴生物脑学习原理有望推动人工智能模型更趋向智能化和灵活化。

第五章 混合智能

考虑到人类大脑惊人的学习能力和计算机的计算能力，越来越多的研究人员正在探索将生物智能和机器智能结合在一起的潜在优势。片上脑机接口系统中包含了模拟人脑的片上脑，基于计算机、人工智能的编解码技术，以及外部电子设备等机器，理想地融合了生物智能与机器智能的混合智能体系。这种混合智能将生物智能固有的学习、记忆和认知推理能力与机器智能的计算、搜索和信息集成能力有机融合。片上生物脑为混合智能提供了智能基础，片上脑与外界环境之间的通信依赖于微电极阵列技术的进步，为混合智能提供了硬件接口；基于针对片上脑开发的编解码技术，可探索在控制任务下混合智能的产生机制。基于片上脑机接口的混合智能在未来将涉及生物神经网络和机器之间更紧密的融合，强调生物智能和机器智能的相互增强，将有力地推动智能科学的探索创新。

第一节 混合智能简介

一、混合智能的背景

机器智能在搜索、计算、储存、优化等方面具有人类无法比拟的优势，例如面向特定任务的专用人工智能由于任务单一、需求明确、领域知识丰富、建模相对简单，在局部智能水平的单项测试中可以超越人类，然而在感知、推理、归纳和学习等方面机器智能尚无法与人类相匹敌。人脑内有约 860 亿个神经元，构成多于 10^{15} 的连接，拥有大约 2500 TB 的储存能力。人脑在处理复杂信息方面远胜过机器，既可以顺序加工，也可以并行处理，在大型、高度异构和不完整数据集，以及其他具有挑战性的处理形式的决策上胜过计算机。

鉴于机器智能与生物智能的互补性，提出了混合智能的研究新思路。生物和计算机系统共享一些共同的物理基础，如生物神经系统和计算机系统中的通信都依赖于电信号，但目前对思维意识等脑高级功能的产生机制方面的认识有限。神经成像技术，如功能性磁共振成像、脑磁图和正电子发射断层成像，使我们能够以更高的分辨率和保真度观察大脑的内部运作，并揭示大脑的结构和功能。这些神经成像技术有望推动脑科学的发展，为混合智能的研究提供支持。此外，脑机接口方面的进步使脑和机器系统在信号水平上的直接通信成为可能。

双向互适应机制是混合智能系统的核心要素。一方面，机器从生物读取信息，智能感知脑的状态以适应脑的变化；另一方面，机器向生物输入随大脑状态变化的调控信号，由于脑对外部输入具有可塑性，从而形成脑对外部刺激的适应。混合智能方面的研究已取得许多进展，如利用神经假体来恢复和增强记忆、脑控机器人，以及基于片上脑的生物计算和外部设备的控制等。

在党中央、国务院统一部署和要求下，《新一代人工智能发展规划》对我国人工智能发展战略作出了全面部署，确定了人工智能发展的战略目标，其中包括在混合增强智能的基础理论和核心技术方面取得重要进展，要求重点突破人机协同共融的情境理解与决策学习、直觉推理与因果模型、记忆与知识演化等理论，实现学习与思考接近或超过人类智能水平的混合增强智能。并将建立新一代人工智能关键共性技术体系列为重点任务，要求建立混合增强智能新架构与新技术，重点突破人机协同的感知与执行一体化模型、智能计算前移的新型传感器件、通用混合计算架构等核心技术，构建自主适应环境的混合增强智能系统、人机群组混合增强智能系统及支撑环境。混合智能的研究符合国家的战略需求，且对人类社会具有重要意义。

二、混合智能的概念

混合智能旨在连接计算机系统和生物系统，将生物智能和机器智能深度融合，建立兼具生物智能体的环境感知、记忆、推理、学习能力和机器智能体的信息整合、搜索、计算能力的新型智能系统。

从系统的角度来说，混合智能研究中的关键问题是如何从不同的尺度将大脑和计算机合并。基于脑功能分区和相应的计算机对应部分的相似性，有研究人员提出了一个关于混合智能的层次化和概念化的框架，见图 4-5-1。生物部分和计算机相应部分通过信息交换相互连接，通过合作来产生感觉、知觉、学习、记忆、情感等认知功能。对于感觉运动过程，将生物部分抽象为 3 个层次，即感知和行为、决策、记忆和意图；将机器系统功能单元划分为 3 个相应层次，即传感器和执行器、任务规划、知识库和目标层。学习和记忆单元是混合智能计算框架解决问题的基础，生物学习范式和学习规则对生成自适应行为至关重要，人工智能算法使计算设备能够智能地执行任务。为使混合智能系统与环境相互作用以实现更好的行为表现，需要生物和机器在系统内相互适应并根据不断变化的环境调整其活动，从而实现增强学习、记忆和解决问题的能力。

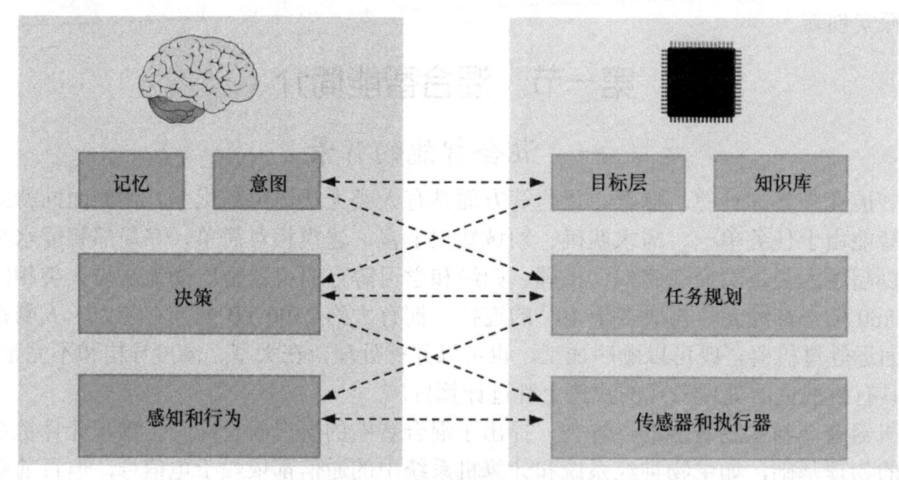

图 4-5-1　混合智能的概念框架

为连接生物和机器组件，研究人员开发了强大的神经解码算法和编码方法。此外，为了提高混合智能系统的能力和性能，探索了生物和人工重建方法，这促进了神经回路和计算组件的深度融合。有研究者以此为基础构建了基于大鼠的视听觉增强、学习增强、癫痫预测-抑制闭环混合智能系统。

第二节　片上脑混合智能

生物和机器在学习机制和学习目标上的差异导致两者在效率上存在明显差异。首先，生物学习使用更少的能量来解决计算问题；其次，生物学习使用少量的观察来学习如何解决问题。如果人和机器处理每一个样本花费相同的时间，那么机器学习一个新任务消耗的总能量要多 10^{10} 倍。这种高能耗使人工智能无法实现许多令人向往的目标，如匹配或超越人类的能力来完成驾驶等复杂任务。片上脑智能旨在利用大脑非凡的生物处理能力。人们用片上生物脑的生物计算作为硅基计算的替代品，产生了很大的期望。生物计算有可能在计算速度、处理能力、数据效率和存储能力方面取得前所未有的进步，降低能源需求。

基于生物计算的优势，以及随着体外神经元培养和脑类器官培养技术的发展，片上脑智能进入研究者的视野。体外培养的神经网络拥有大脑所具有生物信息处理能力和学习记忆能力，其与人工智能以及输出设备的结合构成了混合智能系统。有研究人员提出了类器官智能这一概念，类器官智能作为一个新兴领域，将生物计算的定义扩展到大脑导向的类器官计算，即利用自组织脑类器官记忆和计算。

一、片上脑混合智能系统的体系结构

图 4-5-2 所示为片上脑混合智能系统的架构。片上脑混合智能的核心是类器官的培养，通过调整培养条件和富集参与生物学习的各种细胞类型可以优化学习潜能。类器官的可扩展性、生存能力和耐久性可以由集成的微流控系统支持。多种类型的信号，包括电和化学信号、来自机器传感器的合成信号，以及来自感觉类器官（如视网膜）的信号，可以为类器官提供输入。通过特殊设计的 2D 或 3D 的 MEA 获得的电生理记录、植入式探针，以及对类器官结构和功能的成像，可以获得高分辨率的输出信号。AI 和机器学习结合大数据管理系统被用于编码和解码信号，以及开发混合生物计算解决方案。

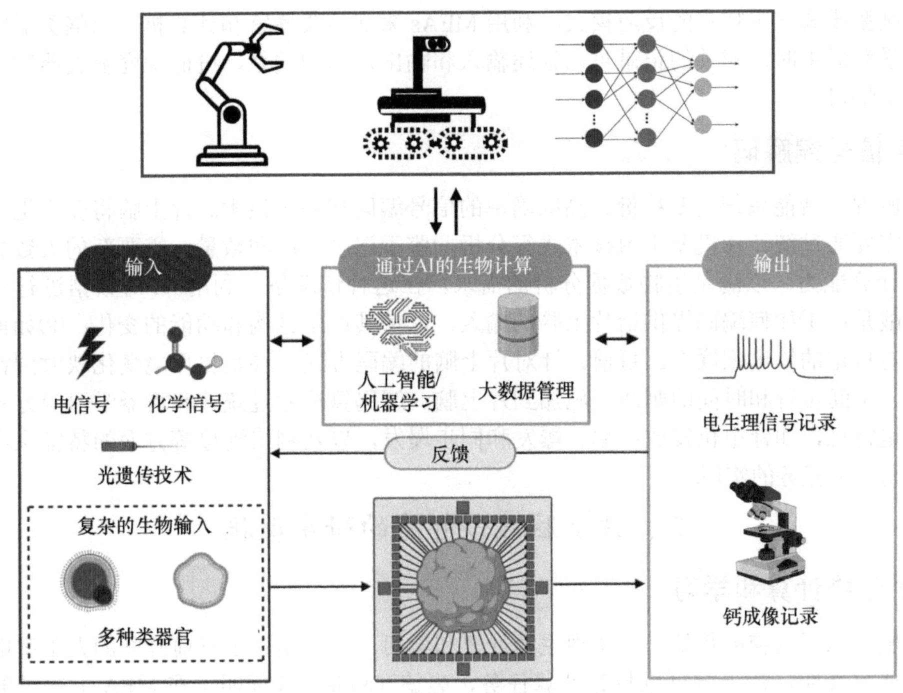

图 4-5-2 片上脑混合智能系统框架

二、片上脑混合智能系统实现的先决条件

（一）类器官培养技术的进展

在过去的 10 年里，脑细胞培养从单层细胞培养转变到与器官更相像的、有组织的三维培养，即脑类器官。脑类器官表现出的各种属性显示了它在生物计算方面的潜力。首先，3D 培养的细胞密度远高于单层细胞培养，并与体内细胞的密度相似，而且与单层细胞相比，细胞与培养基体积的比值也要高得多。其次，脑类器官表现出自发的电生理活动和对电刺激的反应，证实了功能性突触的存在。帕米埃斯（Pamies）等最先建立了轴突显著髓鞘化的 3D 人脑模型，其构建的脑类器官中约 40% 的轴突有髓鞘，接近人脑中发现的 50%。髓鞘减少了轴突膜的电容，能够实现神经信号的跳跃式传导，增加了大约 100 倍的电导率，有望提高生物计算的性能。最后，类器官培养可以富集参与生物学习的各种细胞类型，如胶质细胞，胶质细胞对生物学习中突触的修剪至关重要。最近的研究表明，少突胶质细胞和星形胶质细胞对学习可塑性和记忆有显著贡献。

（二）复杂神经网络的高分辨率信号记录

建立稳健且可重复的系统来记录脑类器官的电生理输出对于开发 OI 系统至关重要，并且需要解决在信号读写方面的各种挑战。微电极阵列（MEA）是脑机接口技术中的核心部分，既可以用来刺激，也可以用来记录。研究人员开发了用于脑类器官的新型 3D 壳状 MEA 接口，类器官生长在柔性、超软涂层、自折叠和屈曲的外壳中，表面覆盖有图案化的纳米结构和探针。该模型允许在整个类器官表面进行多通道刺激和时空记录，具有高分辨率和信噪比。壳状 MEA 在对类器官破坏最小的情况下提供了全面和高分辨率的电生理记录。为进一步提高信号分辨率，研究人员提出可在植入性电极周围培养脑类器官，这种方法允许单神经元信号的记录，并可以与光刺激和电刺激结合。

利用 MEAs 对信号进行高分辨率记录可对脑类器官的学习能力进行理解和探究。学习被定义为对特定刺激模式产生特定的反应模式。利用 MEAs 来连接类器官和计算机，当脑类器官被暴露在电或化学刺激中时，相关的记录可以描述输入和输出之间的关系，进而探究脑类器官中是否以及如何发生学习。

（三）信号编解码

片上脑混合智能系统需要稳健、高准确率的信号编码和解码技术。片上脑将会产生大量的记录数据，需要通过统计和机器学习技术进行分析。鉴于记录密度和数量，需要新的大数据基础设施和超级计算能力，以满足生物数据分析的需求。在这种情况下，利用 AI 对数据进行分析的两个主要挑战是：①如何编码提供给片上脑的输入，以使其产生结构和功能的变化；②如何将片上脑的变化与特定的输出相联系。目前，针对片上脑的编码方式主要是将环境变化映射到特定的幅值、频率、空间位置和时间的刺激，施加到片上脑。解码算法通过统计和机器学习等方式识别片上脑的放电特征，如锋电位发放频率、爆发和同步爆发，以及网络连接等方面的特征来产生特定输出，驱动相关任务的实现。

三、片上脑混合智能的研究现状

（一）生物计算和学习

片上脑模拟了人脑的特征，可实现生物计算和学习，并且相对于目前硅基的人工智能具有很多优势。研究表明，片上脑可以执行计算任务，裘德（Jude）等证明了在 MEA 上生长的随机神经元集群对一系列输入进行粗连接编码，其中第一个输入设置上下文。这种编码方案在集成的输出端为相关的输入序列创建相似但唯一的种群编码，然后通过一个简单的感知机和一个 STDP 神经元层解码。随机神经元集群允许模式泛化和新颖的序列分类，而不需要对集合进行任何特定的学习或训练。卓也（Takuya）等的工作利用 MEA 对培养的神经元网络进行输入并记录神经元响应。研究发现，原代培养的大鼠皮层神经元可以过滤掉其他信号，而对特定的信号源进行学习。具体来说，不同类别的神经元可以过滤掉其他信号，从复杂的混合输入中分离出单个信号源。此外，正如自由能原理和杰恩斯（Jaynes）最大熵原理预测的那样，神经结构发生了变化以减少自由能，为体外培养的神经网络可以进行盲源分离以及它们受自由能原理支配提供了证据。

有研究人员提出了一种 AI 开发的新思路，见图 4-5-3。基于脑类器官的计算能力，采用脑类器官代替人工智能硬件，通过使用多电极阵列接收和发送信息，通过算法进行编解码发现，脑类器官不仅表现出非线性动力学和衰退记忆特性，还可以从训练数据中学习，并在非线性方程求解中进行了实际应用。

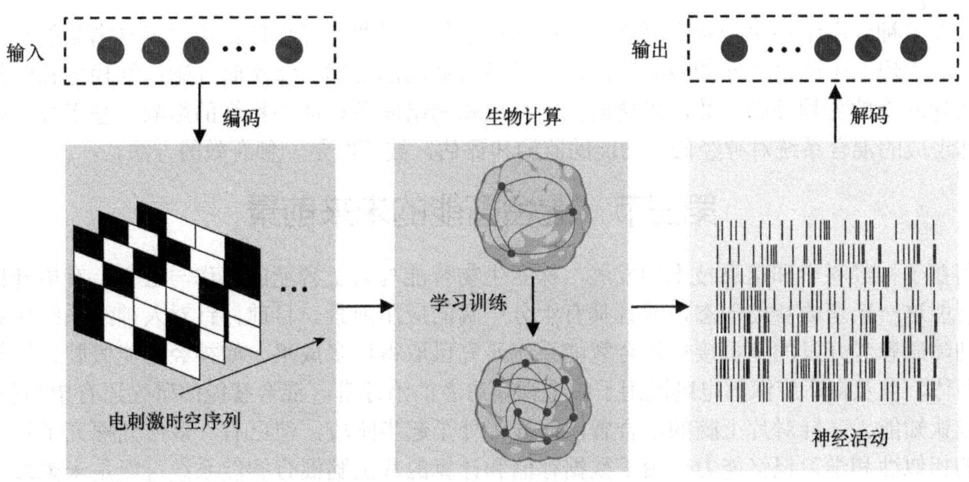

图 4-5-3 基于片上脑的生物计算

（二）片上脑的外部控制

正如本书中之前所述内容，片上脑可以与人工组件连接，如机械臂、无人机、移动机器人等，构成混合系统，表现出智能行为。片上脑利用多电极阵列采集生物神经网络产生的电信号进行解码，对外部设备发出控制指令，再将外部设备的环境信息经过编码成不同的刺激频率、幅值、时间的刺激信号施加到片上脑，形成闭环的混合系统，使片上脑实现对外部的控制。

（三）神经假体

神经假体是指以类似神经网络的人工假体或模型代替受损脑区，其通过解码记录的电生理信号并编码输出以恢复受损功能。目前，神经假体的开发主要依赖开环范式，导致人们对生物网络和人工网络之间的相互作用缺乏了解。在体内研究网络之间的相互作用十分困难，体外培养的生物神经网络可以模拟人神经系统的特征，并且更加易于操纵、监测和模式化。研究人员使用生物神经网络和人工神经网络组成混合系统，可用于长时间监测网络之间的闭环交互，这种方法得到了越来越多的认可，在成本、时间消耗和伦理问题方面都具有优势，而且比体内测试更加有效。

如图 4-5-4 所示，这类研究首先构建体外的神经损伤模型，在模块化的片上脑中通过激光形成局灶性损伤，之后使用人工神经网络模型作为神经假体代替受损部位，如脉冲神经网络（spiking neural network，SNN），其可以模拟单个神经元的电生理和神经元网络的可塑性。此外，

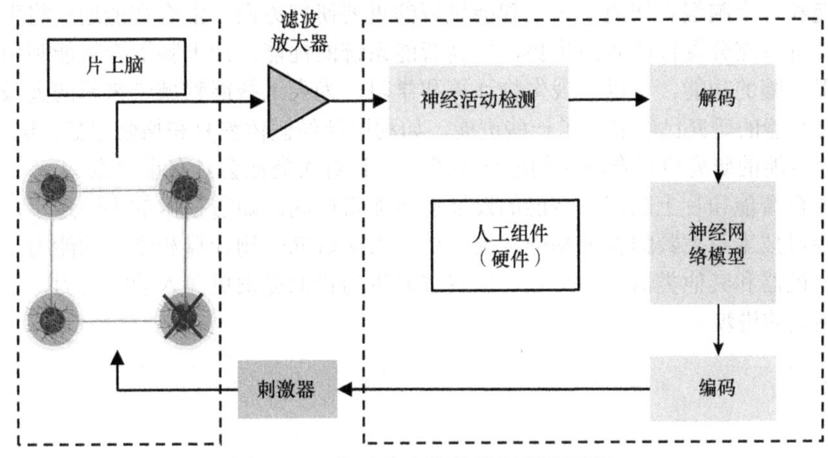

图 4-5-4 基于片上脑的神经假体开发

为实现人工神经网络和生物神经网络之间的双向通信，需要开发接口。接口需要满足的基本需求包括：①实现两个网络之间的双向交流，提供各自活动的反馈；②实时控制；③稳定长时间地获得这两种网络的各种控制参数，以便研究网络内和网络间各种动态特性的影响。基于片上脑和神经假体组成的混合系统对神经假体功能的监测和评估，被证明是一种有效的方法。

第三节 混合智能的未来前景

得益于神经科学和信息技术的发展，探索生物智能与人工智能的协作与融合，有望开拓形成混合智能这一新型的智能形态，并且具有十分广阔的应用前景。目前，针对人神经系统疾病及肢体运动障碍患者开发的脑机接口混合智能系统研究已取得许多成果，如神经智能假肢、智能人工视觉假体，以及自适应深部电刺激用于帕金森病患者的治疗等。混合智能的研究还有望增强感知、运动及认知能力。针对片上脑的混合智能研究尚处于起步阶段，但已有许多研究探究了片上脑与人脑的相似性和学习记忆能力。用于数据存储和计算的片上脑混合智能系统可能是未来最令人期待的应用之一。从能源效率来讲，生物脑远优于计算机，片上脑可以提供传统硅基设备无法比拟的存储和计算能力。此外，体外培养的脑类器官具有与人脑的相似性，并且对类器官进行干预的可能性大于体内，也就意味着我们可以利用类器官进行一些体内无法进行的实验研究，如验证治疗方法或神经修复产品的有效性。

片上脑混合智能的发展也面临挑战。从脑类器官的培养角度，首先，用于片上脑的类器官产生和维持会伴随大量的能源消耗。由于目前技术限制，脑类器官的寿命较短，因此需要不断产生并训练，增加了能量成本。脑类器官对培养环境的要求较高，限制了它的应用场景。此外，类器官的批次差异较大，这种变异性会反映在脑类器官神经网络中，当使用它们来记忆和计算输入时，可能会导致不可预测的结果。优化类器官分化和生长条件，并操纵类器官所处的微环境，可能为标准化类器官的高通量生成和维持提供方法。另一个挑战来自于数据的管理和分析，时间空间信息的编码和解码需要通过改进来自多个来源和模式的数据解释、提取和处理来优化，类器官会产生大量记录数据，需要开发新的算法和方法来分析和可视化数据。片上脑混合智能的研究也必须应对伦理方面的挑战，未来脑类器官系统可以表现出一定的智力和感知能力，因此需要对技术的伦理影响进行审查。脑类器官研究引起的伦理方面的担忧主要集中在创建出可能表现意识的实体的问题上，类器官是否会经历疼痛，随着类器官在结构上变得更加复杂，接收输入，产生输出，处理与环境有关的信息并构建原始储存，需要考虑的伦理问题也会随之增多。

第四节 小　结

混合智能和片上脑混合智能是人工智能领域的重要研究方向。混合智能通过将生物智能和机器智能融合，可以充分发挥两者的优势，提高智能系统的性能。片上脑混合智能利用体外培养的神经网络模拟大脑的功能，可以实现生物计算和学习，为人工智能领域带来新的突破。混合智能和片上脑混合智能的研究已经取得了一些进展，如利用神经假体恢复和增强记忆、脑控机器人等。在我国，混合智能的研究也符合国家的战略需求，并且对人类社会具有重要意义。

未来，混合智能和片上脑混合智能的发展前景非常广阔。随着技术的不断进步，我们可以期待更完善的接口技术及大数据管理基础设施，更深入地研究生物计算和学习的能力，以及更复杂的脑类器官与机器和其他类器官的交互。这些进展将为我们提供更深入的洞察力，推动神经科学和人工智能领域的进步。

参考文献

Abbott J, Ye T, Krenek K, et al. 2019. A nanoelectrode array for obtaining intracellular recordings from thousands of connected neurons. Nature Biomedical Engineering, 4: 232-241.

Axpe E, Orive G, Franze K, et al. 2020. Towards brain-tissue-like biomaterials. Nat Commun, 11: 3423.

Cai H, Ao Z, Tian C, et al. 2023. Brain organoid computing for artificial intelligence. bioRxiv: The Preprint Server for Biology, 1: 2023. 02. 28. 530502.

Chakraborty B, She X, Mukhopadhyay S. 2021. A fully spiking hybrid neural network for energy-efficient object detection. IEEE Transactions on Image Processing, 30: 9014-9029.

Chesnut M, Paschoud H, Repond C, et al. 2021. Human iPSC-derived model to study myelin disruption. International Journal of Molecular Sciences, 22: 9473.

Dias I, Levers MR, Lamberti M, et al. 2021. Consolidation of memory traces in cultured cortical networks requires low cholinergic tone, synchronized activity and high network excitability. Journal of Neural Engineering, 18.

Doi D, Magotani H, Kikuchi T, et al. 2020. Pre-clinical study of induced pluripotent stem cell-derived dopaminergic progenitor cells for Parkinson's disease. Nat Commun, 11: 3369.

Fischer AAM, Kramer MM, Radziwill G, et al. 2022. Shedding light on current trends in molecularoptogenetics. Current Opinion in Chemical Biology, 70: 102196.

Forro C, Caron D, Angotzi GN, et al. 2021. Electrophysiology read-out tools for brain-on-chip biotechnology. Micromachines, 12: 124.

Guan J, Wang G, Wang J, et al. 2022. Chemical reprogramming of human somatic cells to pluripotent stem cells. Nature, 605: 325-331.

Hodgkin AL, Huxley AF. 1952. Propagation of electrical signals along giant nerve fibres. Proceedings of the Royal Society of London, 140: 177-183.

Huang Q, Tang B, Romero JC, et al. 2022. Shell microelectrode arrays (MEAs) for brain organoids. Science advances, 8: eabq5031.

Jia X, Shao W, Hu N, et al. 2022. Learning populations with hubs govern the initiation and propagation of spontaneous bursts in neuronal networks after learning. Frontiers in Neuroscience, 16: 854199.

Jin Y, Mikhailova E, Lei M, et al. 2023. Integration of 3D-printed cerebral cortical tissue into an ex vivo lesioned brain slice. Nat Commun, 14: 5986.

Johnstone AFM, Gross GW, Weiss DG, et al. 2010. Microelectrode arrays: A physiologically based neurotoxicity testing platform for the 21st century. NeuroToxicology, 31: 331-350.

Kagan BJ, Kitchen AC, Tran NT, et al. 2022. In vitro neurons learn and exhibit sentience when embodied in a simulated game-world. Neuron, 110: 3952-3969.

Kotariya V, Ganguly U. 2021. Spiking-GAN: A spiking generative adversarial network using time-to-first-spike coding. International Joint Conference on Neural Networks, 1-7.

Le Floch P, Li Q, Lin Z, et al. 2022. Stretchable mesh nanoelectronics for 3D single-cell chronic electrophysiology from developing brain organoids. Advanced materials, 34: e2106829.

McCulloch WS, Pitts W. 1943. A logical calculus of the ideas immanent in nervous activity. The Bulletin of Mathematical Biophysics, 115-133.

McDonald M, Sebinger D, Brauns L, et al. 2023. A mesh microelectrode array for non-invasive electrophysiology within neural organoids. Biosensors and Bioelectronics, 228: 115223.

Metzger SL, Littlejohn KT, Silva AB, et al. 2023. A high-performance neuroprosthesis for speech decoding and avatar control. Nature, 620: 1037-1046.

Mullis AS, Kaplan DL. 2023. Functional bioengineered tissue models of neurodegenerative diseases. Biomaterials, 298: 122143.

Obaid A, Hanna ME, Wu YW, et al. 2020. Massively parallel microwire arrays integrated with CMOS chips for neural recording. Science Advances, 6: eaay2789.

Park Y, Franz CK, Ryu H, et al. 2021. Three-dimensional, multifunctional neural interfaces for cortical spheroids and engineered assembloids. Science Advances, 7: eabf9153.

Passaro AP, Stice SL. 2020. Electrophysiological analysis of brain organoids: current approaches and advancements. Frontiers in Neuroscience, 14: 622137.

Poli D, Magliaro C, Ahluwalia A. 2019. Experimental and computational methods for the study of cerebral organoids: A review. Frontiers in Neuroscience, 13: 162.

Ritzau-Reid KI, Callens SJP, Xie R, et al. 2023. Microfibrous Scaffolds Guide Stem Cell Lumenogenesis and Brain Organoid Engineering. Adv Mater, 35: e2300305.

Rosenblatt F. 1957. The perceptron, a perceiving and recognizing automaton Project Para. Cornell Aeronautical Laboratory.

Samanwoy GD, Hojjat A. 2009. Spiking neural networks. International Journal of Neural Systems, 19: 295-308.

Smirnova L, Caffo BS, Gracias DH, et al. 2023. Organoid intelligence(OI): the new frontier in biocomputing and intelligence-in-a-dish. Frontiers in Science, 1: 1017235.

Steinmetz NA, Aydin C, Lebedeva A, et al. 2021. Neuropixels 2.0: A miniaturized high-density probe for stable, long-term brain recordings. Science, 372: eabf4588.

Tan HY, Cho H, Le LP. 2021. Human mini-brain models. Nat Biomed Eng, 5: 11-25.

Vázquez-Guardado A, Yang Y, Bandodkar AJ, et al. 2020. Recent advances in neurotechnologies with broad potential for neuroscience research. Nature Neuroscience, 23: 1522-1536.

Wilton DK, Dissing-olesen L, Stevens B. 2019. Neuron-glia signaling in synapse elimination. Annual Review of Neuroscience, 42: 107-127.

Xiang Y, Tanaka Y, Cakir B, et al. 2019. hESC-Derived Thalamic Organoids Form Reciprocal Projections When Fused with Cortical Organoids. Cell Stem Cell, 24: 487-497.

Xin W, Chan JR. 2020. Myelin plasticity: sculpting circuits in learning and memory. Nature Reviews Neuroscience, 21: 682-694.

Xu S, Deng Y, Luo J, et al. 2022. A neural sensor with a nanocomposite interface for the study of spike characteristics of hippocampal neurons under learning training. Biosensors, 12: 546.

Yuichiro Yada, Shusaku Yasuda, Hirokazu Takahashia. 2021. Physical reservoir computing with FORCE learning in a living neuronal culture. Applied Physics Letters, 119: 173701.

Zheng D, Lin XH, Wang XW. 2019. Image segmentation method based on spiking neural network with adaptive synaptic weights. IEEE International Conference on Signal and Image Processing, 1043-1049.